Yoga – Fokus und Klarheit

Anmerkungen

Das vorliegende Buch wurde sorgfältig erarbeitet. Dennoch erfolgen alle Angaben ohne Gewähr. Weder die Autorin noch der Verlag können für eventuelle Nachteile oder Schäden, die aus den im Buch vorgestellten Informationen resultieren, Haftung übernehmen.

Tina von Jakubowski

YOGA

FOKUS & KLARHEIT

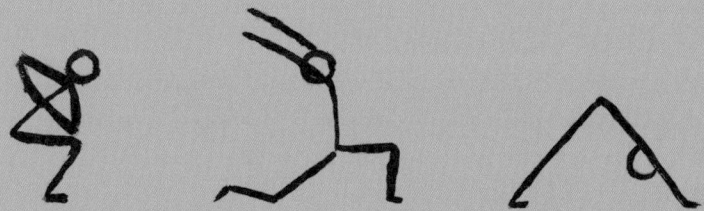

DAS PRAXISBUCH

MEYER & MEYER VERLAG

Yoga – Fokus und Klarheit

Bibliografische Information der Deutschen Bibliothek

Die Deutsche Bibliothek verzeichnet diese Publikation in der Deutschen Nationalbibliografie; detaillierte bibliografische Details sind im Internet über <http://dnb.ddb.de> abrufbar.

© 2019 by Meyer & Meyer Verlag, Aachen

Auckland, Beirut, Dubai, Hägendorf, Hongkong, Indianapolis, Kairo, Kapstadt, Manila, Maidenhead, Neu-Delhi, Singapur, Sydney, Teheran, Wien

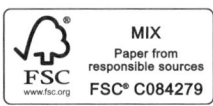 Member of the World Sport Publishers' Association (WSPA)

Gesamtherstellung: Print Consult GmbH, München

MIX
Paper from
responsible sources
FSC
www.fsc.org
FSC® C084279

ISBN 978-3-8403-7653-5

E-Mail: verlag@m-m-sports.com

www.dersportverlag.de

Inhalt

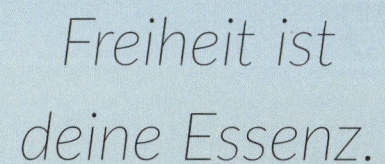

*Freiheit ist
deine Essenz.*

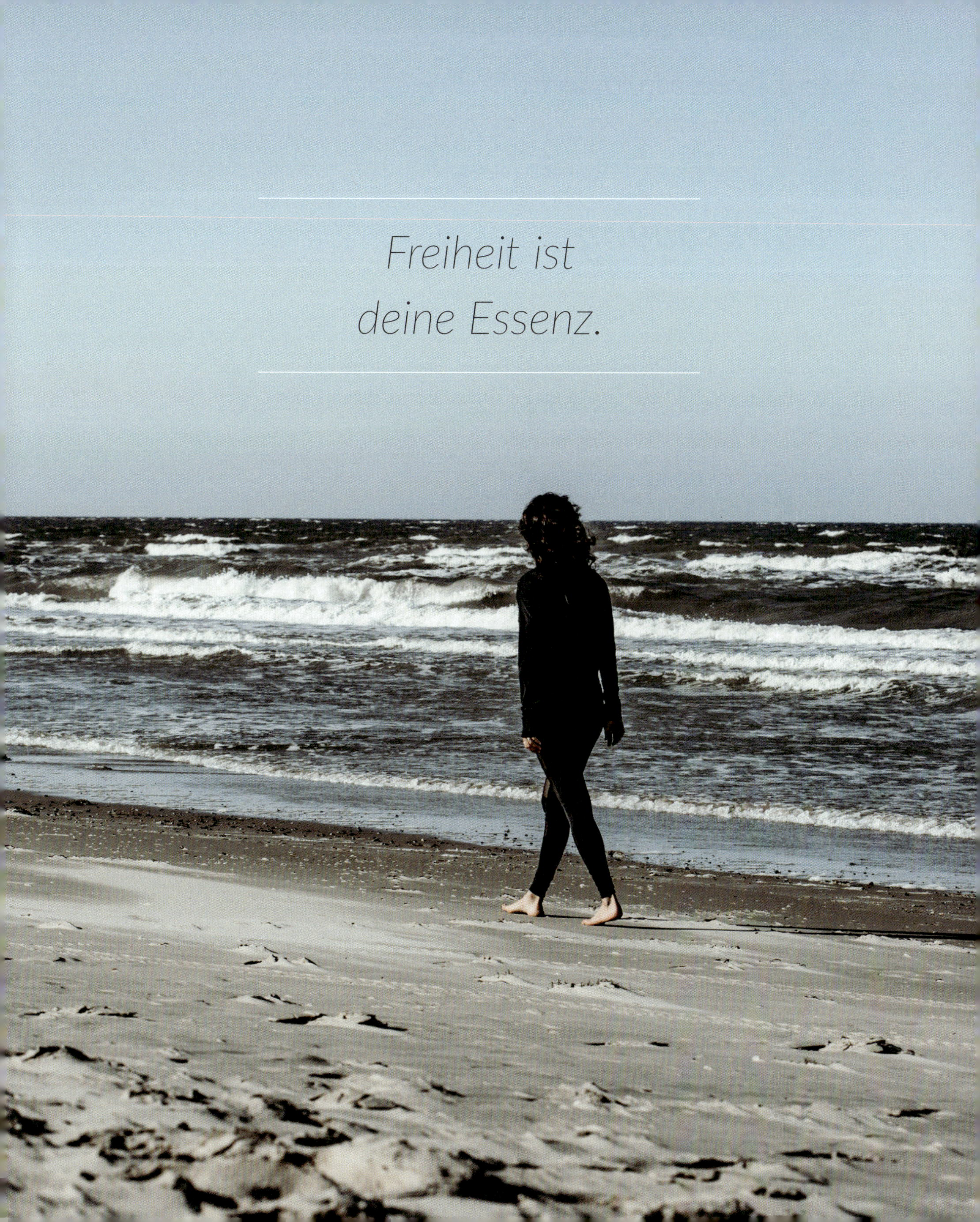

Danksagung

Danke an all die wundervollen Menschen, die mir auf meinem Lebens- und Yogaweg begegnet sind und mich gelehrt haben, dass wir im tiefsten Inneren immer frei sind. Möge dieses Buch dazu beitragen, dass seine Leser diese Essenz des Seins ebenfalls fühlen und mit Fokus und Klarheit ihr Leben gestalten.

Mein besonderer Dank geht an meinen Mann Nick Runia – ohne ihn gäbe es dieses Buch nicht.

Auch Caroline Guth hat großen Anteil am Gelingen dieses Buches. Sie hat es wunderbar geschafft, Momente von Yoga mit der Kamera einzufangen.

Ebenso möchte ich den Lehrern und Schülern aus dem Yoga Individual Studio Aachen danken. Euer Sein inspiriert mich jeden Tag, mit voller Kraft zu leben und zu unterrichten.

Namasté

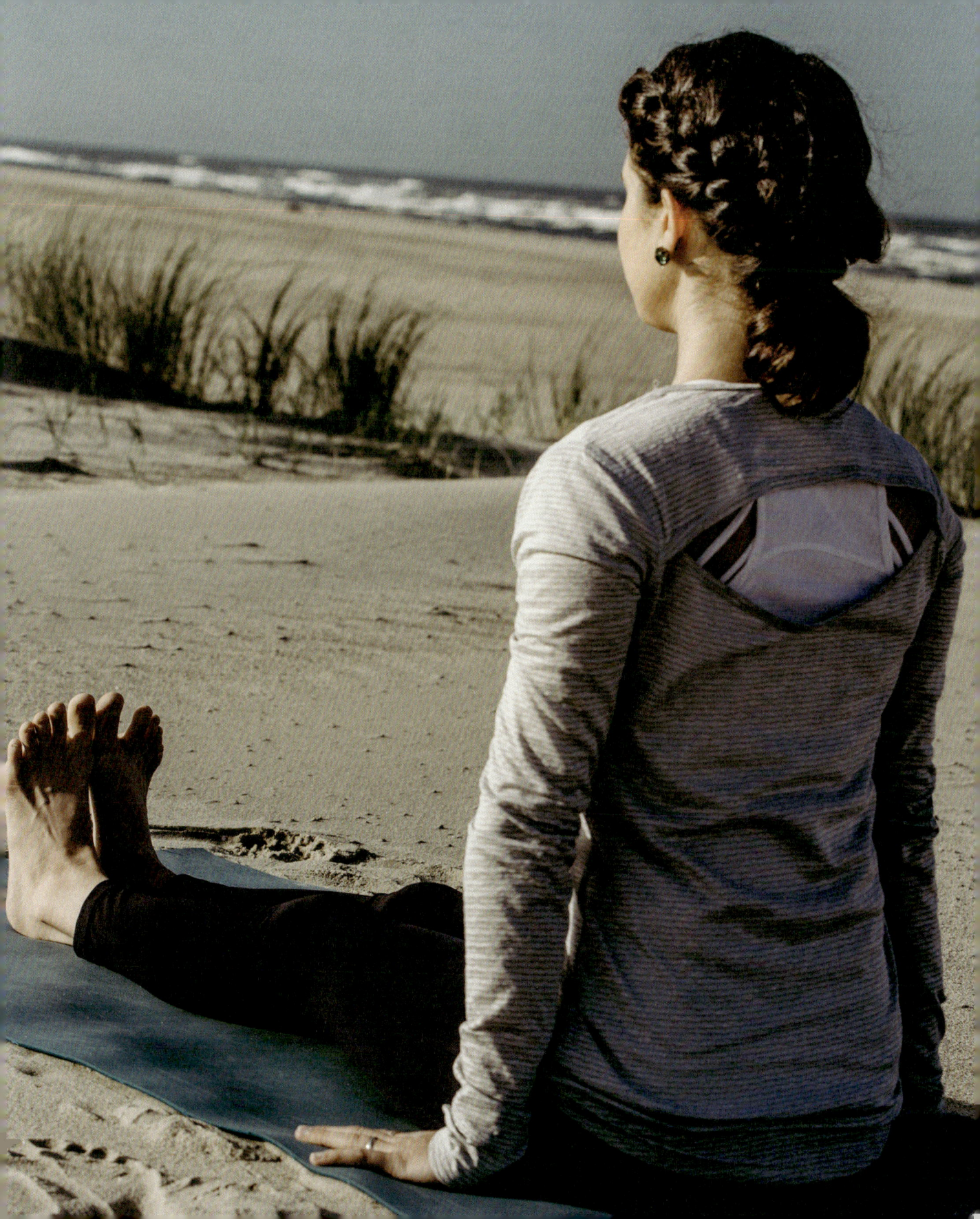

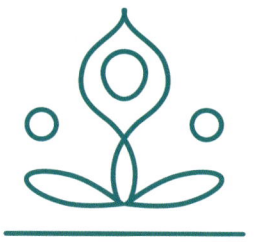

VORWORT

1

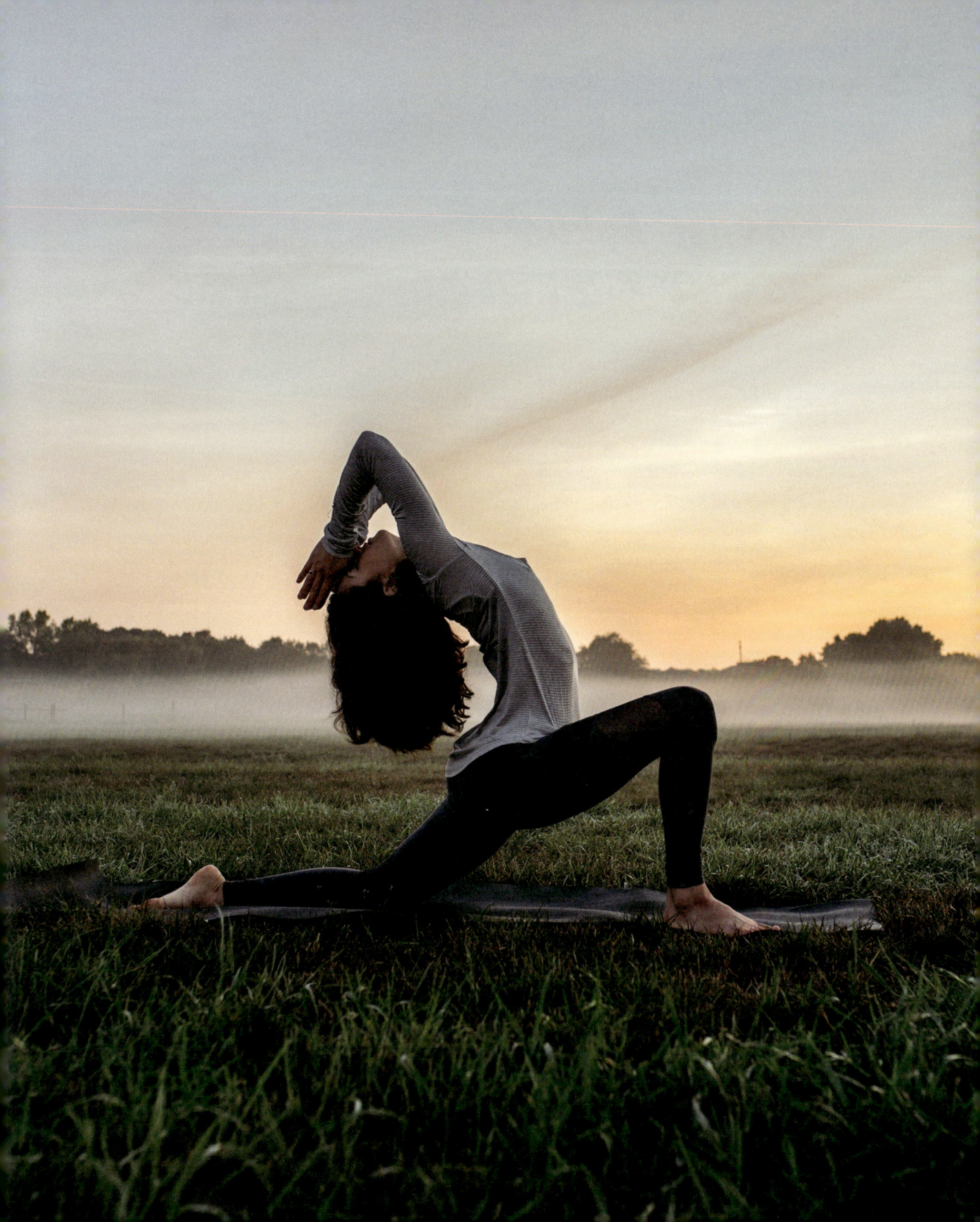

Was ist Fokus?
Was ist Klarheit?

Fokus und *Klarheit* sind für mich ein Lebensgefühl, eine bewusste Art zu leben und bei sich zu sein, während man sein Leben aktiv gestaltet. Dieses Lebensgefühl entsteht durch Yoga.

Fokus bedeutet übersetzt *Brennpunkt*. In der Optik spricht man davon, dass sich genau in diesem zentralen Punkt Strahlen treffen und ein scharfes Bild erzeugen. Im Fokus steht das Wichtige, das Essenzielle. Fokussiert zu leben, heißt, für sich selbst zu wissen, welche Aktivitäten, Menschen und Dinge sinnbringend sind.

WAS IST DER FOKUS DES EIGENEN LEBENS?

Der Fokus des Lebens ist eine Form der inneren Mitte. In der Kindheit ruhen wir meist natürlicherweise in dieser und es erfordert keinerlei Anstrengung, beim Wesentlichen zu bleiben. Intuitiv verbringt ein Kind Stunden damit, am Boden zu sitzen, ein Ahornblatt zu zerreißen und die Stücke in akribischer Langsamkeit in einem Kreis anzuordnen. Eine Tätigkeit, die wir als Erwachsene eventuell als Zeitverschwendung betrachten würden.

Wenn wir älter werden, Verantwortung für unser Leben und unsere Mitmenschen übernehmen, komplexe Anforderungen an uns gestellt werden, ist es leicht, den Fokus zu verlieren. Wir vergessen die Träume und Ideale der Jugend, verlieren die Anbindung an unseren Körper und verlernen das reine Lieben. Wir sehen und bewerten uns häufig durch die Augen der Gesellschaft und bewegen uns oftmals von unserem Fokus weg.

Während Fokus unserem Leben eine sinnbringende Richtung gibt, ist *Klarheit* eine Eigenschaft innerhalb des Ichs. Ein klarer Geist sieht, ob wir gerade weit entfernt von unserem Fokus sind. Von diesem klaren Erkennen können wir Entscheidungen treffen, die uns wieder mehr in unsere Mitte bringen. Klar im Körper zu sein bedeutet Gesundheit, Vitalität und einen einen guten Kontakt zum eigenen Körper.

Auch unser Herz und unsere Seele wollen mit Klarheit wahrgenommen werden. Wenn wir unserem Inneren klar begegnen, lernen wir nicht nur viel über uns selbst, sondern gewinnen auch Resilienz und Stärke, die uns durch die aufkommenden Härten des Lebens tragen.

Aus der Perspektive von Fokus und Klarheit auf das Leben zu blicken, ist auf vielen Ebenen bereichernd. Dieses Buch geht vor allem den folgenden drei Fragen auf den Grund:

LEBE ICH GERADE IN AUSRICHTUNG AUF MEINEN LEBENSFOKUS?

WIE KLAR FÜHLE ICH MICH AUF DER EBENE DES GEISTES,
DES KÖRPERS UND DES HERZENS?

WAS KANN ICH TUN ODER NICHT TUN, UM (WIEDER) MEHR FOKUS
UND KLARHEIT IN MEIN LEBEN EINZULADEN?

Alle paar Monate kann man sich diese drei Fragen stellen und die Weichen im Alltag dann nochmals nachjustieren, um zufriedener zu leben. Die Auseinandersetzung mit diesen drei Fragen ist in der Theorie sehr einfach. In der Praxis kann man aber (meistens) nicht andauernd sein Leben verändern. Um ehrlich zu sein, entfernen wir uns durch den Zug und Druck des Lebens immer wieder von unserem Fokus und unserer inneren Klarheit.

Und hier kommt die Yogapraxis ins Spiel. Yoga zu üben, verlangt von uns, dass wir uns immer wieder Zeit für uns nehmen. In dieser Zeit allein auf der Matte begegnen wir uns selbst auf eine intensive, ehrliche, klare Weise. Wir spüren den Körper, den Atem, nehmen Geist und Herz wahr. Die Antworten auf die obigen drei Fragen finden sich auf der Matte wie von selbst.

DIE YOGAPRAXIS IST WIE EIN NEUES AUSRICHTEN UNSERES KOMPASSES AUF FOKUS UND KLARHEIT.

In meiner Tätigkeit als Yogalehrerin erlebe ich, wie Übende ihr Leben nach Beginn der Yogapraxis neu fokussieren. Die Praxis des Yoga führt zu Mut, das Leben klar zu spüren und sie bringt uns die Kraft, die wir brauchen, um unser Leben gemäß unseres inneren Fokus zu gestalten. Darüber hinaus bewirkt die Praxis auf der körperlichen Ebene so viel. Der Körper wird kraftvoller, flexibler, schmerzfreier und wir verfeinern unsere Körperwahrnehmung.

Es muss aber nicht sein, dass wir Grundlegendes in unserem Leben ändern, wenn wir mit Yoga beginnen oder die nachfolgenden Kapitel üben. In erster Linie soll dieses Buch dir mit Fokus und Klarheit Werkzeuge an die Hand geben, die dir helfen, erfüllter und sinnhafter zu leben. Ich habe praktische, anwendbare Übungen für die Matte und abseits von ihr für dich zusammengestellt, die sich für meine Yogaschüler und mich bewährt haben.

Du kannst das Buch Kapitel für Kapitel durchgehen und so einen längeren Prozess aus der Auseinandersetzung mit dem Thema durchleben. Oder du nimmst dir einzelne Kapitel zur Hand, um gezielt an einem Bereich zu arbeiten. Vielleicht immer wieder im Verlauf der Jahre.

Jedes Kapitel beschäftigt sich mit einer anderen Facette von Fokus und Klarheit. Begonnen wird mit einer Einstimmung in Form einer Meditation, Yogaübung oder einer anderen Inspiration. Danach findest du einen erklärenden, prägnanten Text. Ein Tipp soll in jedem Kapitel die Möglichkeit geben, das jeweilige Thema auch abseits der Matte zu üben. Am Ende jedes Kapitels ist eine Yogapraxis zu finden.

Die jeweiligen Yogahaltungen machen die Inhalte des Kapitels körperlich erfahrbar.

Das Wichtigste ist, dass du tatsächlich mit den Themen auf deine Matte gehst, reflektierst und übst. Durch die Praxis kannst du vieles bewegen und verändern.

Die Yogasequenzen der einzelnen Kapitel sind so gestaltet, dass du sie für sich stehend üben kannst, wie in einer Einzelstunde zum jeweiligen Thema.

Wenn du einmal viel Zeit hast, dann kannst du auch einen Workshop, bestehend aus allen Yogasequenzen, nacheinander üben. Die Sequenzen sind so konzipiert, dass sie auch eine volle, lange Yogapraxis von Kapitel 2-8 ergeben.

Die Sequenzen sind zum einen bebildert, um dir einen Eindruck und eine Stimmung zu vermitteln. Zum anderen haben wir die Sequenzen in Form von Strichmännchen am Ende jedes Kapitels nochmals aufgeführt. Somit hast du einen Spickzettel, den du dir neben die Yogamatte legen kannst.

Und bitte: Erwarte nichts von dir! Betrete deine Matte, lese, atme, übe und schreibe. Beobachte und lebe klar deinen Fokus.

Namasté

Tina

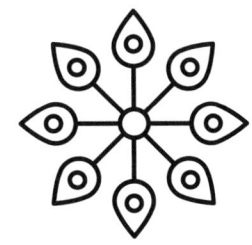

STRUKTUREN SCHAFFEN

2

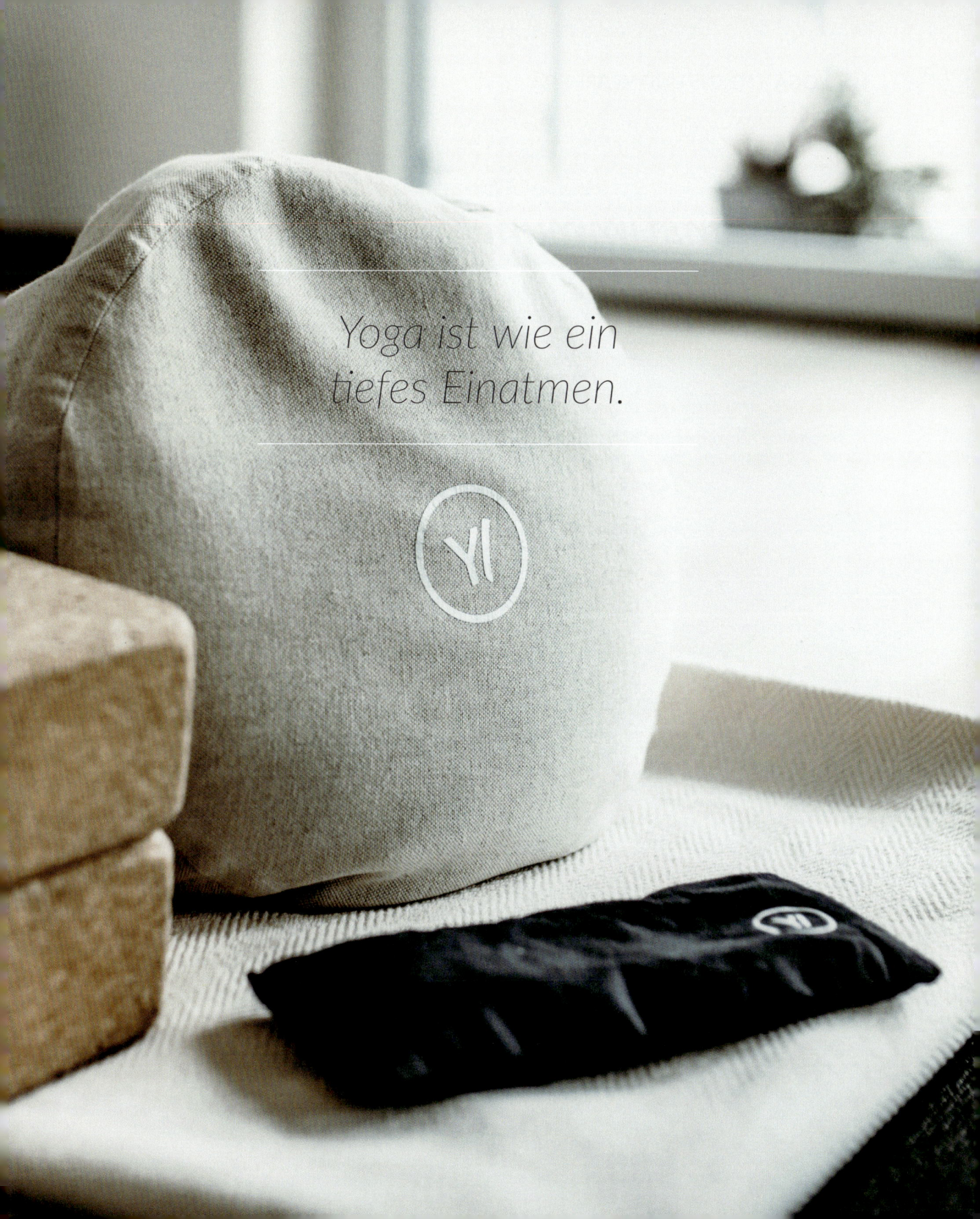

Yoga ist wie ein tiefes Einatmen.

2.1 Einstimmung

In diesem Moment fallen alle Hüllen von mir ab. Es gibt keine Grenze mehr zwischen mir und den unendlichen Tiefen meines Seins. Ich kann nicht mehr fallen, ohne wieder aufzustehen.

In diesem Moment liege ich wach und gelöst auf meiner Yogamatte. Hinter mir liegt eine Reise durch meinen Körper. Jeder Muskel wurde geweckt, jedes Gelenk bewegt und ich spüre jede Zelle.

Der Körper fühlt sich neu an, als wäre er grenzenlos.

Es ist, als ob alles in mir einen tiefen Einatemzug genommen hätte.

Frische, Wärme und Klarheit erfüllen mich.

Ich bin frei.

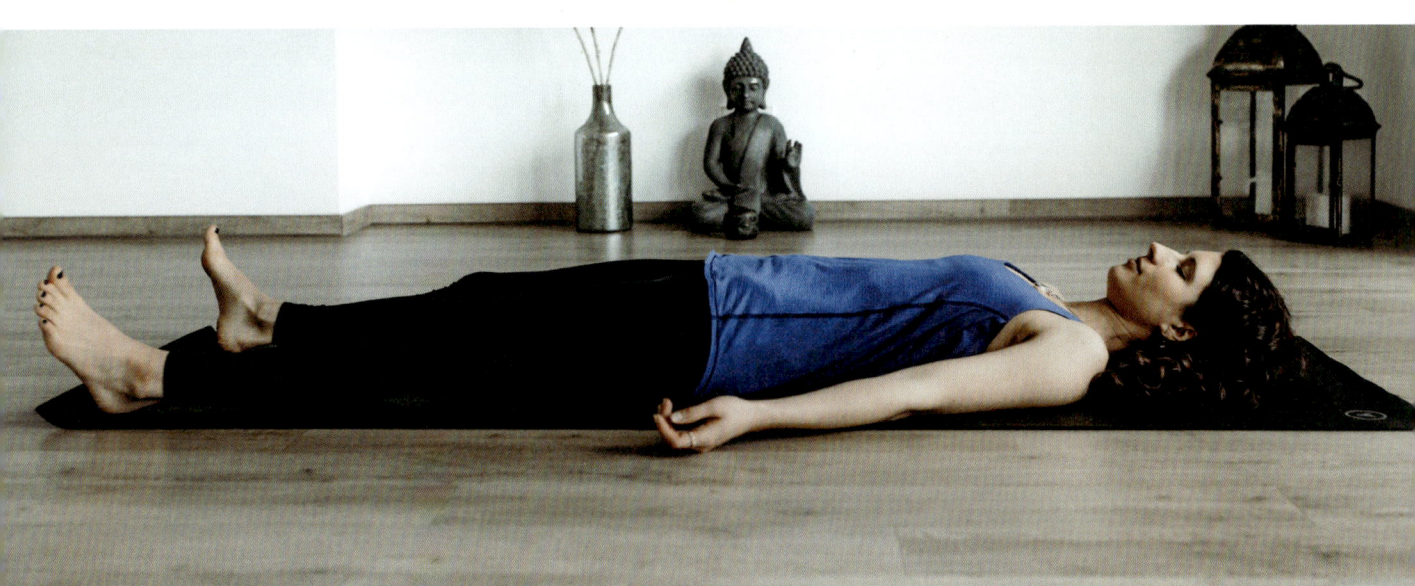

Shavasana. Totenhaltung.

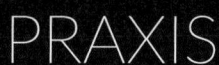

SUPTA BADDHA KONASANA

Setze dich vor die kurze Seite eines Bolsters oder eines großen Kissens. Dann lege deine Wirbelsäule auf der Unterlage ab.

Das Becken liegt in einem angenehmen Abstand vom Bolster entfernt, sodass kein Druck im unteren Rücken entsteht.

Beuge deine Beine, lasse die Knie voneinander weg nach außen sinken und lege die Fußsohlen aneinander.

Schließe deine Augen und entspanne sie. Lasse deine Gesichtszüge natürlich werden.

Spüre deinen Atem. Nimm wahr, wie sich die Brust beim Einatmen hebt und beim Ausatmen senkt.

Atme tiefer ein und aus als im Alltag.

Verlasse die Übung nach einigen Minuten.

ATME TIEFER. ENTSPANNE DICH IN DEN ATEM HINEIN.

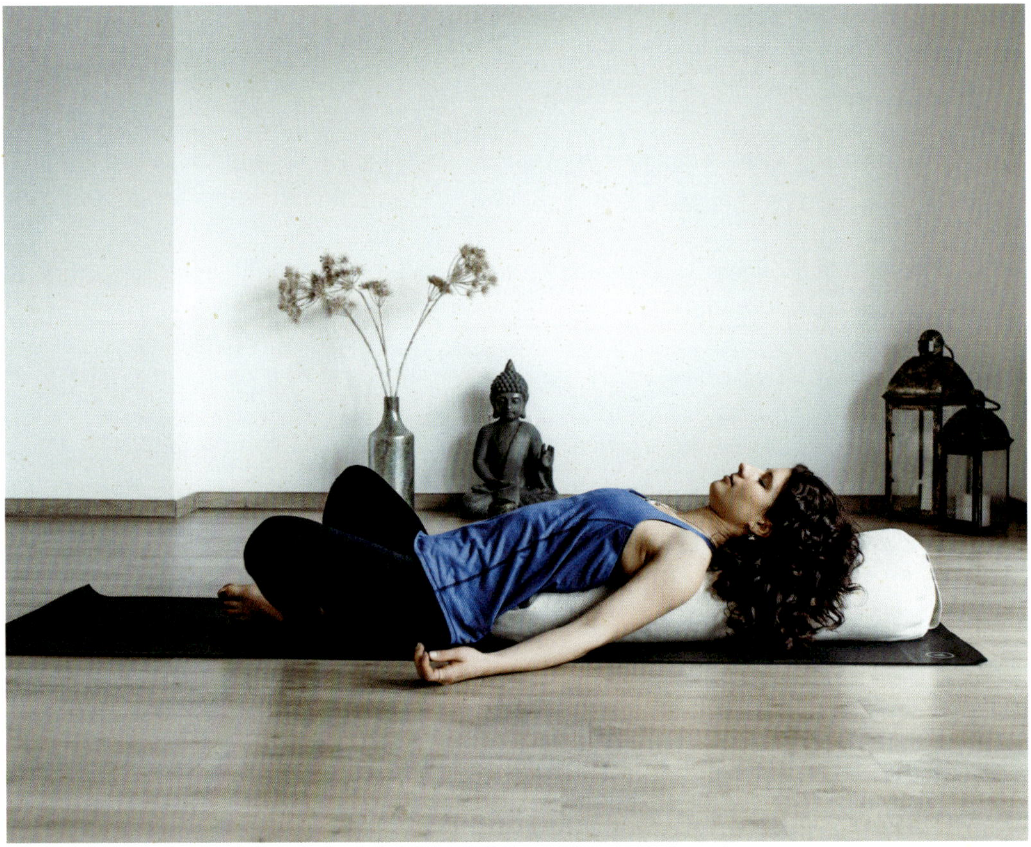

Supta Baddha Konasana. Liegender Schmetterling.

FRISCHE, WÄRME UND KLARHEIT ERFÜLLEN DICH.

2.2 Sadhana – deine Eigenpraxis

Es liegt Magie in den Haltungen des Yoga. In jeder einzelnen Position liegt die Kraft, das eigene System klar wahrzunehmen und zum Positiven hin zu verändern. Die Magie des Yoga entfaltet sich allein durch das stete Üben selbst. Deine eigene Praxis wird im Yoga *Sadhana* genannt.

Das Wort *Sadhana* entstammt dem Sanskrit und die Wurzel des Wortes wird übersetzt mit *effektiv, zielgerichtet* oder auch *geradlinig einen Weg gehen*. In seinem ursprünglichen religiösen Kontext meint Sadhana eine festgelegte Reihenfolge von spirituellen Praktiken.

Als Yoga Sadhana versteht man, neben der Praxis mit einem Lehrer, auch die Praxis allein zu Hause. Um deine freie Praxis daheim geht es nun. Jede freie Eigenpraxis hat bewusst gewählte oder unbewusste Strukturen. Hierzu gehören die grundlegenden Kategorien Tageszeit, Dauer, Ort und Auswahl von Yogaübungen. Diese Strukturen machen das regelmäßige Yogaüben einfacher und helfen dir, in stressgeplagten Zeiten deine Praxis nicht zu vernachlässigen.

Ein schmaler Grat auf dem Yogaübungsweg liegt zwischen exzessivem, leistungsorientiertem Üben und Resignation aus vielerlei Gründen. Unsere innere Haltung zur Yogapraxis beeinflusst wesentlich, ob uns Yoga immer wieder neu verzaubert oder ob wir mit Yoga wie mit einer Sportart einfach aufhören. Schönerweise können wir Yoga mit seinen vielen Varianten bis ins Alter üben. Daher lohnt es sich, der eigenen Praxis einen hohen Stellenwert zu verleihen. Die Magie des Yoga entfaltet sich wie von selbst, wenn du an jedem Tag genau so viel übst, wie deine tatsächliche Tagesform zulässt. Wenn deine Strukturen dir vorgeben, an einem Tag kraftvoll und lange zu üben, du dich aber nicht danach fühlst, erlaube dir, weniger zu tun.

Auf der Matte musst du nicht funktionieren. Alles entfaltet sich, wenn du ganz ehrlich und klar du selbst bist und übst. Das wahrhaft Schwerste ist der erste Schritt auf die Matte …

TIPP

Bevor du mit dem Lesen und Strukturieren zum Thema Eigenpraxis beginnst, bereite dir einen Tee zu.

Grüne Tees wirken belebend, klärend und sättigend. Besonders lecker ist Matcha Latte, der mit seiner süßlich-herben Note Milchkaffee oder Kakao ersetzen kann.

Zubereitung

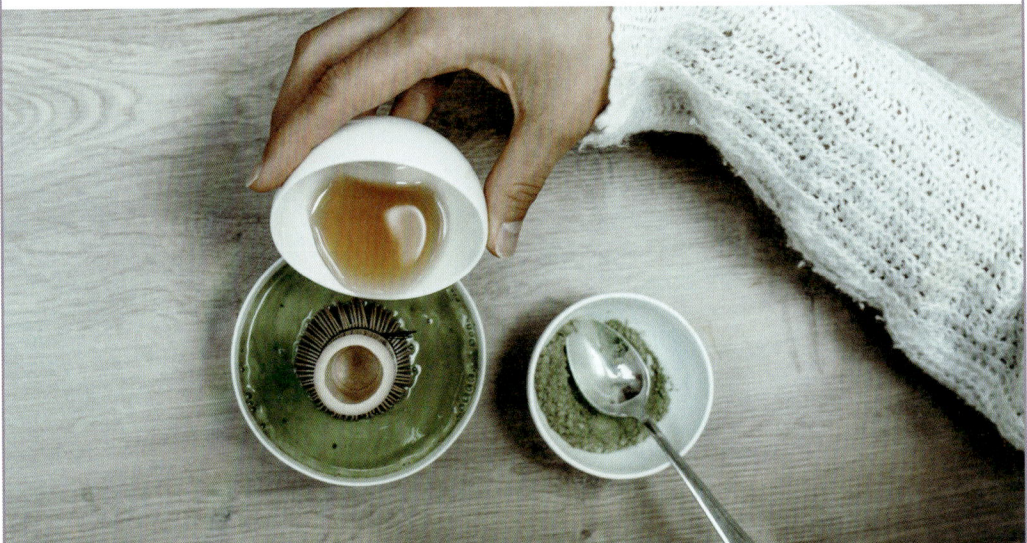

- Matcha-Grüntee-Pulver

- Veganer Milchersatz, z. B. Mandeldrink, Cashewdrink oder Haferdrink (am besten ungesüßt)

- Agavendicksaft

- Matcha-Besen

Den Milchersatz in einem Topf erwärmen, ohne dass er kocht. Wenn die Milch zu heiß ist, wird der Matcha-Tee bitter.

Etwa einen Teelöffel Matcha-Pulver in eine Schale geben und etwas Milch hinzufügen. Mit dem Matcha-Besen gut aufschlagen. Wenn du keinen Matcha-Besen hast, kannst du auch einen kleinen Schneebesen nehmen.

Den Rest der Milch hinzugeben, bei Bedarf mit Agavendicksaft versüßen und gut umrühren.

Beim Lesen in Ruhe genießen.

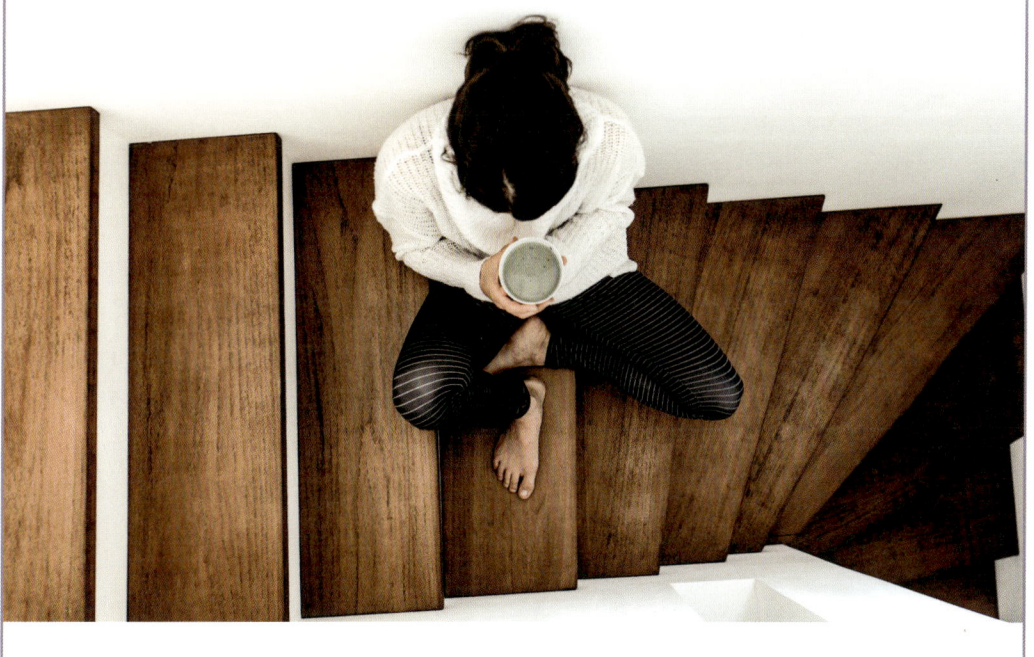

2.3 Raumstrukturen

Die äußere Struktur des Raums um dich herum beeinflusst wesentlich, was beim Yoga im Inneren passiert. Schaffe dir daher zu Hause eine Yogaecke oder einen Yogaraum für dein Üben. Hierfür brauchst du theoretisch nicht mehr als zwei Quadratmeter, auf denen du deine Matte ausrollen kannst. Achte darauf, dass dein Übungsort aufgeräumt, sauber und gut gelüftet ist, sodass du bei dir bleiben kannst. Sorge dafür, dass du nicht gestört oder abgelenkt wirst.

Wenn es dir Freude bereitet, gestalte die Umgebung deiner Matte. Besorge dir Hilfsmittel, wie Yogablöcke, ein Yogabolster, ein Meditationskissen, einen Yogagurt, eine Decke und ein Augenkissen. Sie werden dir während deiner Praxis immer wieder dienlich sein.

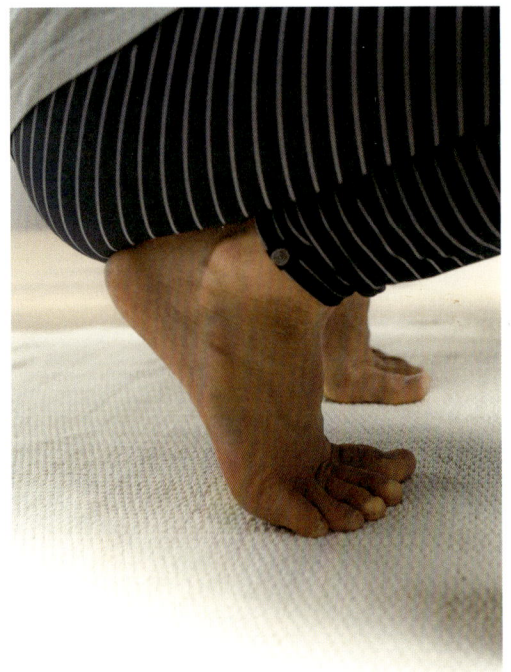

Kleine Extras, wie eine schöne Kerze, eine Tasse Tee oder ein Duft, sorgen für eine einladende Yogastimmung. Manchmal ist aber auch das schon zu viel. In unserer überladenen Welt liegt etwas Besonderes im Puristischen. Klarheit und Fokus entstehen, indem du nicht tausend kleine Yogaextras sammelst, sondern dich auf das Wesentliche beschränkst. Deine Matte ist ein Ort der intensiven, klaren und ehrlichen Selbstbegegnung.

- Was möchtest du um dich haben, während du dort bist?

- Welche Hilfsmittel benötigst du wirklich?

- Was lädt dich ein, auf die Matte zu gehen?

Wunderbar ist es auch, draußen zu üben. Gibt es einen Park, in dem du in den frühen Morgen-stunden oder am Abend ungestört üben kannst? Hast du vielleicht einen Balkon oder Garten? Probiere aus, wie es sich für dich anfühlt, draußen zu üben. Wenn es für dich passt, dann besuche diesen Ort immer wieder.

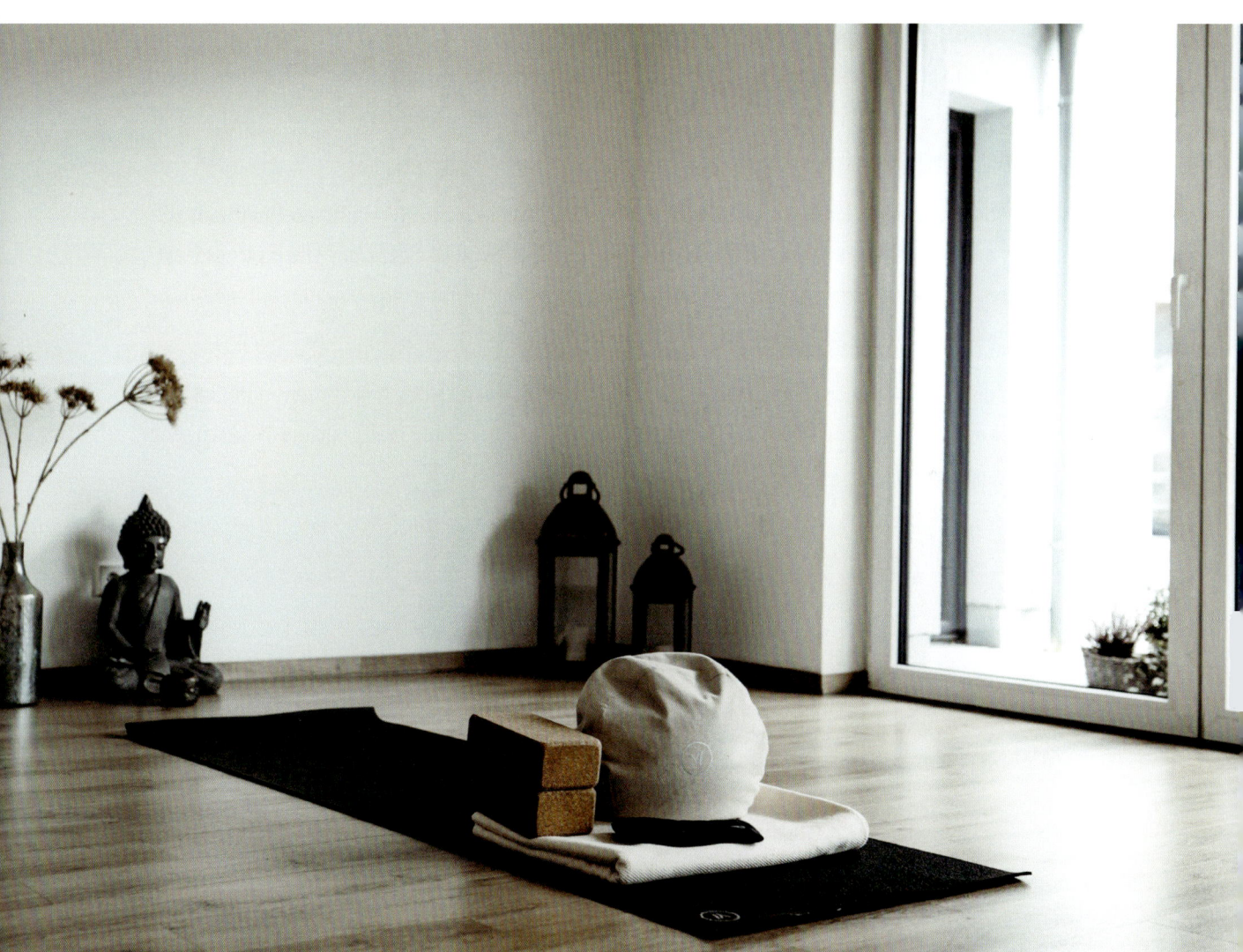

2.4 Zeitstrukturen

Zeit verrinnt. 24 Stunden. 7 Tage. 12 Monate. Ein Leben. Yoga aber verlangsamt. Indem wir fokussierter und klarer werden, nehmen wir unsere Lebenszeit bewusster wahr. Wenn wir bemerken, was wir wirklich gerade tun oder nicht tun, beginnen wir, unsere Zeit sinnvoll zu strukturieren. Stumpfe Tätigkeiten können wir erkennen und reduzieren. Wertvolles bekommt so mehr Zeit in unseren Tagesabläufen. Yoga kann so ein wertvolles Ritual werden.

Eine Yogastunde hat klassisch 90 Minuten. Es heißt, dass sich im 90-minütigen Rhythmus die Energie im Körper klärt. Doch die Strukturen des Übens selbst sind es, die das Üben prozesshaft, reinigend und transformierend machen. Du brauchst also nicht immer 90 Minuten auf die Matte zu gehen. Jedes folgende Kapitel ist ein eigener Prozess.

Wenn du in ein Kapitel eintauchst, dann gibt es immer eine Phase des Ankommens und Einstimmens auf das Thema. Es folgen Inspirationen und Erklärungen. Eine meist kürzere Yogasequenz wartet daraufhin.

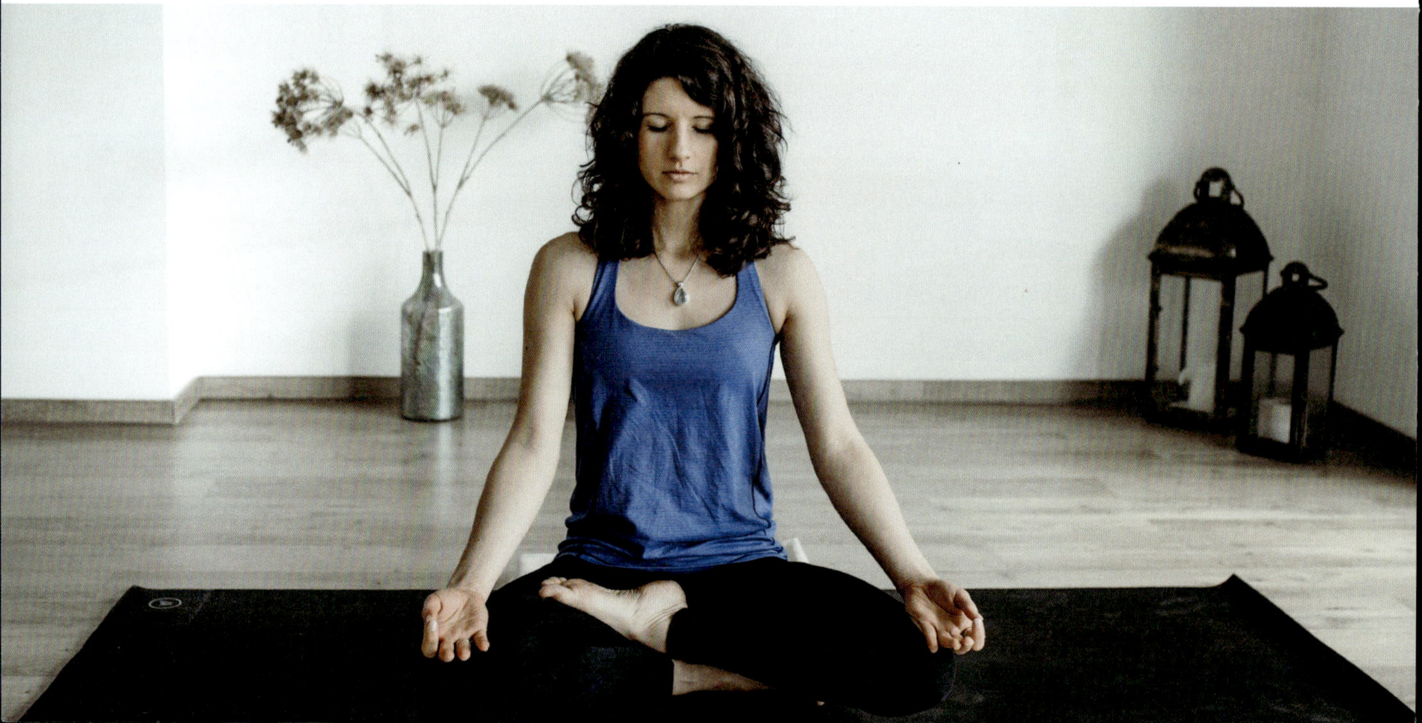

Wenn eben diese Strukturen da sind, ist die Praxis ein Prozess, der auf der Ebene des Körpers, des Atems, des Geistes und des Herzens stattfinden kann.

Die Praxis dauert demnach so lange, wie du brauchst, um in einen Prozess einzutreten. Die Uhrzeit deines Übens ist frei. Und doch solltest du diszipliniert an dem Vorhaben festhalten, regelmäßig auf die Matte zu gehen. Wähle Uhrzeit und Dauer so, dass sie für dich realistisch sind.

Wähle 1-2 Ruhetage pro Woche, an denen du frei bist von jedem Vorhaben zu üben. Vermeide es, dass Yoga ein Dogma wird. Jede Struktur, die du dir setzt, ist eine Hilfestellung und kein Zwang. Sobald Strukturen zwanghaft werden, löse sie auf. Wenn du eine körperlich aktive Praxis pflegst, freuen sich auch deine Muskeln und Gelenke über eine Auszeit. In dieser Zeit können sie das Gelernte adaptieren.

Manche Yogalehrer und Schüler verbringen mehrere Stunden am Tag auf ihrer Yogamatte und schotten sich somit vom Alltag ab. Solange wir Teil der Welt und ihrer Rhythmen sind, ist die Yogapraxis kein Selbstzweck. Es ist eine Praxis für das Leben, nicht von ihm weg. Es ist leicht, sich auf der Matte vor dem Leben zu verstecken und es ist verführerisch, dieses Versteck selten zu verlassen. Doch so magisch die Zeit auf der Matte auch ist, vergiss nicht, dein Erlerntes nach außen zu tragen und das Leben in der Außenwelt zu leben. Andersherum wird das Beibehalten der Yogapraxis über die Jahre eine Herausforderung für viele. Es kann passieren, dass wir gelangweilt von den Strukturen der Yogapraxis sind. Zu Beginn sind alle Übungen neu und spannend. Wir machen rasche Fortschritte im Üben. Doch nach einigen Monaten oder Jahren scheint vieles bekannt und wir verlieren ab und zu die Motivation.

All das muss nicht sein. Die Magie des Yoga ist allzeit da. Der Schlüssel liegt darin, in den ehrlichen Kontakt mit unseren Ebenen des Seins zu gehen und die Praxis für das tagesaktuelle Empfinden zu gestalten. Wenn wir uns von unserem inneren Lehrer leiten lassen, können wir immer wieder mit Neugier und Freude auf die Matte gehen.

Trage dir deine realistischen Praxiszeiten als einen wichtigen Termin in den Kalender ein und nimm diesen Termin wahr. Um deine Zeiten festzuhalten, findest du nachfolgend einen Praxis-Wochenplaner. Am besten berücksichtigst du diese Zeiten aber auch in deinem Arbeits- oder Privatkalender.

YOGA-WOCHENPLANER

TAG 1

Fokus des Tages:

Zeit zum Üben heute:

Ort zum Üben:

Gedanke/ Idee/ Inspiration aus der heutigen Praxis:

FREIHEIT IST DEINE ESSENZ.

TAG 2

Fokus des Tages:

Zeit zum Üben heute:

Ort zum Üben:

Gedanke/ Idee/ Inspiration aus der heutigen Praxis:

TAG 5

Fokus des Tages:

Zeit zum Üben heute:

Ort zum Üben:

Gedanke/ Idee/ Inspiration aus der heutigen Praxis:

TAG 3

RUHETAG

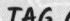

TAG 6

Fokus des Tages:

Zeit zum Üben heute:

Ort zum Üben:

Gedanke/ Idee/ Inspiration aus der heutigen Praxis:

TAG 4

Fokus des Tages:

Zeit zum Üben heute:

Ort zum Üben:

Gedanke/ Idee/ Inspiration aus der heutigen Praxis:

TAG 7

RUHETAG

2.5   Die erste Praxis: Strukturen des Körpers

In dieser ersten Yogasequenz wird der Körper spielerisch aufgewärmt. Wir erkunden einige Strukturen, die unseren Körper ausmachen und spüren hinter Knochen, Muskeln, Bänder, Organe, Flüssigkeiten und Sauerstoff. Jede körperliche Struktur hat ihre eigene Intelligenz und in ihrer Gesamtheit bilden die Strukturen deinen individuellen Körper. Dieser Körper ist der Erfahrungsraum, aus dem heraus du das Leben wahrnimmst. Ein großer Wert der Yogapraxis liegt im Aufbau einer sehr feinen Körperwahrnehmung. Spüre während der Übungspraxis sehr genau in den Körper hinein. Nimm wahr, welche Strukturen des Körpers du fühlen kannst. Empfindest du eine Dehnung, eine Muskelaktivität oder eine Verspannung? Wie fühlt sich der Körper nach dem Üben an? Indem wir sehr klar und präsent üben, entwickeln wir einen guten Kontakt zu unserem Körper und fühlen uns wohler in ihm.

Keine der erwärmenden Sequenzen sollte sich hart in den Gelenken anfühlen oder schmerzen. Es kann sein, dass du hier und da deine Muskeln spürst. Das ist ein gutes Zeichen, da du Kraft aufbaust.

Aber wenn dir eine Position oder Abfolge nicht guttut, verändere sie so, dass sie sich gut anfühlt oder überspringe sie. Du kannst zu einem späteren Zeitpunkt zu dieser Haltung zurückkommen und sie ausprobieren. Nach und nach baut der Körper mehr Kraft und Flexibilität auf.

Auch für die Strukturen des Körpers gilt: Sobald eine Struktur beklemmt, löse sie auf.

Yoga übt man in der Regel barfuß und in bequemer sportlicher Kleidung.
Achte darauf, dass du nicht mit vollem Magen auf die Matte gehst.
Trinke ausreichend Wasser und Tee im Tagesverlauf.

---

1. STRUKTUR DES RÜCKENS

a) Gestreckte Kindeshaltung

Komme in einen Fersensitz und lege den Oberkörper auf den Oberschenkeln ab. Du kannst die Knie weiter öffnen oder geschlossen halten, je nachdem, was sich gut für dich anfühlt. Strecke deine Arme lang nach vorne aus, sodass du spürst, wie der Rücken sich verlängert. Atme zehnmal tief ein und aus. In der Einatmung verlängere den Oberkörper bis in die Fingerspitzen. In der Ausatmung lasse das Becken schwerer auf die Fersen sinken. Nimm wahr, wie der Rücken mit jedem Atemzug in die Länge gezogen wird.

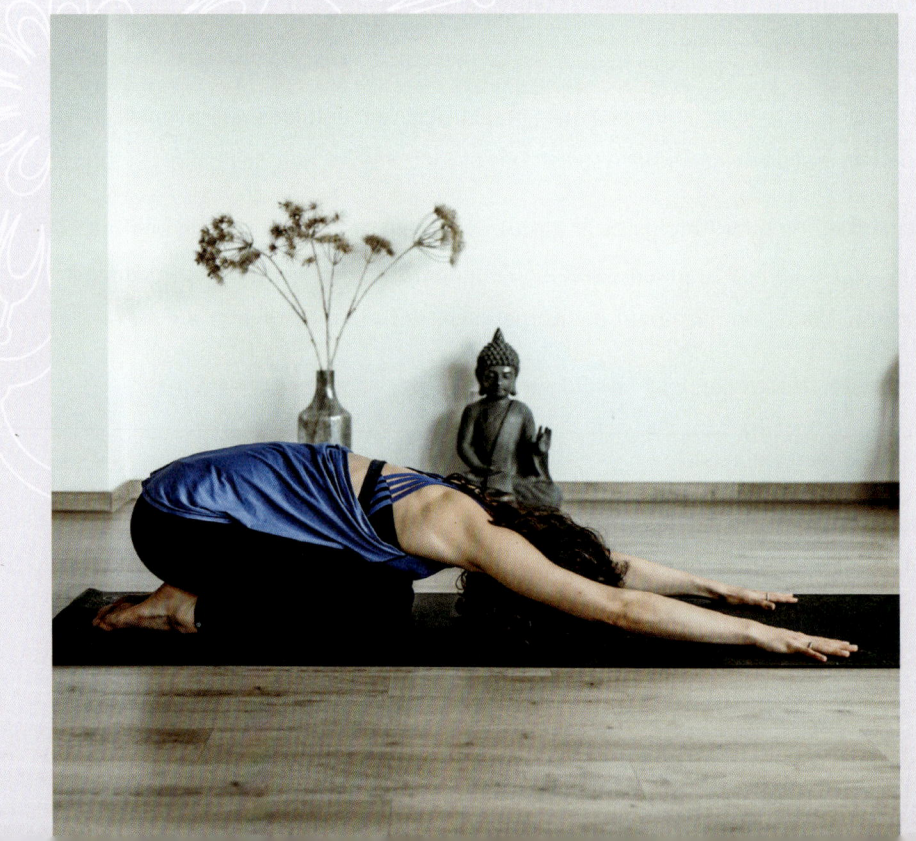

b) Zehenstand

Richte dich in den Fersensitz auf. Stülpe alle 10 Zehen unter, sodass die Fußballen auf dem Boden sind. Das Gesäß liegt auf den Fersen. Setze die Fingerspitzen auf den Boden und hebe die Knie, sodass du nur noch auf den Zehen balancierst. Drücke die Knie zueinander. Versuche, die Hände vom Boden zu lösen und den Rücken zu strecken. Wenn du einen Moment der Balance findest, atme weitere fünfmal tief ein und aus.

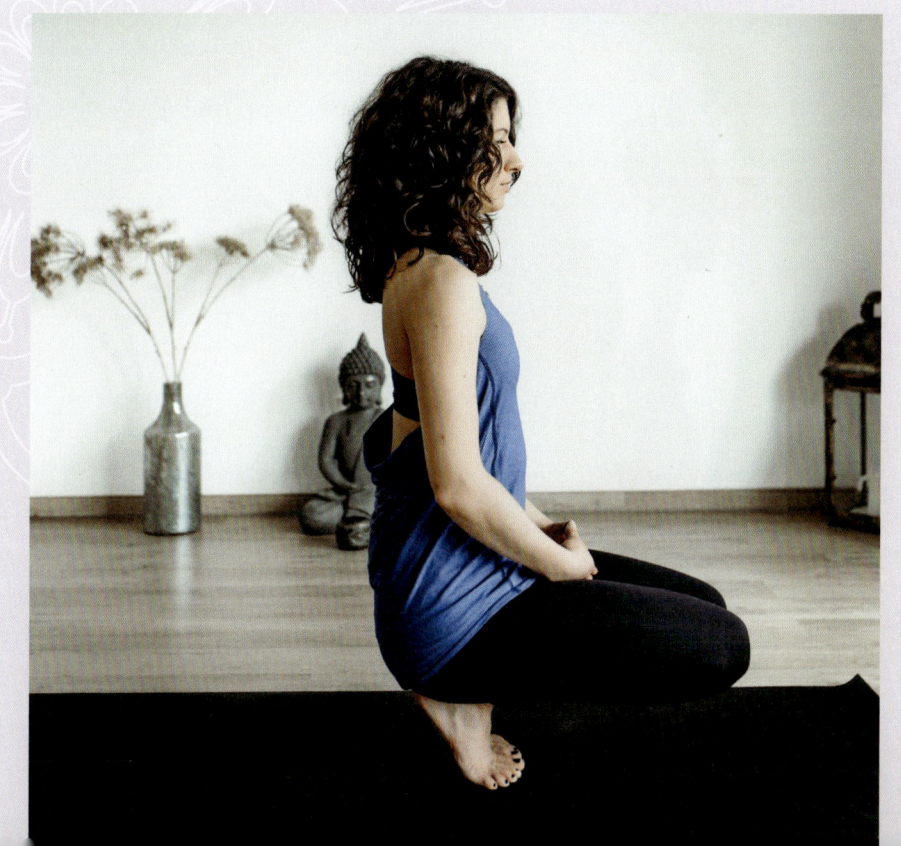

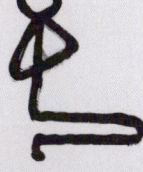

c) Berghaltung

Komme aus dem Zehenstand zum Stehen. Schiebe die Füße kraftvoll in die Erde und die Kopf-krone nach oben, sodass du den gesamten Körper größer machst. Bleibe für einige tiefe Atem-züge im Stand. Verlängere einatmend den Rücken noch mehr und entspanne ausatmend den Schulter-Nacken-Bereich. Achte darauf, das Becken neutral über den Füßen auszurichten. Falle weder ins Hohlkreuz noch runde den unteren Rücken.

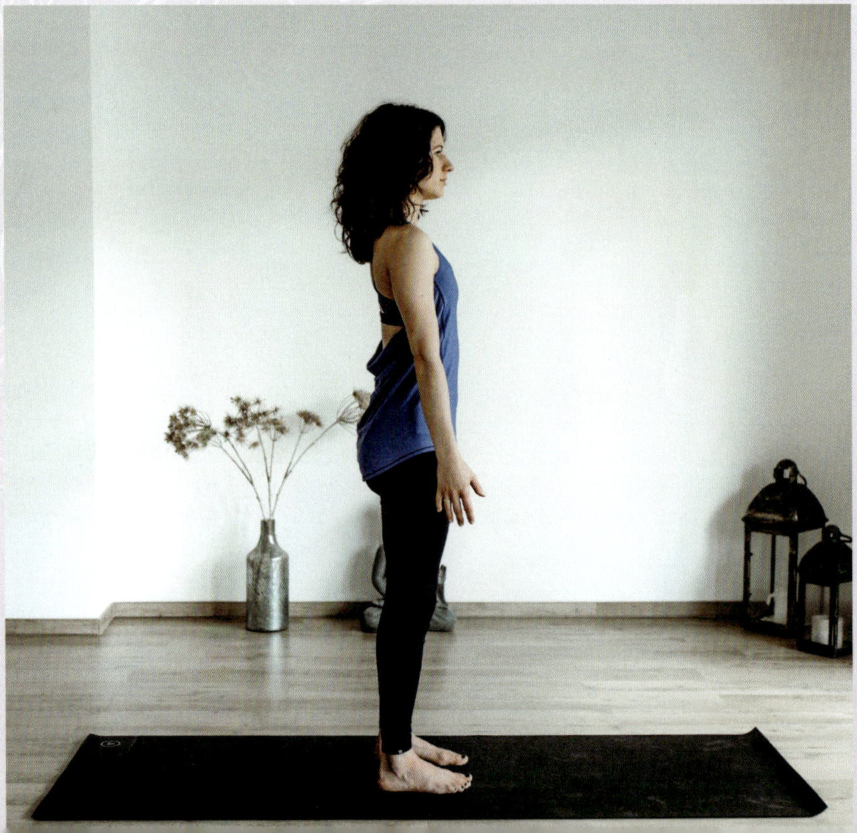

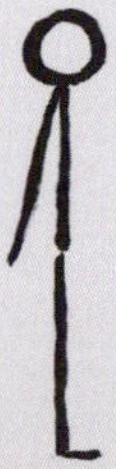

d) Gestreckte Berghaltung

Atme ein und strecke die Arme weit über die Seiten nach oben Richtung Decke. Atme aus und ziehe die Rippenbögen etwas zur Wirbelsäule heran.

Atme erneut ein und spüre Länge in deinem Rücken. Atme aus und entspanne Schultern und Nacken.

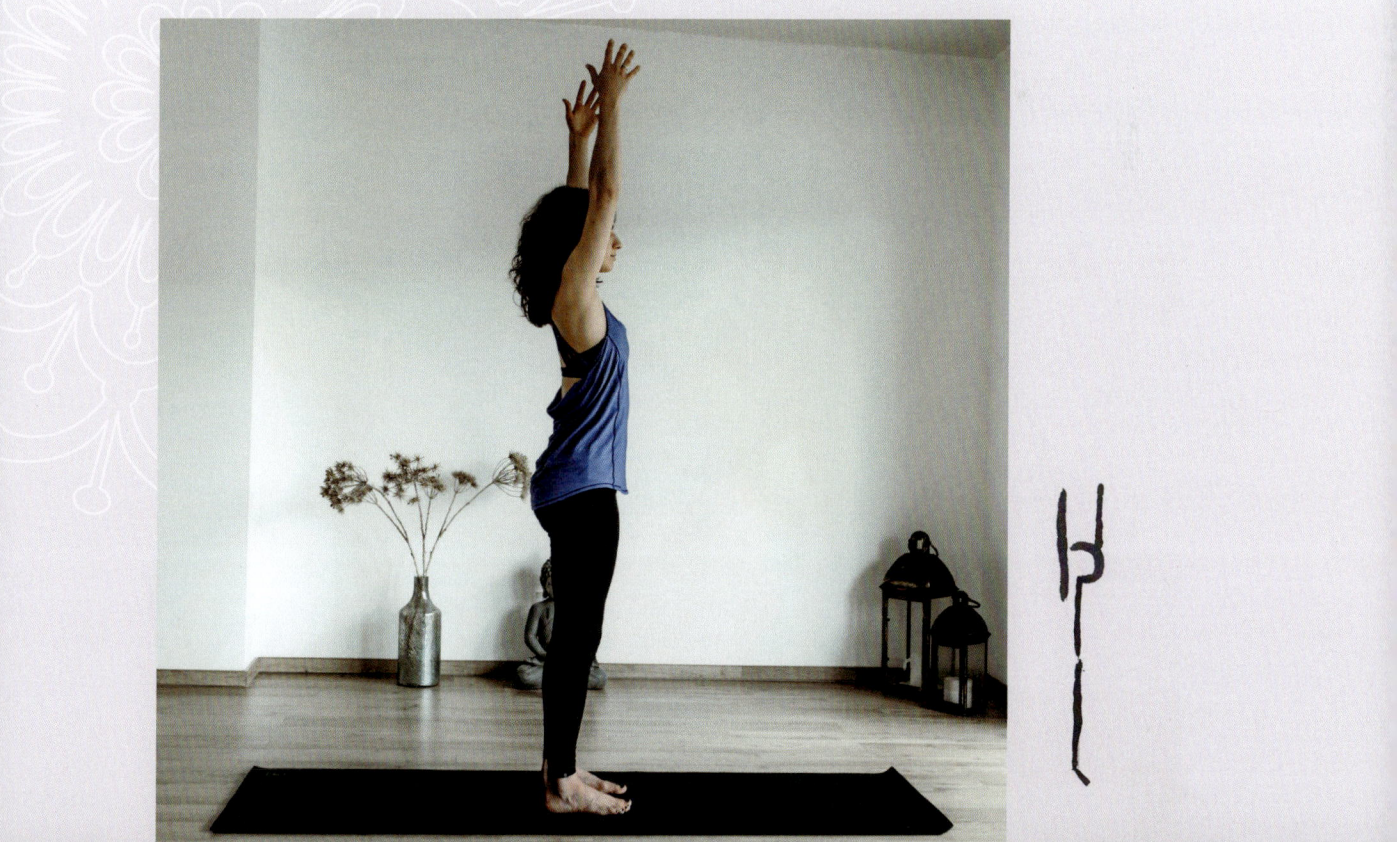

e) Vorbeuge mit Schulterdehnung

Atme für einen sauberen Übergang in die nächste Position ein. In der Ausatmung beuge die Knie und neige den Oberkörper nach unten. Greife die Finger hinter dem Rücken ineinander. Atme tief ein in den oberen Rücken. Ausatmen und ziehe deine Hände achtsam weiter über den Kopf hinaus.

Die Knie bleiben während der Position leicht gebeugt. Die Wirbelsäule verlängert sich in Richtung Boden und der Kopf hängt schwer.

Spüre die Dehnung in den Schultern für einige lange, tiefe Atemzüge.

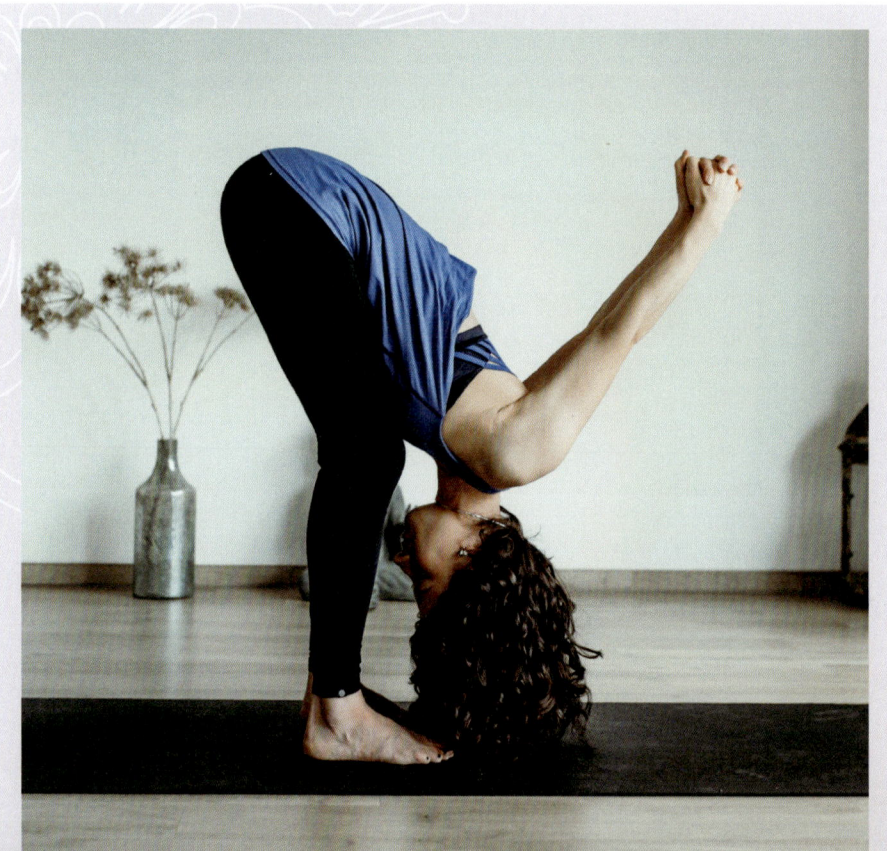

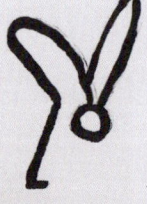

2. STRUKTUR DER BEINE

a) Zehenstand

Finde erneut den Zehenstand wie in 1. b) für fünf Atemzüge.

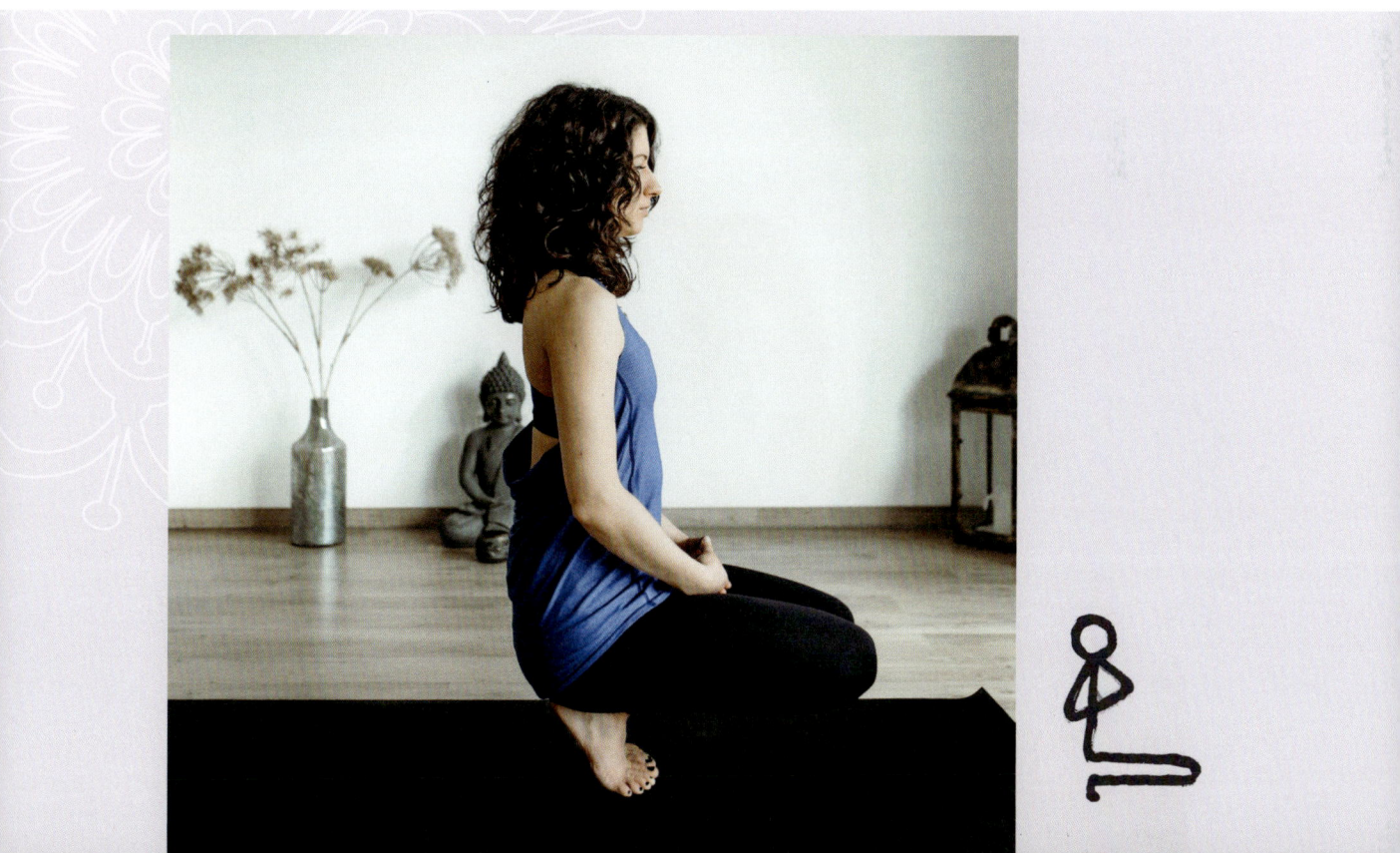

b) Stuhlposition

Setze die Füße wieder geschlossen auf dem Boden auf. Die großen Zehen berühren sich und zwischen deinen Fersen ist etwas Platz. Beuge deine Knie und setze das Gesäß nach hinten auf einen imaginären Stuhl. Achte darauf, dass deine Knie nicht zu weit über die Zehen hinausbeugen. Hierfür schaue nach unten und stelle sicher, dass du deine Zehenspitzen noch sehen kannst. Richte die Seiten des Oberkörpers auf, sodass du nur ganz leicht nach vorne gebeugt bist. Die Arme strecken sich in Verlängerung des Rückens aus. Atme ein und aus und spüre die Kraft in deinen Beinen.

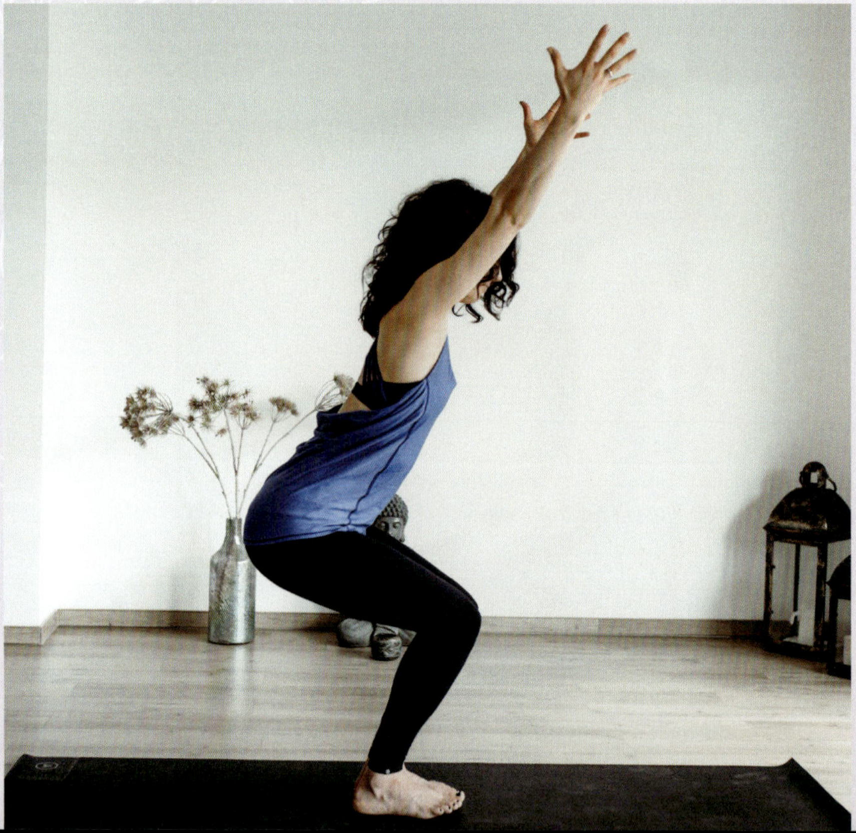

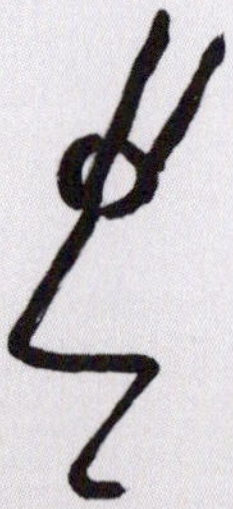

3.   SEITLICHE STRUKTUREN

a) Vierfußstand

Komme auf Hände und Knie. Die Knie stehen genau unter deinen Hüften. Die Hände stehen unter deinen Schultern. Spreize die Finger aktiv.

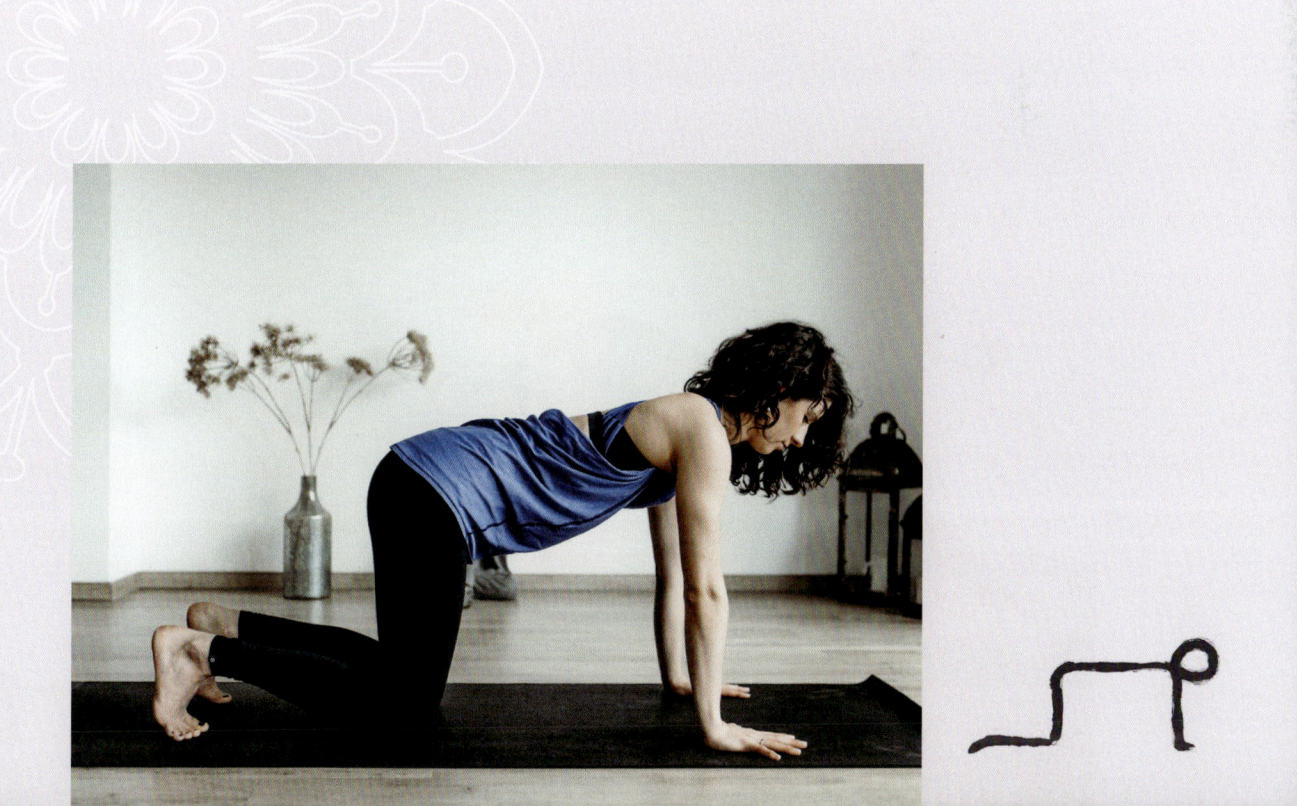

b) Variante des Seitstütz

Strecke nun dein rechtes Bein nach hinten aus. Drehe die Zehen nach außen und setze den Fuß flach in die Erde. Das linke Scheinbein kannst du so drehen, dass der Fuß neben der Matte aufgestellt ist. Dies bringt zusätzliche Stabilität. Deine Zehenspitzen zeigen nun zum langen Mattenrand. Der ganze rechte Fuß ist auf dem Boden. Drücke die Außenkante des Fußes kraftvoll in die Erde. Strecke den rechten Arm über dein Ohr hinaus nach vorne, sodass du eine Linie vom rechten Fuß bis zur rechten Hand bildest. Dein Brustbein dreht in Richtung Decke auf. Atme in die rechte Flanke ein und aus. Hier sollte nun eine Dehnung zu spüren sein. Halte diese Position für fünf Atemzüge. Wiederhole sie dann auf der anderen Seite.

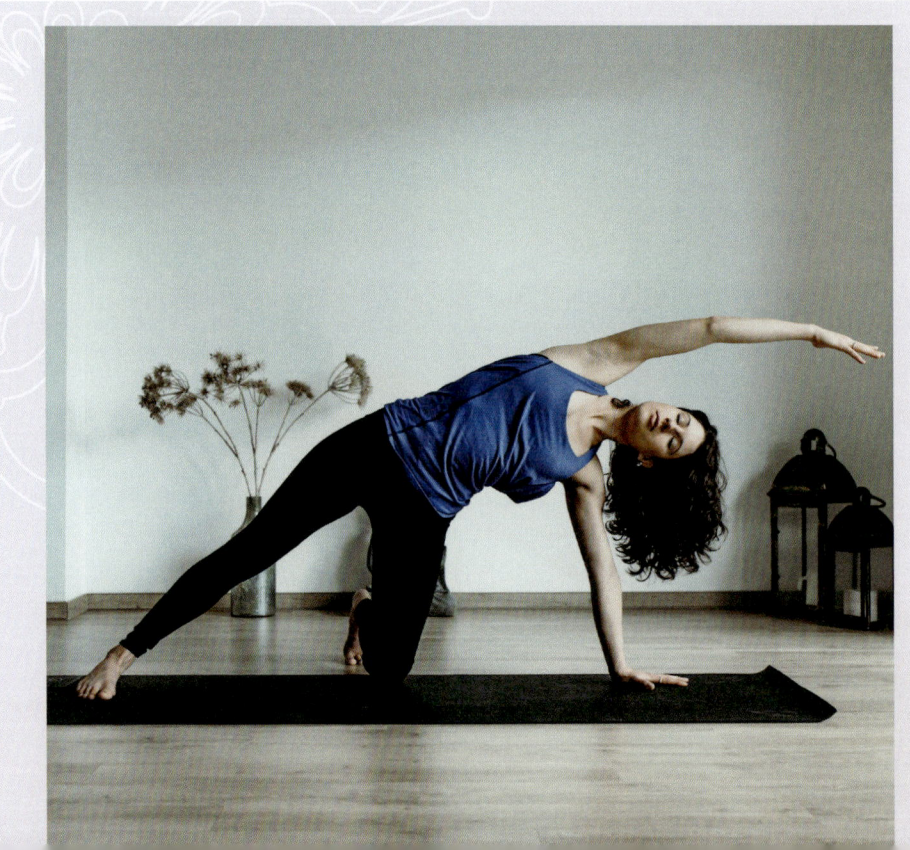

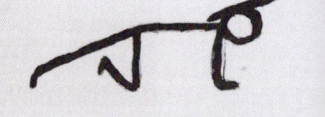

c) Seitstütz

Wenn du mehr Kraft einsetzen möchtest, dann stelle nun auch den linken Fuß zum rechten. Die Füße liegen entweder aufeinander oder voreinander. Presse die Kanten der Füße fest in den Boden. Du bist nun in einem Seitstütz auf der linken Hand. Drücke diese kraftvoll in die Erde, um der Erdanziehungskraft zu widerstehen. Nimm wahr, wie deine seitliche Bauchmuskulatur für dich arbeitet. Halte diese Position für fünf Atemzüge. Wiederhole die Übung dann auf der anderen Seite.

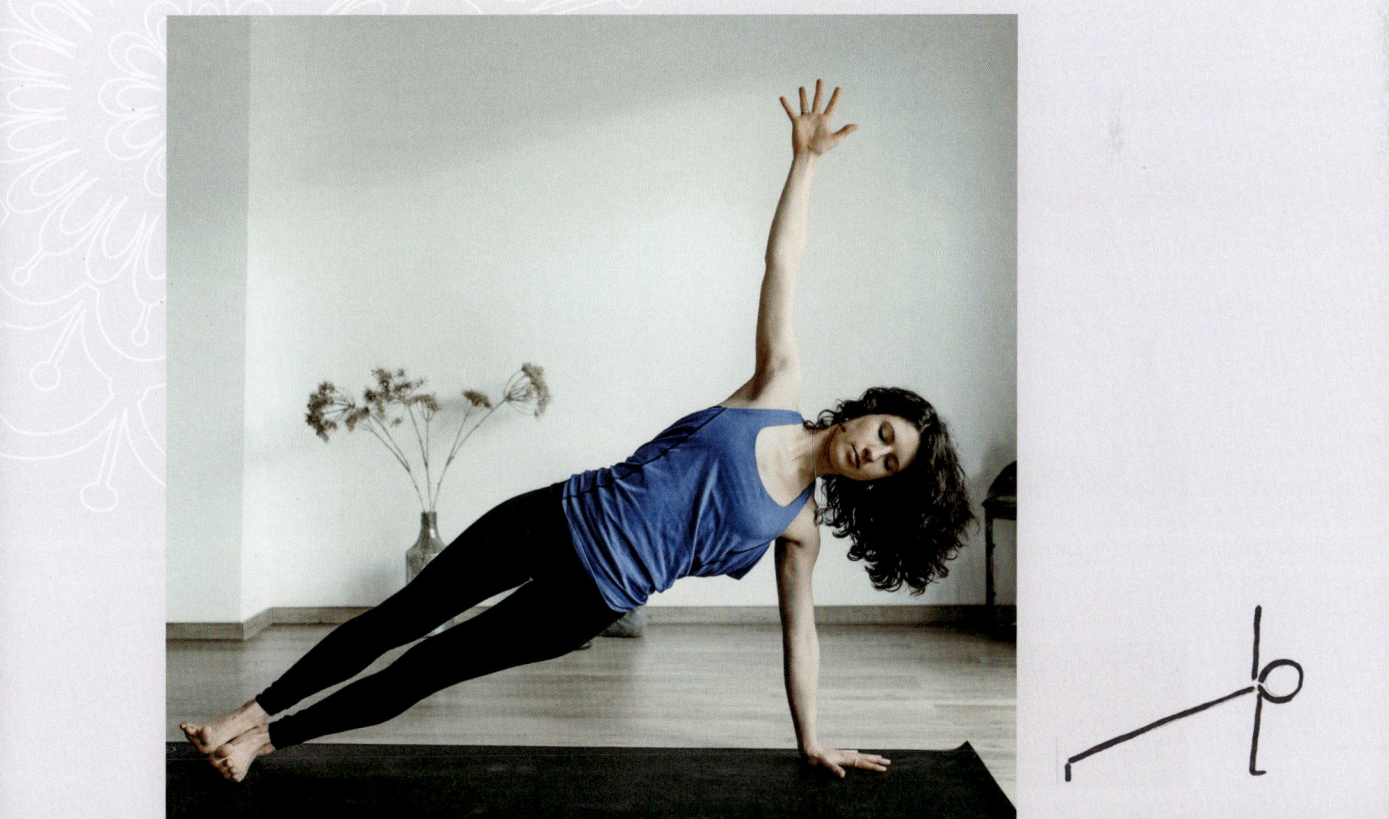

4. STRUKTUR DER KÖRPERMITTE

a) Fersensitz

Komme auf den Fersen zum Sitzen. Die Füße und Knie sind geschlossen.

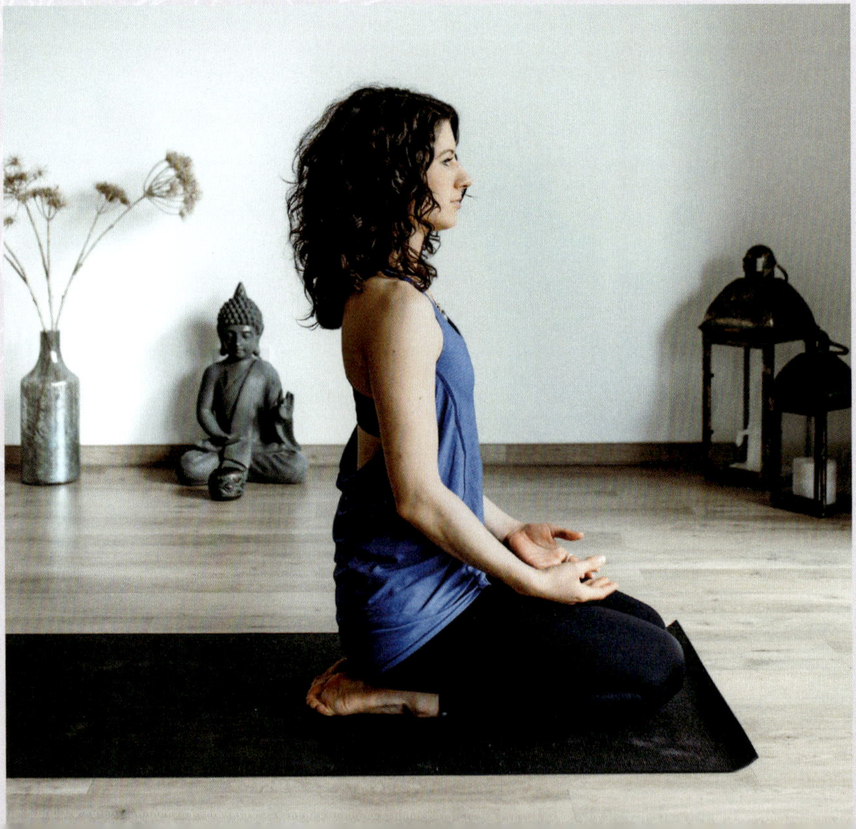

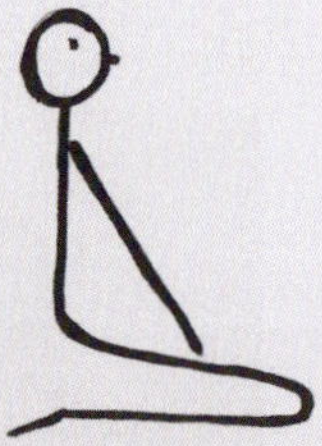

b) Vorbereitung für das Pendel

Lege deine Hände neben den Oberschenkeln, kurz hinter den Knien, flach auf die Erde. Spreize die Finger. Beuge deine Ellbogen 90°. Schaue nach vorne und ziehe die Schultern etwas zurück. Atme hier tief ein ...

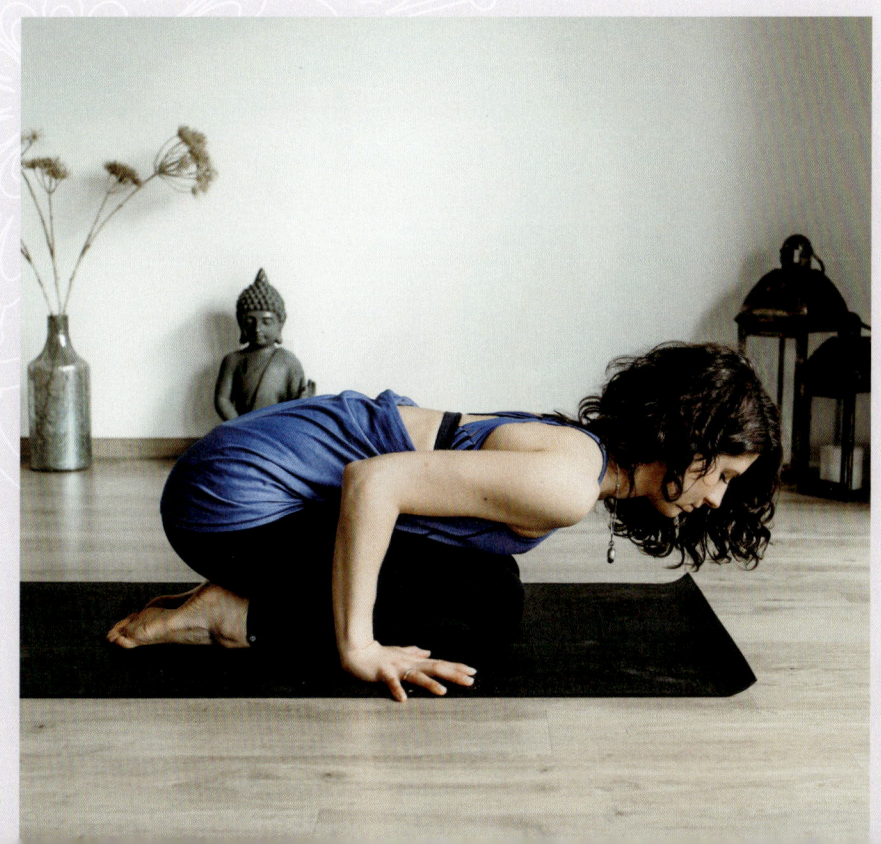

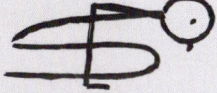

c) Pendel

... Atme aus und presse in die Hände, strecke die Arme und ziehe die Knie zur Brust heran. Halte hier und drücke die Knie zusammen und zum Oberkörper. Das Becken ist weit angehoben. Die Zehen liegen flach am Boden.

Einatmen: komme zurück in die Vorbereitung für das *Pendel*.
Ausatmen: drücke dich wieder hoch ins *Pendel*.
Wiederhole mit diesen Atemphasen noch drei bis fünf Mal.

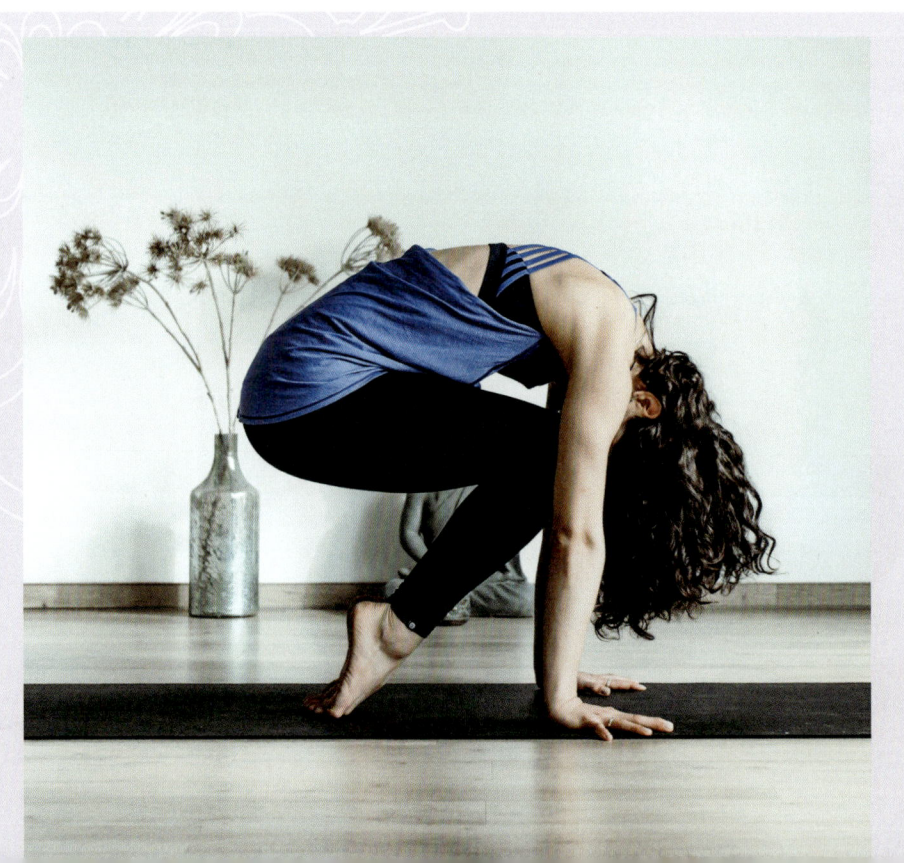

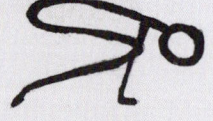

d) Variante halbes Pendel

Wenn du Kraft aufgebaut hast und eine neue Herausforderung suchst, spiele damit, die Füße abwechselnd zu heben oder sogar beide Beine heranzuziehen.

Nimm wahr, wie viel Hitze und Kraft entsteht, wenn du tief in deine Körpermitte hineinarbeitest.

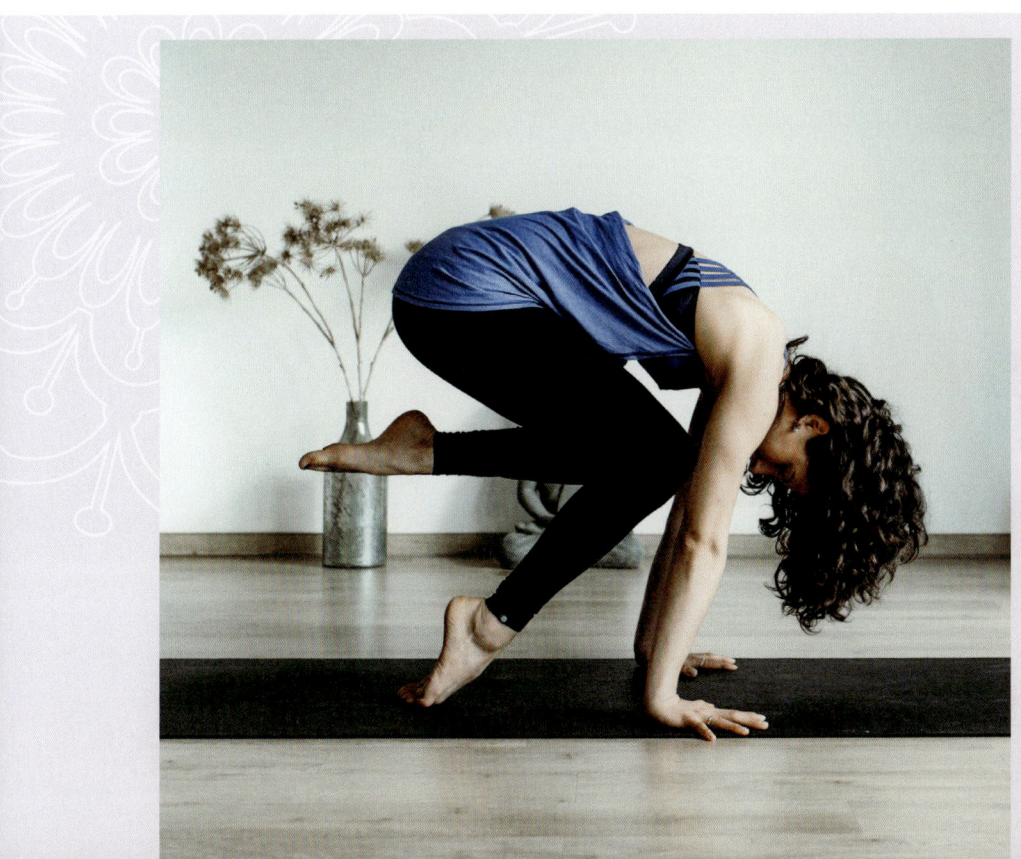

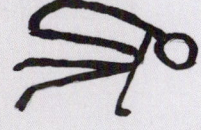

5. FLIESSENDE STRUKTUREN

a) Herabschauender Hund

Komme in den *Vierfußstand* (3. a). Deine Hände stehen schulterweit und die Finger sind gespreizt. Stülpe deine Zehen unter und hebe die Knie vom Boden hoch und zurück. Beuge die Knie, sodass du das Gesäß weit nach hinten und oben schieben kannst. Das sorgt für Länge in deinem gesamten Rücken. Die Fersen können in der Luft sein. Weite deine Schultern. Entspanne den Nacken.

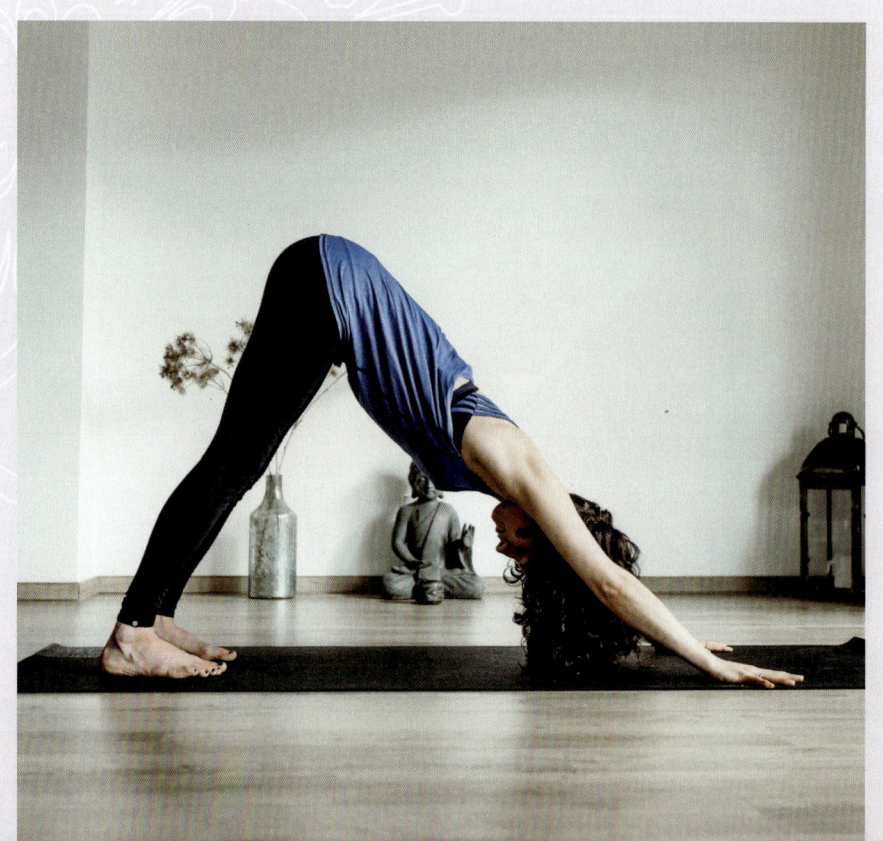

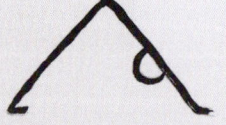

b) Bretthaltung

Einatmen. Rolle dich Wirbel für Wirbel über einen runden Rücken nach vorn in eine *Bretthaltung*. Die Schultern kommen genau über den Handgelenken an. Der Körper ist gestreckt. Dein Bauch ist aktiv. Presse ausatmend mit den Händen den Boden weg, beuge die Knie und bewege dich zurück in den *herabschauenden Hund*. Die Knie sind hier weiterhin leicht gebeugt.

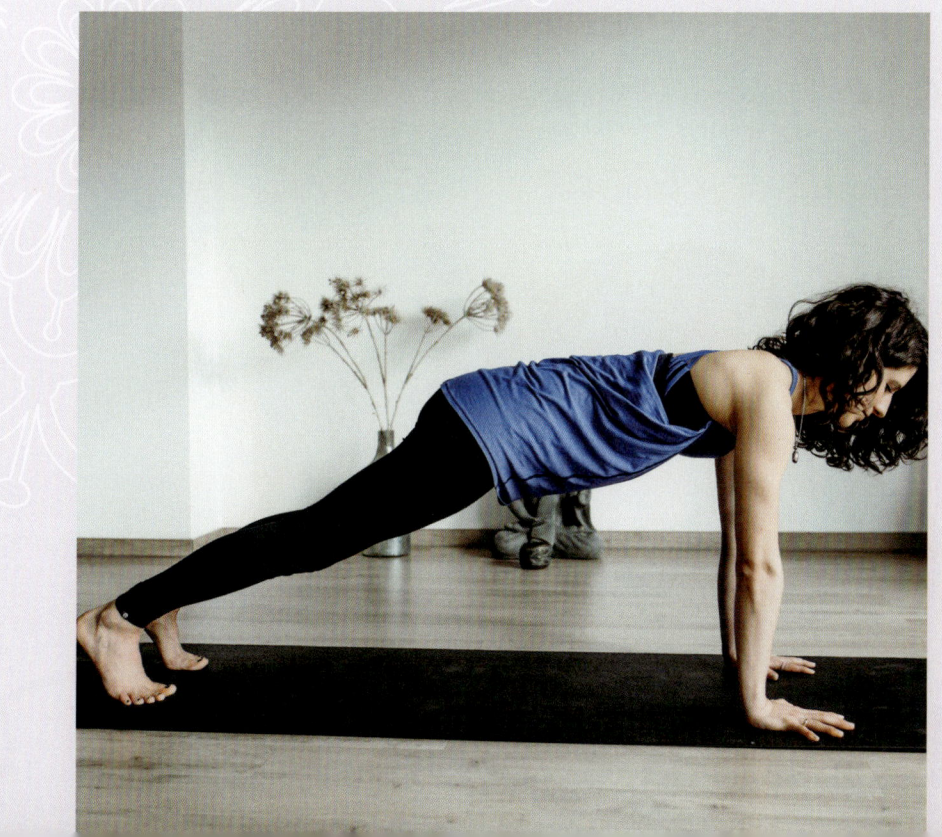

Einatmen. Rolle wieder mit rundem Rücken vor ins *Brett*.

Ausatmen. Rolle dich langsam wieder zurück in den *herabschauenden Hund*.

Wiederhole diese Abfolge einige Male im Fluss deines Atems. Spüre dabei deine Wirbelsäule. Welche Bereiche bewegen sich frei und gut spürbar? Welche Bereiche fühlen sich unbeweglich oder taub an? Erfühle die fließenden Strukturen deines Körpers.

Verweile danach im *herabschauenden Hund* oder in der *Kindeshaltung*. Lasse die Strukturen des Körpers weich werden. Entspanne und atme.

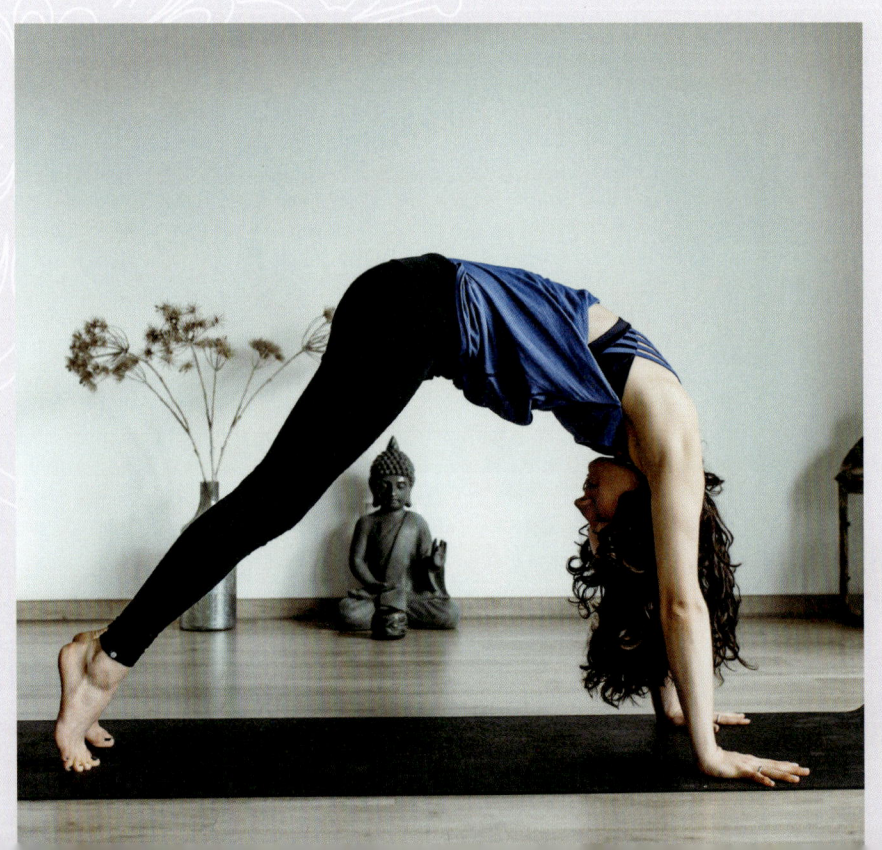

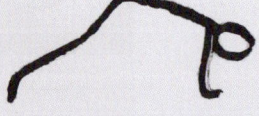

Du hast nun die äußeren Strukturen für deine Yogapraxis geschaffen, indem du Zeit und Ort deiner Sadhana festgelegt hast. Damit ist der Grundbaustein für eine konstante Yogapraxis gelegt. In deiner ersten Praxis hast du die Strukturen des Körpers erkundet und dich vorbereitet auf alles, was sich nun entfaltet. Jetzt geht es wirklich los.

Es ist Zeit, tiefer zu gehen.

PRAXIS: STRUKTUREN DES KÖRPERS

1. Struktur des Rückens

a) Gestreckte Kindeshaltung
   10 Atemzüge (AZ)

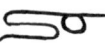

b) Zehenstand
   5 AZ

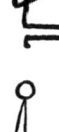

c) Berghaltung

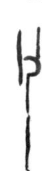

d) Gestreckte Berghaltung
   3 AZ

e) Vorbeuge mit Schulterdehnung
   5 AZ

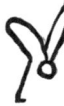

2. Struktur der Beine

a) Zehenstand
   5 AZ

b) Stuhlposition
   5 AZ

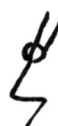

3. Seitliche Strukturen

a) Vierfußstand

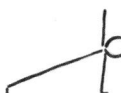

b) Variante des Seitstütz
   5 AZ

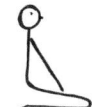

c) Seitstütz
   5 AZ

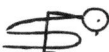

4. Struktur der Körpermitte

a) Fersensitz

b) Vorbereitung für das Pendel

c) Pendel
   3-5 AZ

d) Variante halbes Pendel
   3-5 x pro Bein

5. Fließende Strukturen

a) Herabschauender Hund

b) Bretthaltung
   ca. 5 x vor- und zurückrollen

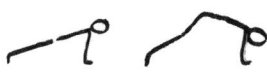

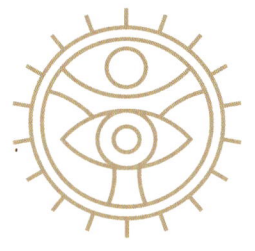

KLARER GEIST

3

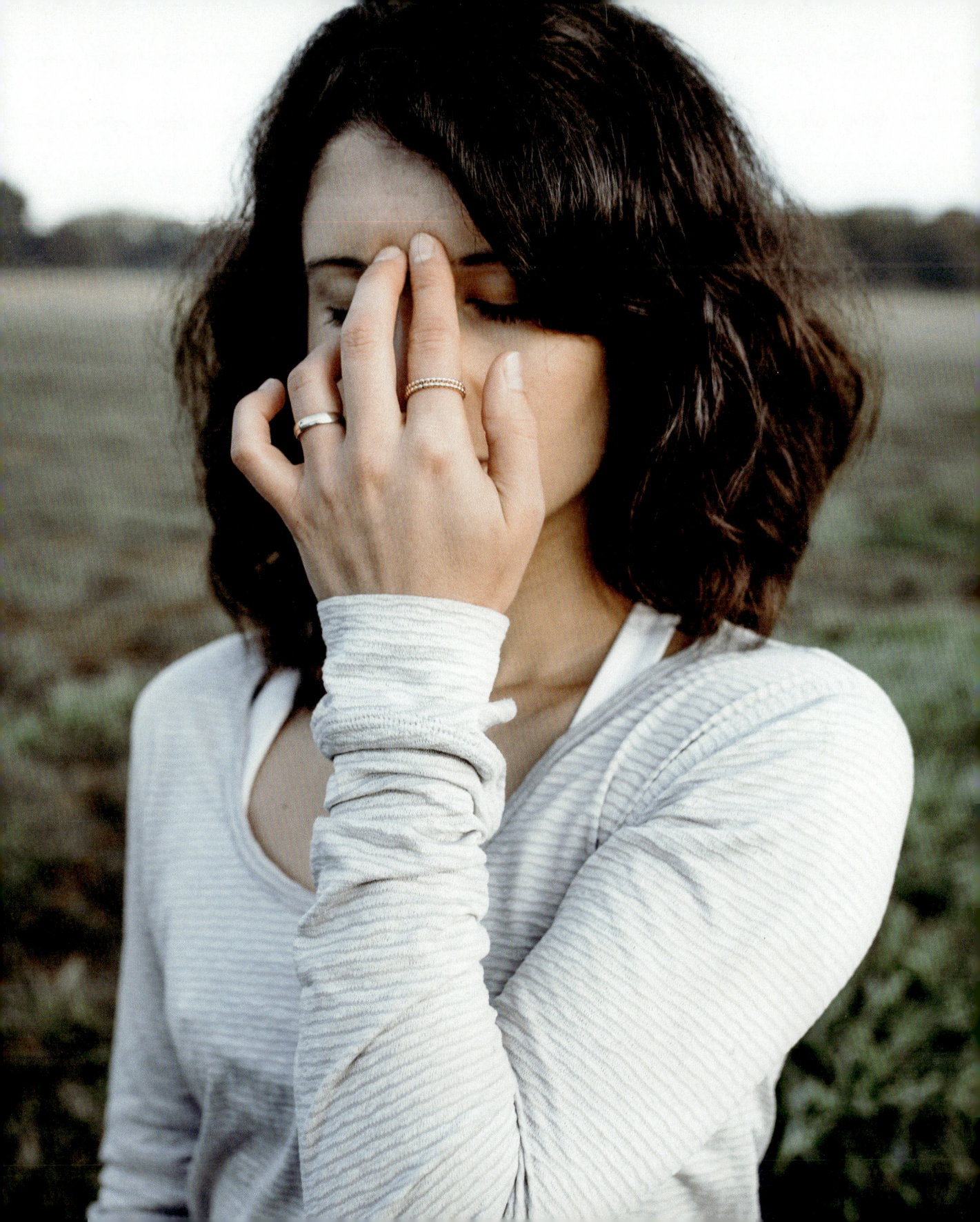

3.1 Einstimmung

Besorge dir ein ätherisches Pfefferminzöl oder ein Eukalyptusöl für diese Übung.

Nimm einen bequemen Sitz ein und schließe deine Augen. Beobachte für einige Momente deinen natürlichen Atem. Nimm wahr, ob er tief oder flach ist. Atmest du eher in den Bauch oder in die Brust? Beobachte, ohne die Atmung zu verändern.

Öffne deine Augen. Lasse 1-3 Tropfen Pfefferminzöl oder Eukalyptusöl in deine Handfläche fallen. Verreibe deine Handflächen miteinander. Dann inhaliere den Duft aus deinen Handflächen.

- *Nimm nun deinen Atem wahr.*
- *Ist er ein wenig tiefer geworden?*
- *Was bewirken die Öle für die Lungen?*

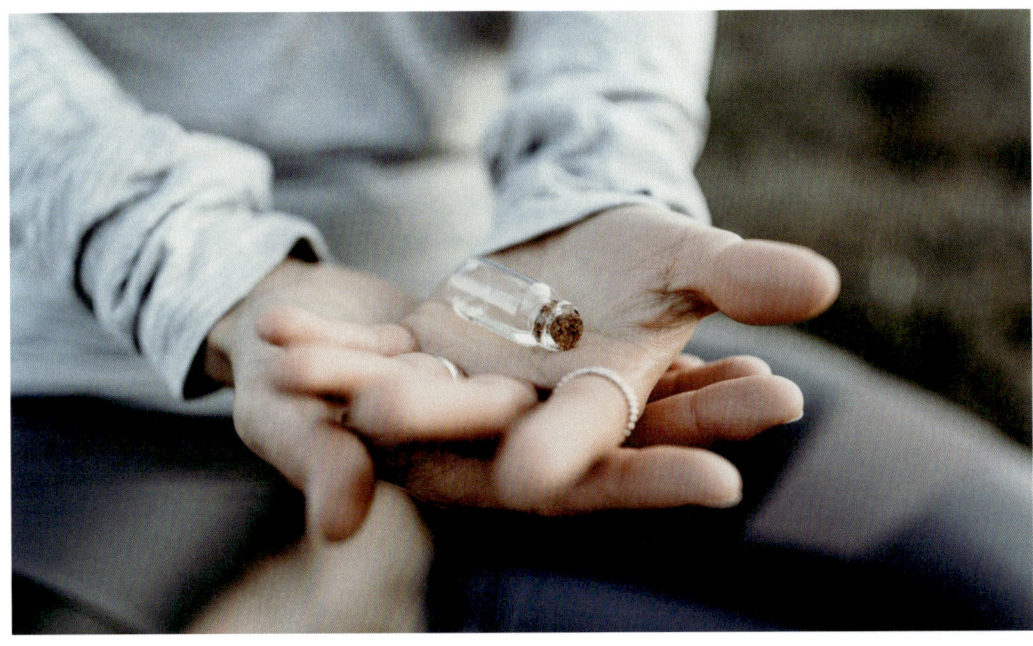

Pfefferminzöl und Eukalyptusöl helfen, den Atem zu vertiefen. Ihre kühle Frische wirkt meist klärend auf den Geist und die Atmung. Bei leichten Kopfschmerzen oder Benommenheit kann es helfen, sich ein wenig Pfefferminzöl auf die Schläfen zu reiben. Sei dabei bitte immer vorsichtig und nimm nicht zu viel, da das Öl in den Augen brennt.

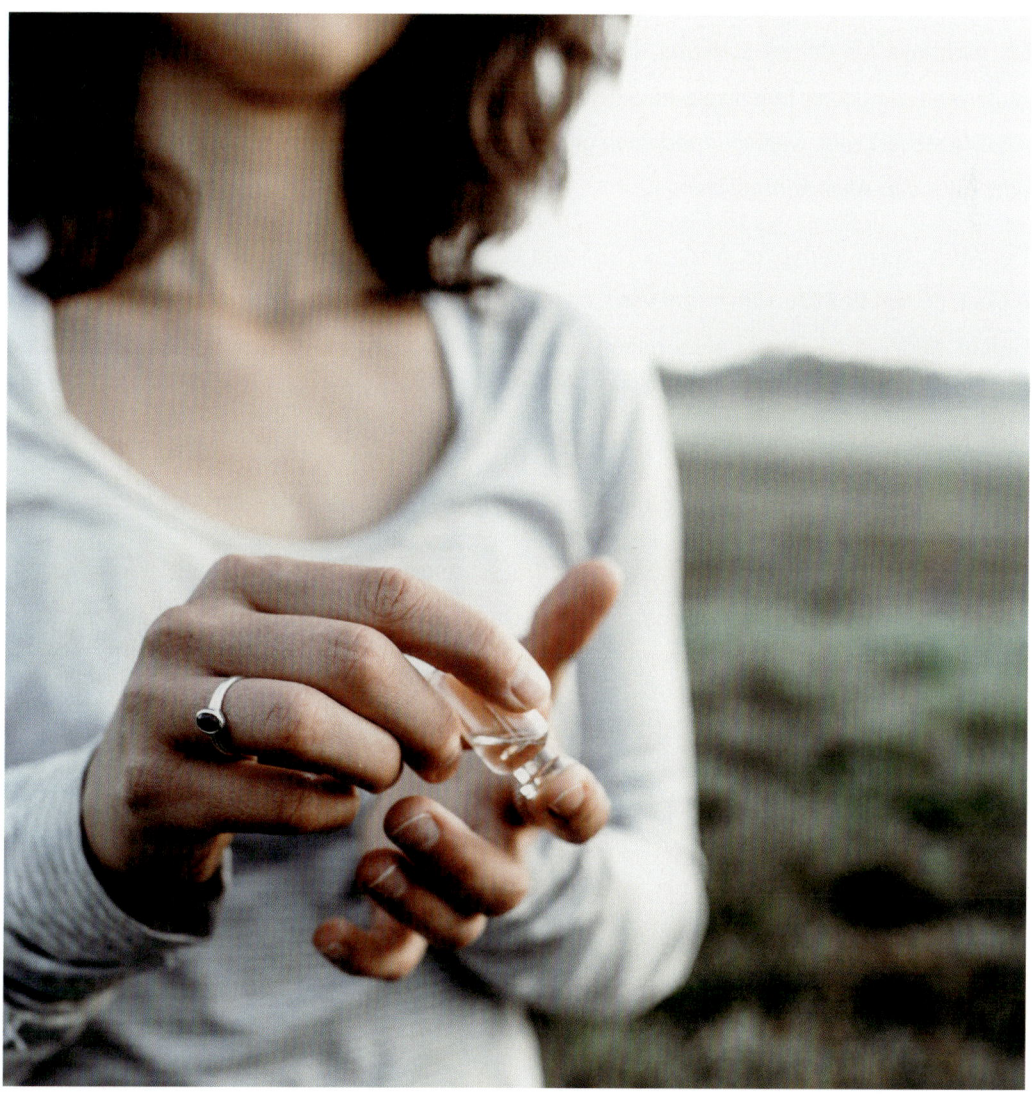

3.2 Pranayama – klarer Geist durch den Atem

Ein wichtiger Teil deines *Sadhana*, deiner Eigenpraxis, ist der *Atem*. Der Atem verbindet die Außenwelt mit deiner Innenwelt. Im Sanskrit heißt der Atem *Prana*. Alle Übungen, in denen der Atem gesteuert wird, werden *Pranayama* genannt, was so viel bedeutet wie *den Atem ausdehnen* oder auch *den Atem kontrollieren*.

Der Atem ist ein wertvolles Werkzeug auf dem Weg zu mehr Fokus und Klarheit. Er hat die Fähigkeit, deinen Geist zu klären und von Gedanken zu befreien, die dich benebeln. Kennst du das Gefühl, Nebel in deinem Kopf zu haben? Es ist so, als ob sich ein grauer Schleier durch deine Gedanken zieht. Die Gedanken aus dem Nebel sind düster, unspezifisch und belastend. Man kann keinen klaren Gedanken fassen und die dunstartigen Gedanken beherrschen den Geist.

Diesen *Nebel* oder Schleier nennen die Yogis *Avidya*. Das bedeutet übersetzt *Nicht-Wissen*.

In Phasen von Krankheit, Depression, Stress, Trauer, Angst, Veränderung oder Melancholie verschleiert der Geist. Man ist nicht ganz klar da. Das Bewusstsein und die eigene Lebenspräsenz verschwinden hinter dem Schleier *Avidya*.

Auch im Alltag begegnet uns Avidya zum Beispiel in Form von geistiger Trägheit, Fahrigkeit und Konzentrationsschwierigkeiten.

Je länger wir im Nebel leben, desto schwerer wird es, zurück zu Fokus und Klarheit zu finden. Ein erster Schritt zu mehr Klarheit ist es, zu erkennen, dass *Avidya* da ist und wir dadurch unbewusst durchs Leben gehen. Vielleicht gab es ein Ereignis, das ein gewisses Maß an geistiger Betäubung notwendig gemacht hat. Doch ein Leben im Nebel, in Unbewusstheit, betäubt und verklärt, fühlt sich auf Dauer nicht gut an und macht langfristig unzufrieden. Es ist, als würdest du alles nur „light" leben.

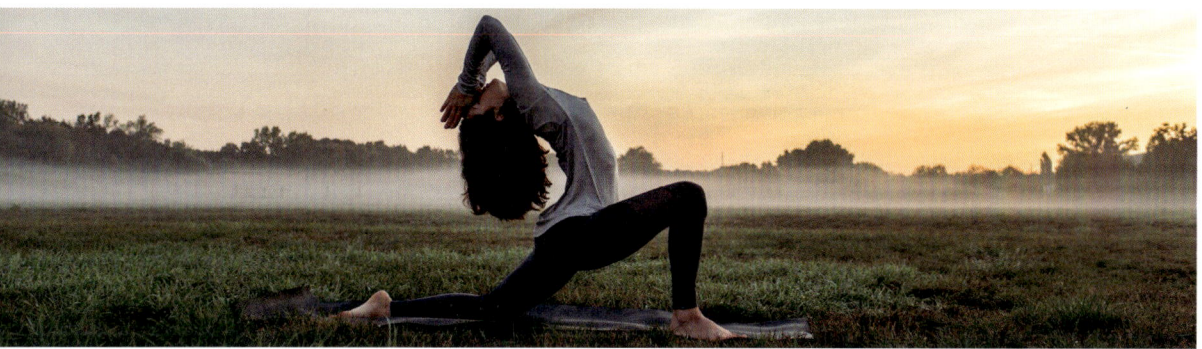

Avidya zeigt sich im Alltag in verschiedenen Formen. Sehr klare Ausdrücke von Avidya sind psychologische Krankheiten. Burn-Out, Depression, Essstörung und Ängste enstehen, wenn wir zu lange im Nebel gelebt und unsere wahren Bedürfnisse unterdrückt haben. Ein weniger spezifischer Ausdruck von Avidya ist die Macher-Mentalität. Wenn wir stetig funktionieren und eine Aktivität an die andere reihen, bleibt wenig Zeit, um unser Leben mit klarem Geist wahrzunehmen und zu refkletieren. Auch innere Unruhe und latente Unzufriedenheit sind Anzeichen dafür, dass wir unsere Sinne für das Wesentliche schärfen sollten.

Ab und zu gibt es Aha-Momente, die uns aus *Avidya* führen. Ein plötzliches Aufwachen mitten in der Nacht, wenn dir etwas klar wird. Oder der tiefe Blick in die Augen eines geliebten Menschen, der dir deutlich bis in die Seele schaut – über alle Nebel und Schleier hinweg. Spätestens dann ist es Zeit, etwas zu verändern. Es ist Zeit, einen klareren Geist zu etablieren.

Und ein wirkungsvolles Werkzeug zur Klärung des Geistes, zum Lichten des inneren Nebels, ist deine Atmung.

„WIRD DER ATEMRAUM DURCH TIEFES, LANGES AUSATMEN LEER UND FREI, WIRD DAS FÜHLEN UND DENKEN KLAR." (PATAÑJALI: YOGA SUTRA, 1.34, ÜBERSETZT NACH SRIRAM (2006))

In jedem Augenblick deines Lebens ist der Atem da und du kannst dich auf ihn konzentrieren. Er ist simpel, klar und rein. Die Einstellung zum Atem ist neutral. Anders als bei unserem Körper werden wir schwerlich unseren Atem ablehnen. Der Atem sorgt stetig für Veränderung im Körper, indem alter Sauerstoff abgegeben und frischer Sauerstoff eingeatmet wird. Atmen ist wie Wind, der den Nebel im Geist vertreibt.

TIPP

Im Yoga wird die Atmung in vier Teilen betrachtet. Zunächst kommt die *Einatmung* (*Puraka*), dann der *Atemverhalt* nach der Einatmung (*Antara Kumbaka*), es folgen die *Ausatmung* (*Rechaka*) und der *Atemverhalt* nach der Ausatmung (*Bahya Kumbaka*).

Besonders die kleinen Pausen nach der Ein- und Ausatmung sind von Bedeutung. Potenziell sind es Pausen, in denen nichts passiert, in denen Klarheit im Geist auftreten kann.

Setze dich entspannt und aufrecht hin. Schließe deine Augen oder lasse deinen Blick auf einem Punkt ruhen.

Lenke deine Aufmerksamkeit nach innen. Fokussiere nur deinen Atem. In diesem Moment gibt es für dich nichts Wichtigeres.

Nimm wahr, wie du einatmest. Nimm wahr, wie du ausatmest. Die Einatmung kommt, die Ausatmung kommt. Ohne dein Zutun fließt der Atem. Beobachte für einige Zeit.

Natürlicherweise werden Gedanken kommen und dich ablenken. Nimm diesen Schleier von Gedanken wahr, ohne zu intervenieren. Lasse ihn vorbeiziehen. Richte deinen Fokus immer wieder auf den Atem.

Dann erweitere deine Beobachtung. Die Einatmung kommt. Dann ist dort eine kleine Pause, kaum spürbar. Und die Ausatmung fließt. Es folgt eine kleine Pause, in der die Atmung sich wandelt und wieder zur Einatmung wird.

Nimm die kleinen Pausen (*Kumbaka*) zwischen den Atemphasen wahr. Ist es dir möglich, diese kleinen Momente, in denen nichts passiert, als Momente innerer Klarheit und Ruhe zu erfahren?

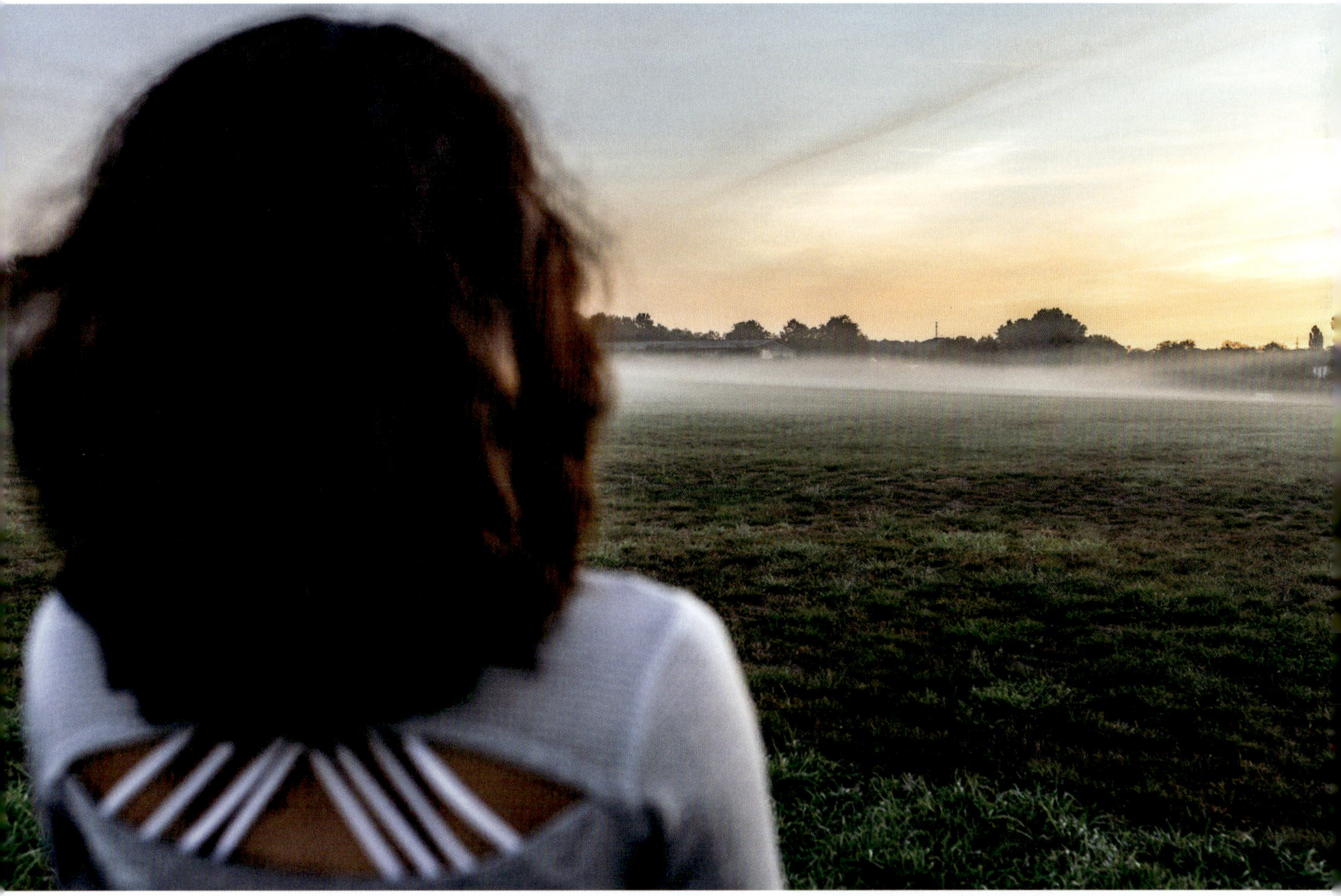

3.3 Zweite Yogapraxis: Klare Bewegungen im Atemfluss

Klarheit im Geist kann entstehen, wenn wir uns innerlich im Fluss oder „Flow" befinden. Hierfür darf die Anstrengung nicht zu hoch und nicht zu niedrig sein. Eine Möglichkeit, im Yoga Flow zu erleben, ist die Synchronisation von Atmung und Bewegung in sich wiederholenden Abfolgen. So kann der Nebel vor dem Geist verwehen und wir treten in einen Geisteszustand von Verschmelzung mit dem, was wir tun. Zeit und Raum scheinen sich aufzulösen und wir sind ganz klar bei der Sache. Bitte beachte nochmals, dass hierbei nicht von stumpfem Funktionieren die Rede ist, sondern von Einssein mit dem Tun.

Die Atemtechnik, die hierfür meist genutzt wird, ist die *Ujjayi-Atmung*. Diese Technik wirkt fokussierend auf den Geist und aktiviert die Tiefenmuskulatur. Für die dynamische Yogapraxis ist diese Atmung von zentraler Bedeutung, da auf diese Weise während des Übens geatmet wird.

Deine Praxis beginnt heute mit einigen Minuten des Einübens dieser Atemtechnik. Im Anschluss führst du den *Sonnengruß A* und die Atmung über einen längeren Zeitraum synchron aus. Anfangs noch ganz langsam, um den Körper im *Sonnengruß* gut auszurichten. Mit der Zeit wird die Ujjayi-Atmung und die Abfolge des *Sonnengrußes* vertrauter, fließender und du erreichst innerlich eventuell einen Flow-Zustand.

UJJAYI –
DER MEERESRAUSCHENATEM

Schritt 1

Setze dich in einen bequemen Sitz auf deine Yogamatte.

Halte eine Handfläche vor deinen leicht geöffneten Mund und hauche die Hand mit dem Ton „HAAAA" an. Atme auch auf „HAAAA" wieder ein. Nimm das Rauschen in der Kehle bei deiner Ein- und Ausatmung gleichsam wahr.

Schritt 2

Lasse nun die Hand sinken und versuche, bei geschlossenen Lippen durch die Nase zu atmen und dabei denselben Klang in der Kehle rauschen zu lassen. Sowohl während der Ein- als auch während der Ausatmung sollte es einen Reibelaut in der Kehle geben. Dieser ist sanft und gleichmäßig wie das Wellenrauschen eines ruhigen Ozeans.

Schritt 3

Bleibe bei der rauschenden Atmung durch die Nase. Wenn du einatmest, dehne nun deinen Brustkorb aus. Wenn du ausatmest, ziehe sanft den Bauchnabel zur Wirbelsäule, ohne im Oberkörper einzusinken.

Übe, Ein- und Ausatmung in Verbindung mit Ausdehnen und Zusammenziehen des Oberkörpers gleichmäßig fließen zu lassen.

Praktiziere dies für mindestens fünf Minuten.

DER SONNENGRUSS A
SCHRITT FÜR SCHRITT

Lies dir zuerst die einzelnen Haltungsbeschreibungen durch und führe sie nacheinander aus. Probiere, den Ujjayi-Atem dabei rauschen zu lassen. Anschließend führe die Bewegungen immer fließender im Rhythmus deines Atems aus, sodass Dynamik entsteht.

Am Kapitelende findest du auch nochmals den *Sonnengruß A* in Kürze. Diese Übersicht kannst du dir neben deine Matte legen.

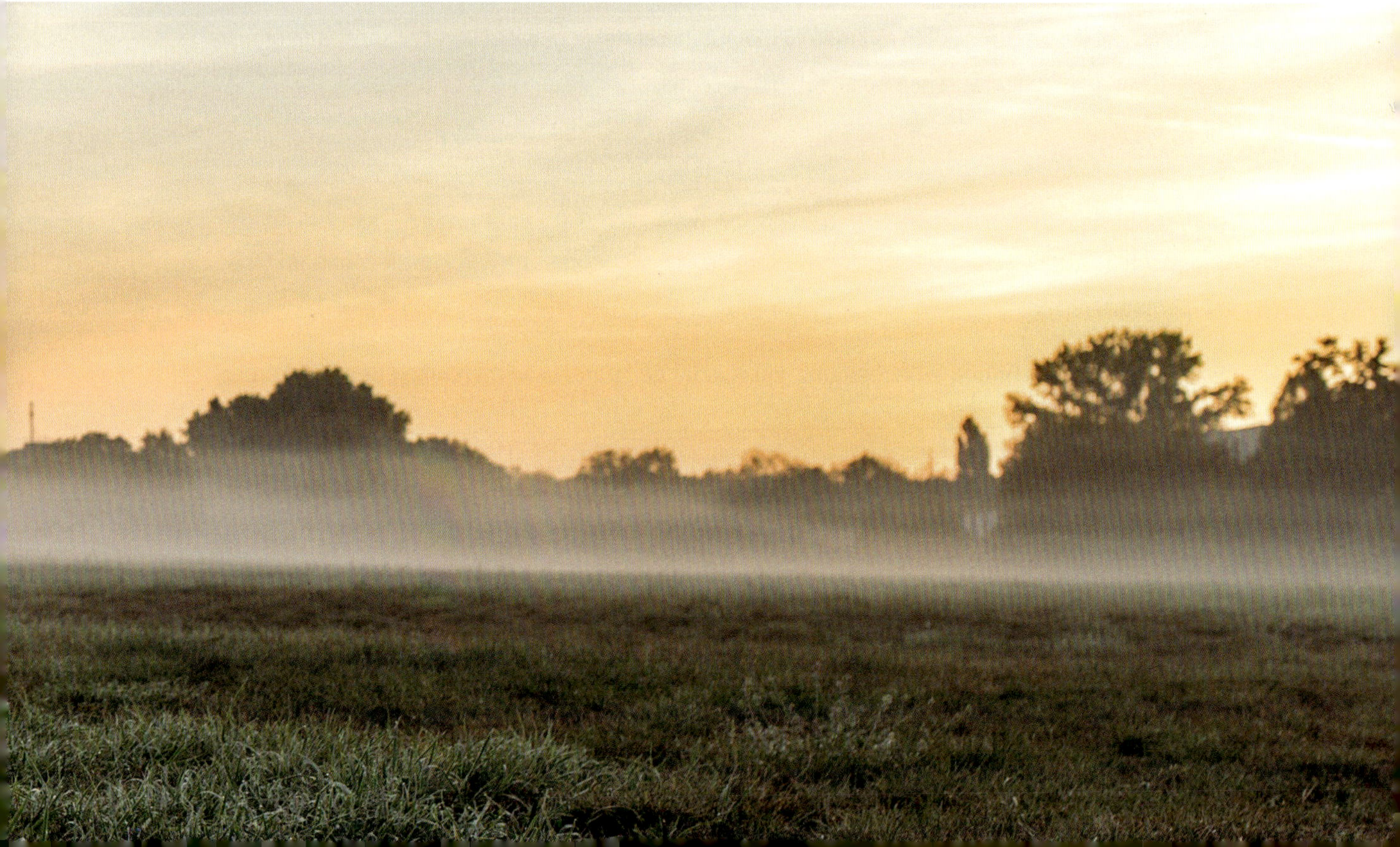

1. Berghaltung (Tadasana)

Komme am Anfang deiner Matte zum Stehen. Platziere deine Füße hüftweit. Die Außenkanten der Füße sind parallel zueinander. Aktiviere die Füße, indem du den Großzehenballen und die Außenferse in den Boden schiebst.

Die Beinmuskulatur ist leicht angespannt. Ziehe den Unterbauch hoch und verlängere den unteren Rücken. Spüre, wie du einatmest und ausatmest.

Erzeuge über die Einatmung Länge in der Wirbelsäule und in den Flanken. Mit der Ausatmung entspanne die Schultern.

Entspanne dein Gesicht, deinen Kiefer und lasse die Augen auf einem Punkt ruhen.

Höre das Rauschen der Ujjayi-Atmung in der Kehle.

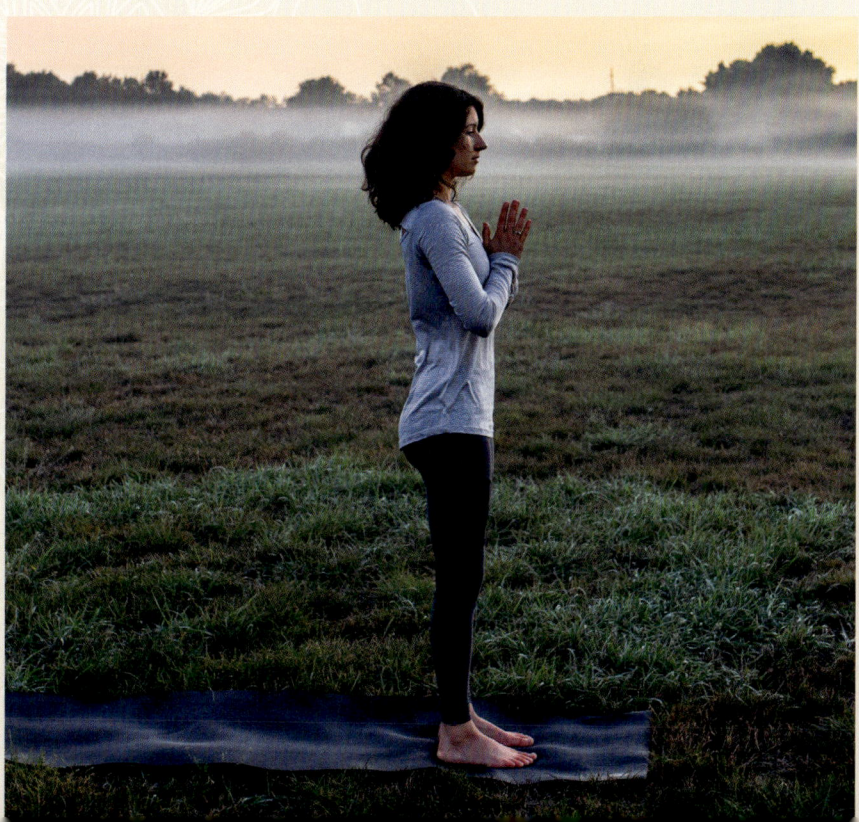

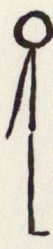

2. Gestreckte Berghaltung (Urdha Hastasana)

Atme ein und strecke die Arme weit nach oben über den Kopf. Drehe die Handflächen zueinander. Wenn es für deinen Nacken angenehm ist, drücke die Hände sanft zusammen. Senke die Schultern.

Lasse den Blick entweder weiter auf einem Punkt auf Augenhöhe ruhen oder blicke zu den Daumen.

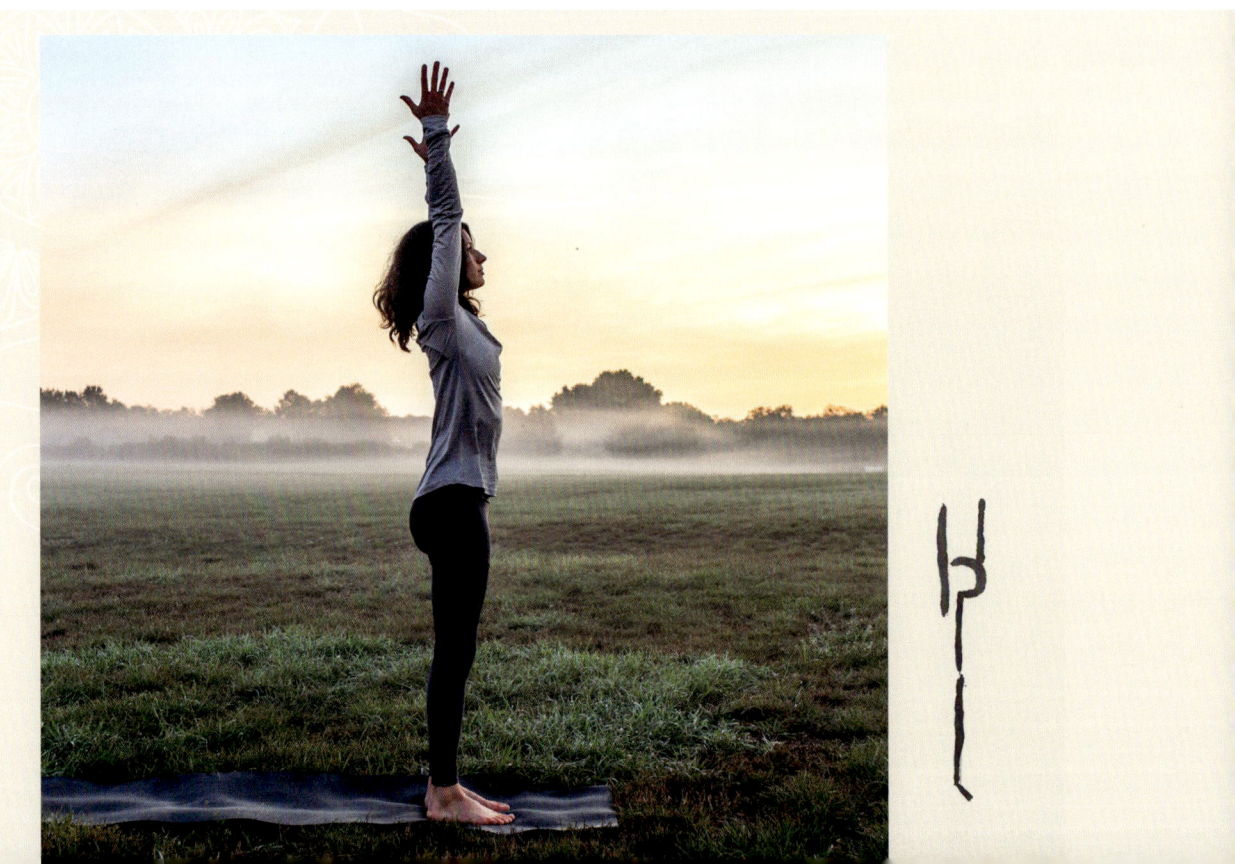

3. Ganze Vorbeuge (Uttanasana)

Für einen rückenschonenden Übergang aus der *gestreckten Berghaltung* in die *ganze Vorbeuge* beuge zunächst deine Knie etwas und falte den Oberkörper dann nach unten. Die gebeugten Knie geben dem unteren Rücken Raum.

Atme hierbei aus.

Rücken und Kopf entspannen locker in Richtung Erde, während der Unterbauch nach innen zieht. Die Hände kannst du auf deine Oberschenkel, Unterschenkel oder auf den Boden legen, je nachdem, wo du mit langem Rücken am besten ankommst.

Der Blick geht zur Nasenspitze.

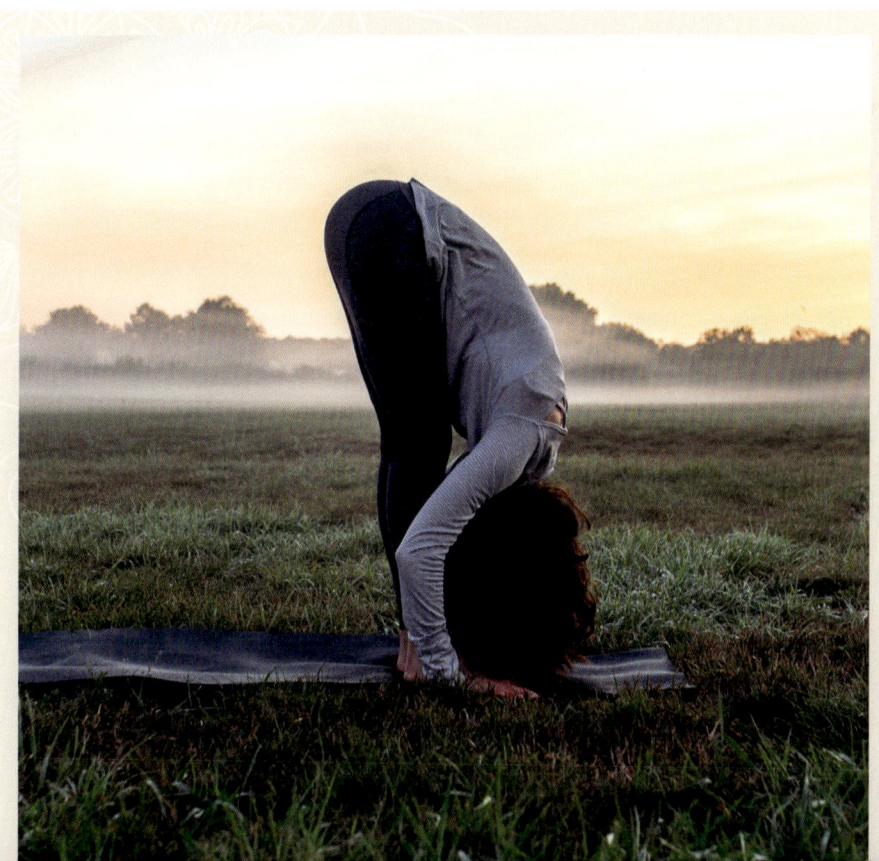

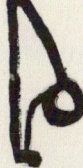

4. Halbe Vorbeuge (Ardha Uttanasana)

Atme tief ein, um aus der *ganzen Vorbeuge* in die *halbe Vorbeuge* zu gelangen. Hebe den Rücken auf Beckenhöhe an und strecke ihn in die Länge. Ziehe die Schulterblätter auf den Rücken. Strecke die Kopfkrone nach vorn. Der Blick bleibt auf der Nasenspitze.

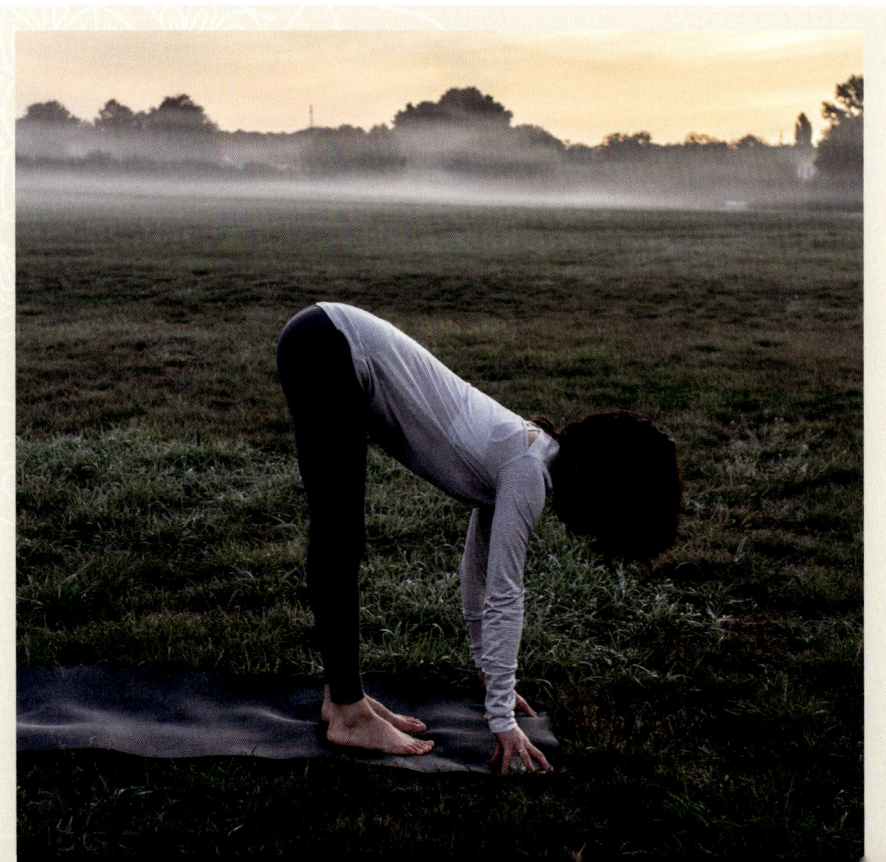

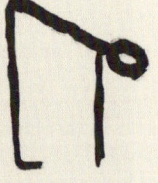

5. Yoga-Liegestütz-Varianten (Ashtanganamaskar oder Chaturanga Dandasana)

Aus der halben Vorbeuge geht es in die Bauchlage. Der Weg dorthin fordert Kraft und Koordination. Lasse dir viel Zeit für diesen Übergang, d. h., atme besonders tief. Du kannst eine der beiden folgenden Varianten wählen.

Knie-Brust-Kinn (Ashtanganamaskar)

Atme aus, setze die Hände zum Boden und tritt zurück in die Brettposition. Die Hände stehen unter den Schultern. Die Finger sind gespreizt und du presst die Hände aktiv in den Boden. Ziehe den Bauch nach innen und lasse den Rücken nicht durchhängen. Der Blick geht zur Nasenspitze.

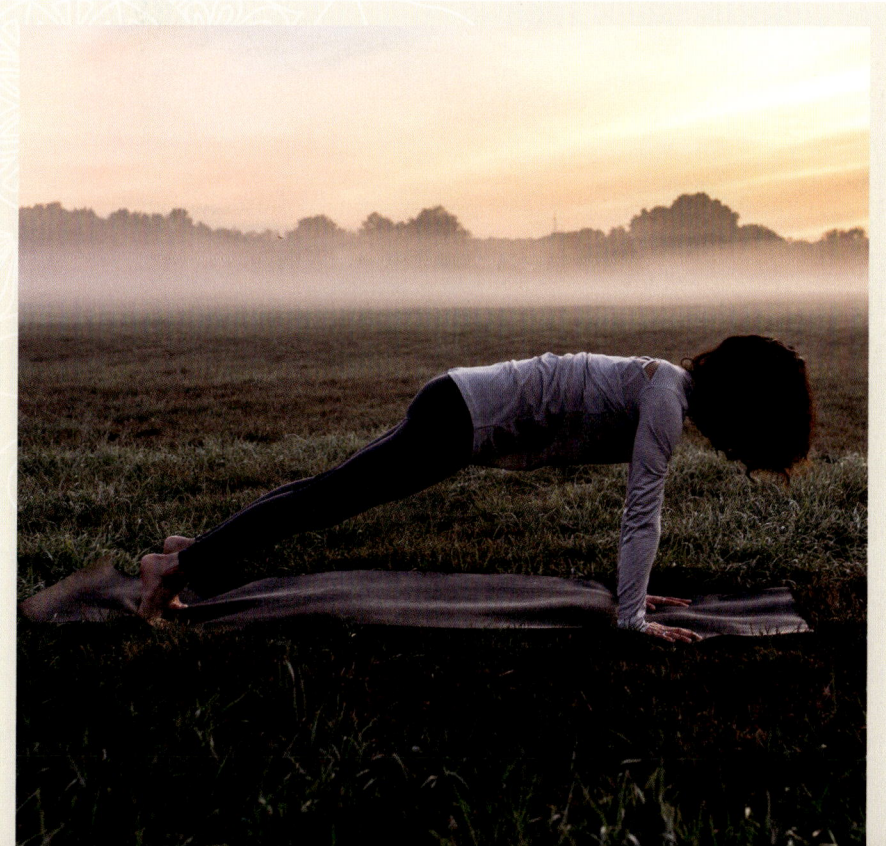

Atme hier nochmals ein.

Dann atme aus und lege nur deine Knie, deine Brust und dein Kinn auf dem Boden ab. Die Ellbogen sind dabei nah am Körper. Die Schultern ziehen zurück und der Bauch bleibt fest.

Von hier aus geht es in die *Kobra* ...

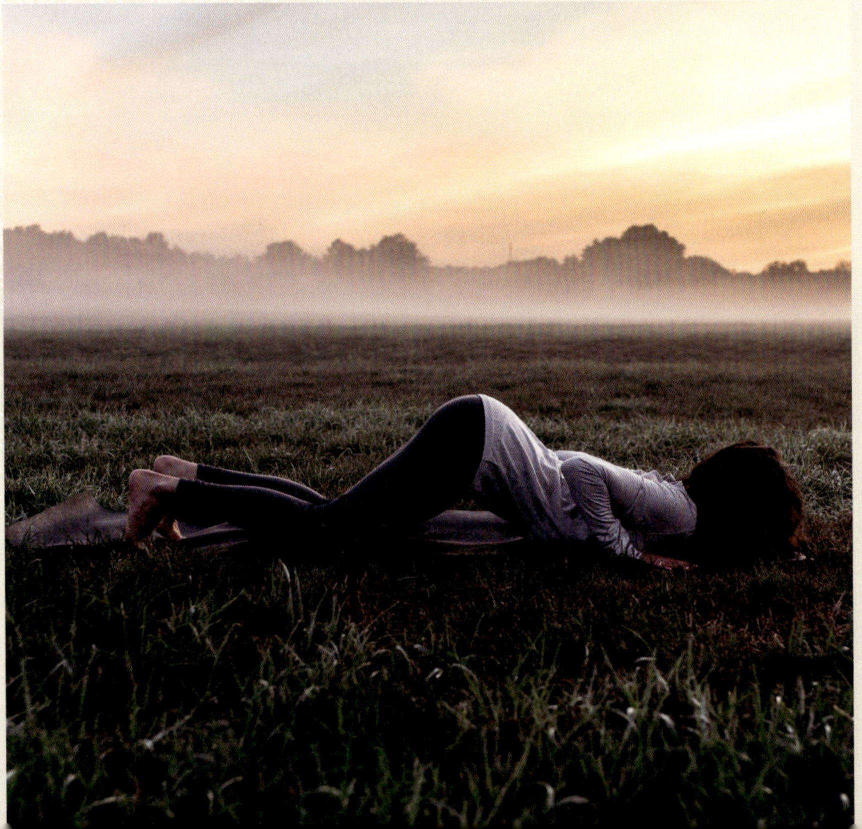

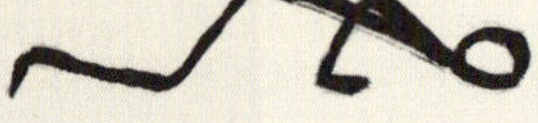

Ganzer Liegestütz (Chaturanga Dandasana)

Nach der Einatmung in der halben Vorbeuge kannst du auch direkt in den Liegestütz (*Chaturanga Dandasana*) gehen oder sogar springen. Hierfür brauchst du bereits etwas Kraft und Körperkontrolle. Nimm dir genug Zeit, um an Chaturanga Dandasana zu arbeiten. Die Kraft, die du hier aufbaust, wird dir auch in späteren Übungen helfen.

Du landest beinah federnd mit gebeugten Ellbogen über dem Boden schwebend. Hier atmest du erst aus.

Chatur bedeutet *vier*, *anga* bedeutet *Glied*, *danda* ist der *Stock* und *asana* ist die *Haltung*. Entsprechend soll die Position so ausgeführt werden, dass der Körper nur auf vier Punkten, den Händen und Füßen, balanciert.

Deine Beine sind aktiv und der Bauch fest. Dein Rücken ist lang. Deine gespreizten Hände liegen neben der Brust auf und die Ellbogen haben einen rechten Winkel. Hebe die Schultern weg vom Boden und verlängere den Nacken. Schaue zu deiner Nasenspitze. Von hier aus geht es in die Rückbeugen *heraufschauender Hund* oder *Kobra* ...

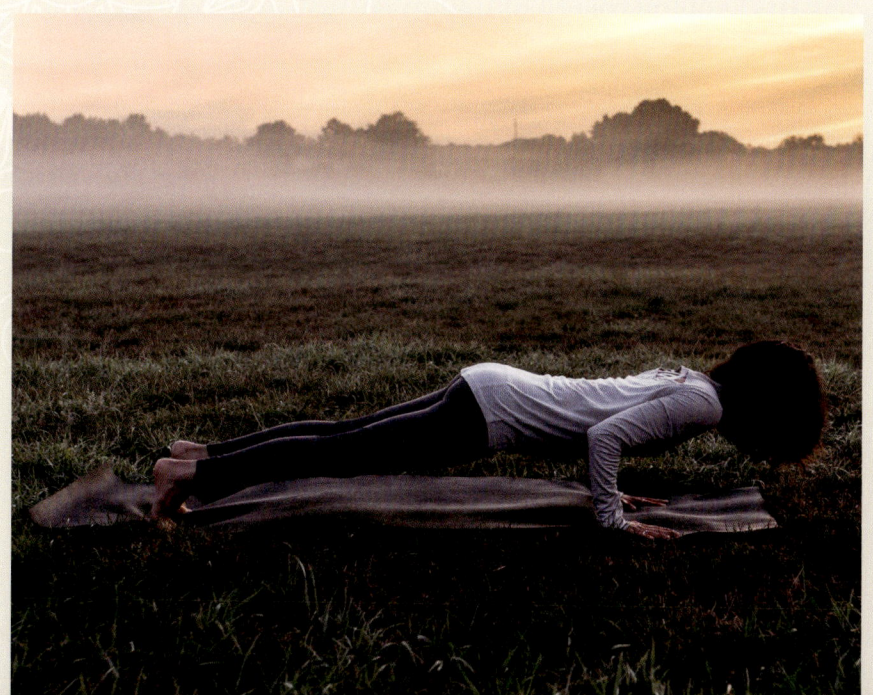

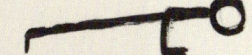

6. Rückbeugen-Varianten
(Bhujongasana oder Urdha Mukha Svanasana)

Kobra (Bhujangasana)

Aus dem Übergang Knie-Brust-Kinn kommend, lege dich auf den Bauch ab. Die Hände stehen neben der Brust. Strecke die Füße lang und hüftweit parallel aus. Die Beine sind aktiv. Verlängere den unteren Rücken, indem du dein Steißbein in Richtung Fersen kippst. Ebenfalls entstauchend für die Wirbelsäule ist es, die Seiten des Oberkörpers ganz lang zu ziehen.

Atme ein und hebe den oberen Rücken von der Matte weg. Ziehe die Schultern dabei ebenfalls etwas nach hinten. Der Nacken bleibt lang. Der Blick geht zur Nasenspitze.

Mit der Ausatmung lege deine Stirn wieder zur Matte ab und stütze dich zurück in den *herab-schauenden Hund* ...

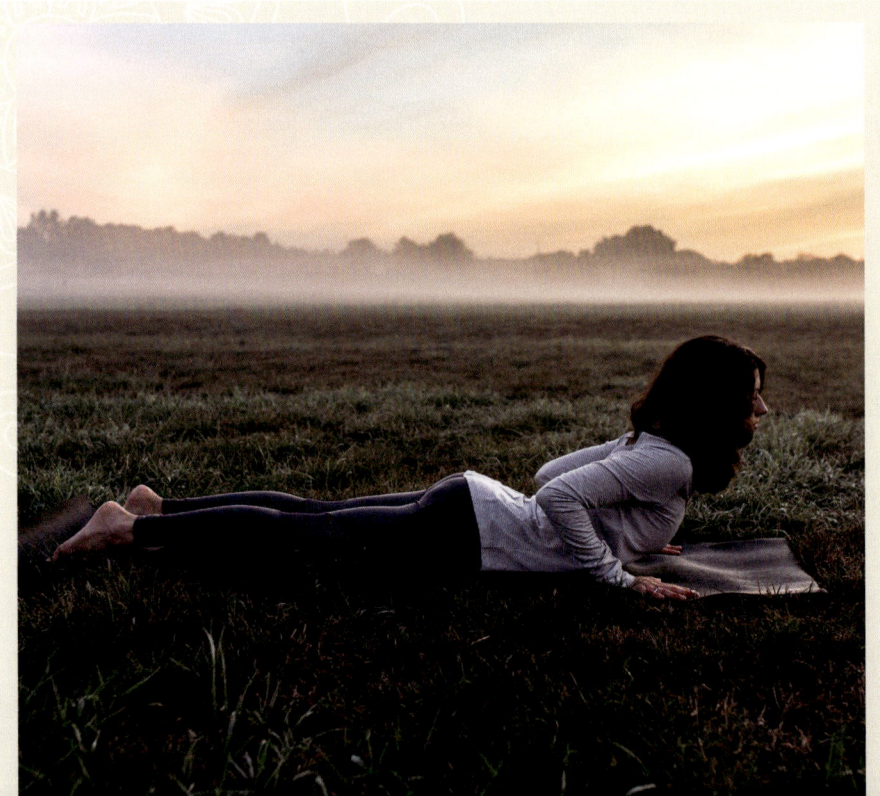

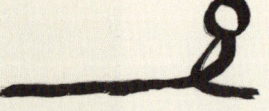

Heraufschauender Hund (Urdha Mukha Svanasana)

Aus der Schwebe in *Chaturanga Dandasana* kommend, stülpe deine Füße um und drücke dich mit der Kraft der Arme in den *heraufschauenden Hund*. Hierbei atmest du ein.

Deine Arme sind gestreckt und die Hände aktiv. Presse dich richtiggehend aus dem Boden heraus. Auch die Beine sind gestreckt und die Fußrücken pressen in die Matte. Der Rest des Körpers schwebt über dem Boden und der Rücken und die Schultern dehnen sich in eine Rückbeuge, während das Becken absinkt. Halte den Bauch aktiv, um den unteren Rücken zu unterstützen.

Der Nacken ist lang. Dein Blick geht in Richtung Nasenspitze. Mit der Ausatmung drücke dich in den *herabschauenden Hund* …

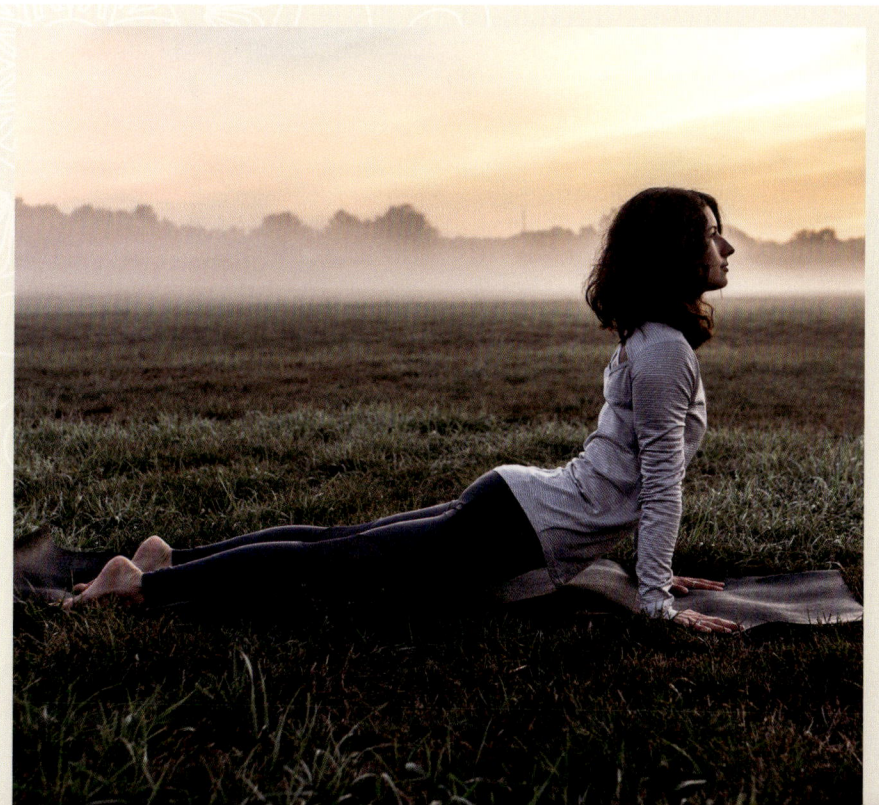

7. Herabschauender Hund (Adho Mukha Svanasana)

Der *herabschauende Hund* sieht von der Seite aus wie ein umgekehrtes „V". Dein Becken ist der höchste Punkt der Übung.

Wenn die Beinrückseiten nicht so gedehnt sind, beuge deine Knie etwas und komme auf die Zehenspitzen. Das hilft dir, das Becken lang nach hinten und oben zu schieben. Die Länge im Rücken ist hier wichtiger als gestreckte Beine.

Presse deine Hände kraftvoll in die Erde und verteile das Gewicht gleichmäßig auf Hände und Füße. Schiebe die Sitzbeinknochen lang nach hinten und oben und ziehe den Bauchnabel und die Rippen leicht zur Wirbelsäule.

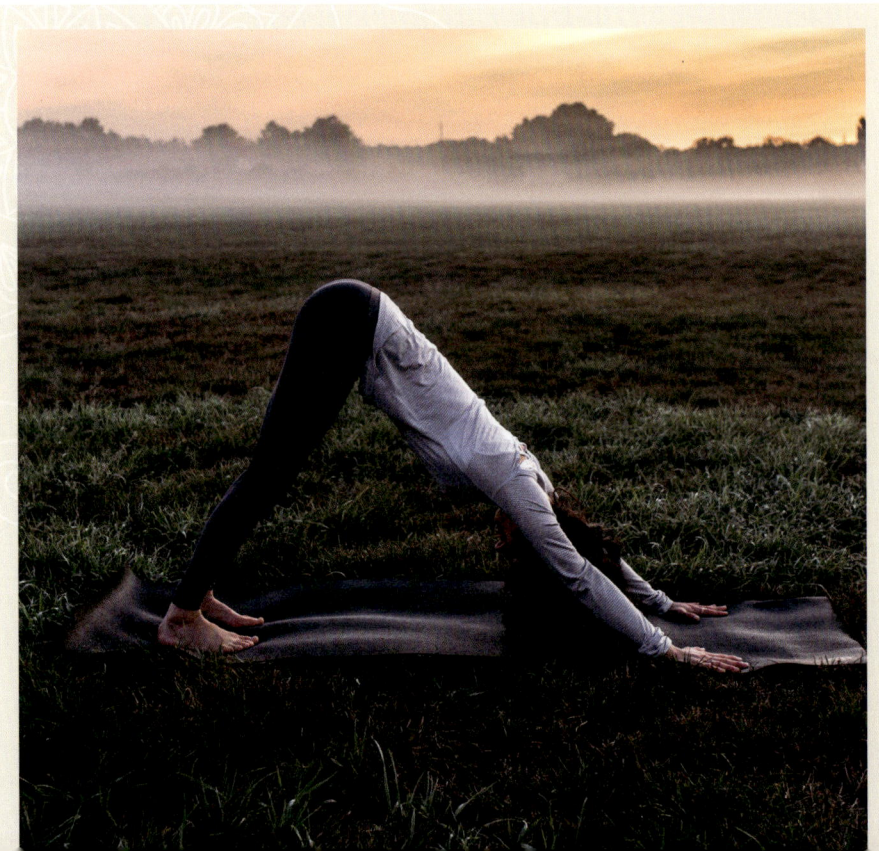

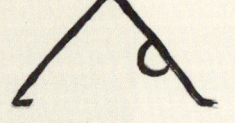

Schaffe ganz viel Raum in deinem Schultergürtel, indem du ihn weitest und die Oberarme nach außen rotierst.

Entspanne deinen Kopf, richte den Blick in Richtung Bauchnabel oder schließe gerne deine Augen.

Verweile für fünf lange Atemzüge hier und nimm bewusst und klar die Ujjayi-Atmung wahr.

Spüre, wie du in der Einatmung die Rippen weiten kannst. Und wenn du ausatmest, lässt sich der Bauch festigen. Nimm dir Zeit, um vollständig ein- und auszuatmen.

8. Halbe Vorbeuge (Ardha Uttanasana)

Aus dem *herabschauenden Hund* wandere die Füße zurück zum Anfang der Matte. Alternativ kannst du auch kontrolliert nach vorne springen. Hierfür beuge deine Knie im *herabschauenden Hund* und schaue nach vorne, denn dort möchtest du hinspringen. Atme tief ein und festige ausatmend deinen Bauch und springe, das Becken weit nach oben hebend und die Füße landen sanft zwischen deinen Händen.

Atme ein und komme in die *halbe Vorbeuge* (wie zu Beginn des *Sonnengrußes*).

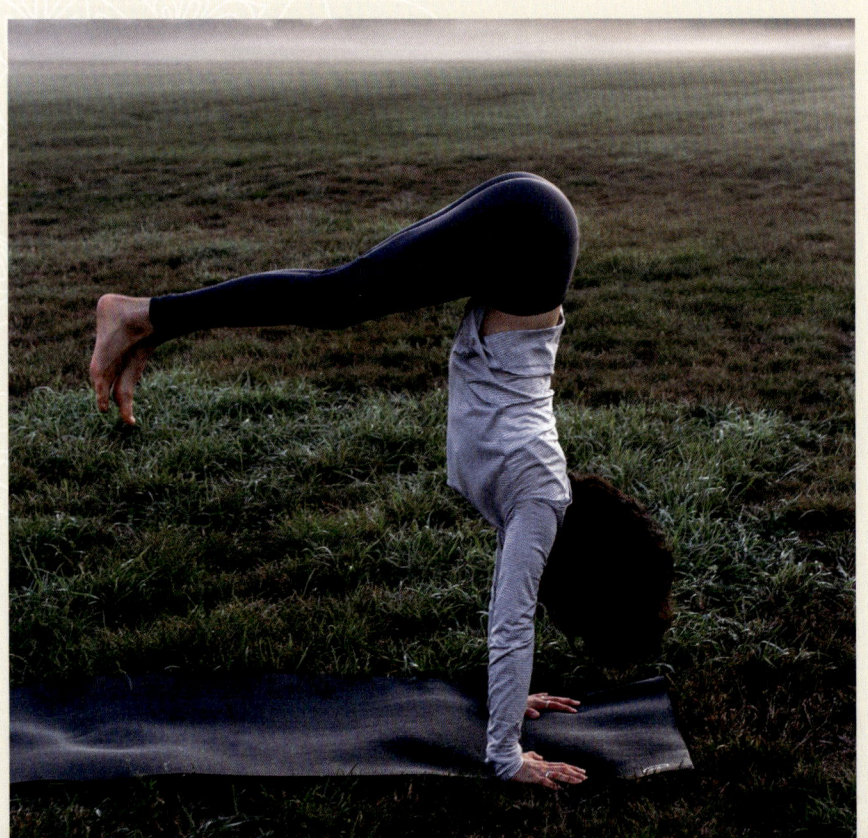

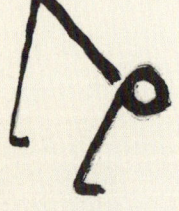

9. Ganze Vorbeuge (Uttanasana)

Atme aus und komme in die *ganze Vorbeuge* (wie zu Beginn des *Sonnengrußes*).

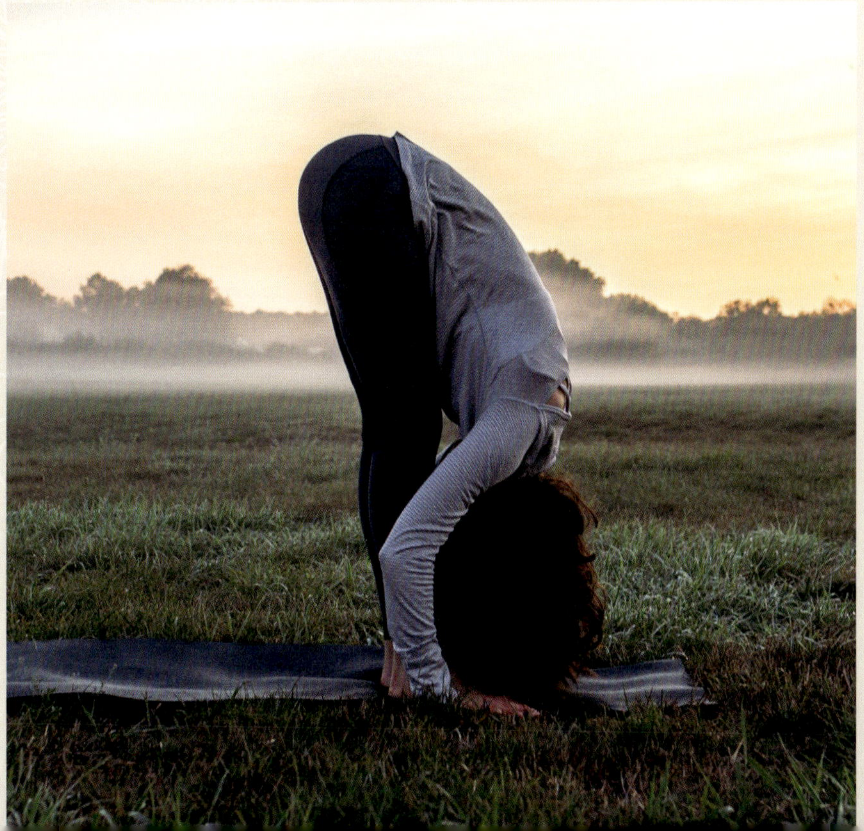

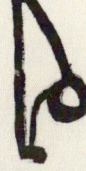

10. Gestreckte Berghaltung (Urdha Hastasana)

Atme ein und komme mit leicht gebeugten Knien nach oben in den Stand. Strecke die Arme dabei lang nach oben aus (wie zu Beginn des *Sonnengrußes*).

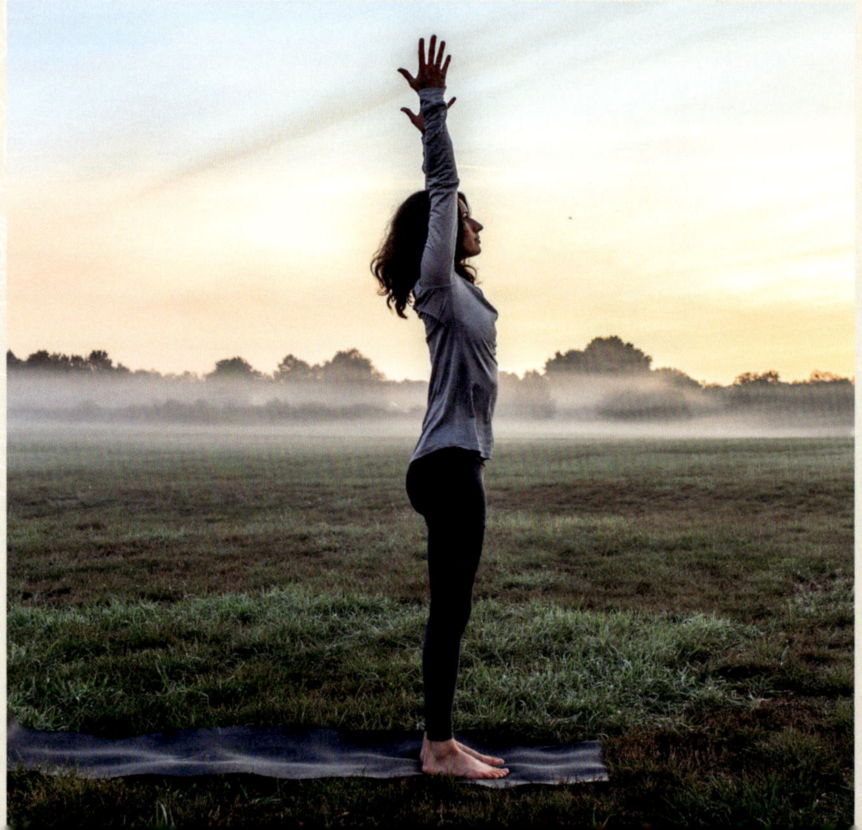

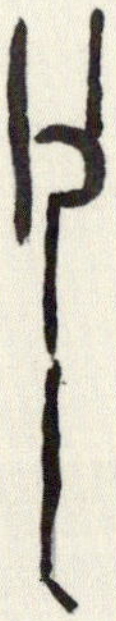

11. Berghaltung (Tadasana)

Atme aus und kehre zurück in die *Berghaltung* (wie zu Beginn des *Sonnengrußes*). Hier endet eine Runde Sonnengruß A.

Spüre einen Augenblick nach. Finde deinen Ujjayi-Atem.

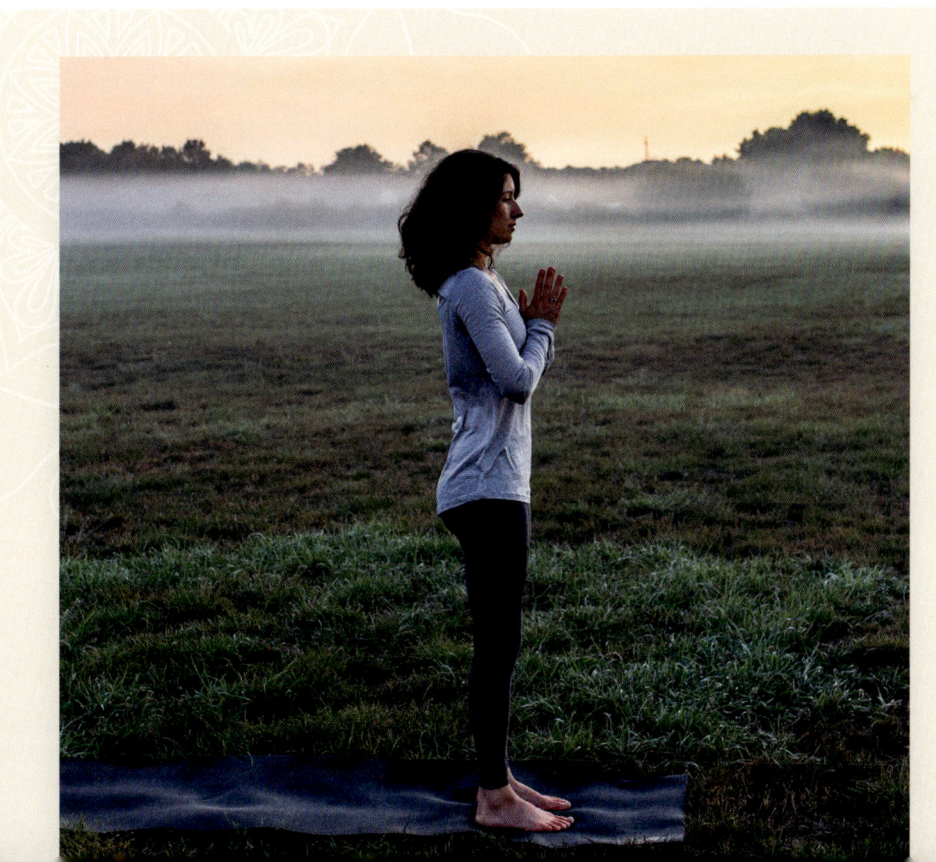

Der Sonnengruß A im Fluss des Atems

Wenn dir die einzelnen Positionen geläufig geworden sind und du sie einige Male langsam und sorgfältig geübt hast, ist es Zeit, schneller zu praktizieren. Die Idee ist es, pro Atemphase eine Bewegung zu machen. Genieße es, dich im Rhythmus deines Atems zu bewegen. Die Atmung ist wie Musik, die deine Praxis begleitet. Sie ist klar und rein. Runde für Runde wirst du merken, wie das Zusammenspiel aus Atmung und Bewegung deinen Geist klärt und der Schleier Avidya wird weggeweht.

Wiederhole den *Sonnengruß A* synchron mit der Ujjayi-Atmung für fünf-zehn oder mehr Runden. Bleibe mit deinem Fokus bei Atmung und Bewegung.

PRAXIS: KLARE BEWEGUNGEN IM ATEMFLUSS – DER SONNENGRUSS

1. Berghaltung
   (Tadasana)
   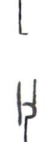

2. Gestreckte Berghaltung
   (Urdha Hastasana)
   Einatmen (E)
   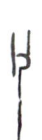

3. Ganze Vorbeuge
   (Uttanasana)
   Ausatmen (A)

4. Halbe Vorbeuge
   (Ardha Uttanasana)
   E

5. Yoga-Liegestütz-Varianten
   Variante Knie-Brust-Kinn
   (Ashtanganamaskar)
   Variante ganzer Liegestütz
   (Chaturanga Dandasana)
   A
   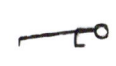

6. Rückbeugen-Varianten
   Kobra (Bhujangasana)
   Heraufschauender Hund
   (Urdha Mukha Svanasana)
   E
   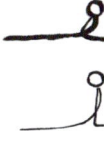

7. Herabschauender Hund
   (Adho Mukha Svanasana)
   A

8. Halbe Vorbeuge
   (Ardha Uttanasana)
   E

9. Ganze Vorbeuge
   (Uttanasana)
   A

10. Gestreckte Berghaltung
    (Urdha Hastasana)
    E
    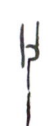

11. Berghaltung
    (Tadasana)
    A

Der Sonnengruß A im Fluss des Atems

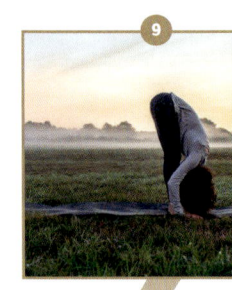

1. Berghaltung – etabliere den rauschenden Ujjayi-Atem (Tadasana)

2. Einatmen – Gestreckte Berghaltung (Urdha Hastasana)

3. Ausatmen – Ganze Vorbeuge (Uttanasana)

4. Einatmen – Halbe Vorbeuge (Ardha Uttanasana)

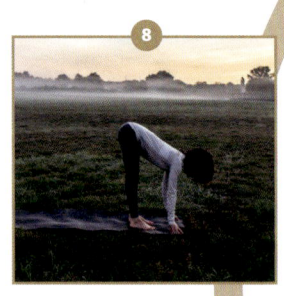

5. Ausatmen – Yoga-Liegestütz-Varianten
   Knie-Brust-Kinn (Ashatanganamaskar)
   oder Ganzer Liegestütz (Chaturanga Dandasana)

6. Einatmen – Rückbeugen-Varianten
   Kobra (Bhujangasana) oder
   Heraufschauender Hund (Urdha Mukha Svanasana)

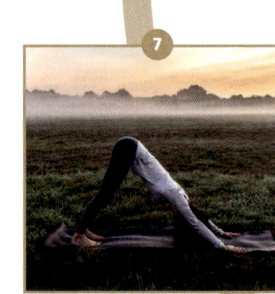

7. Ausatmen – Herabschauender Hund (Adho Mukha Svanasana)

8. Einatmen – Halbe Vorbeuge (Ardha Uttanasana)

9. Ausatmen – Ganze Vorbeuge (Uttanasana)

10. Einatmen – Gestreckte Berghaltung (Urdha Hastasana)

11. Ausatmen – Berghaltung (Tadasana)

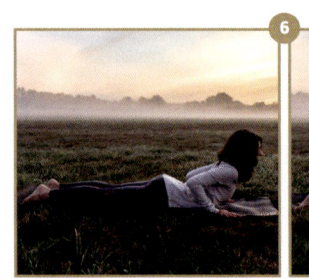

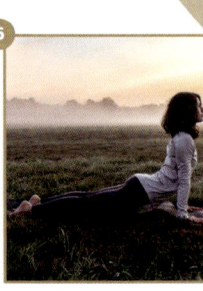

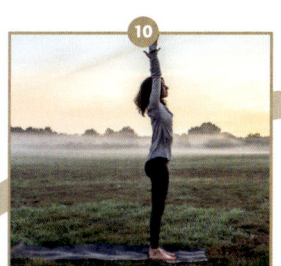

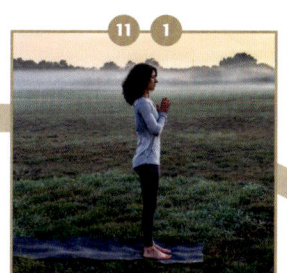

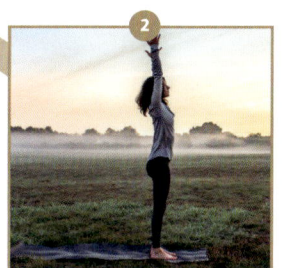

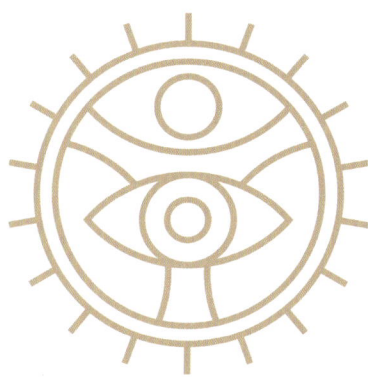

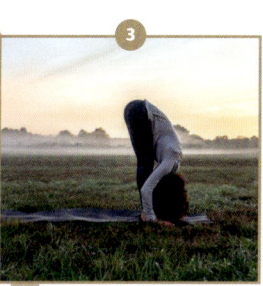

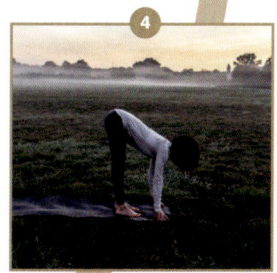

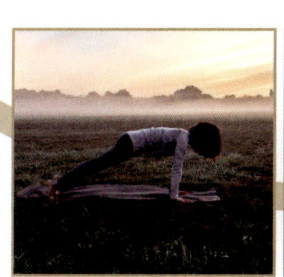

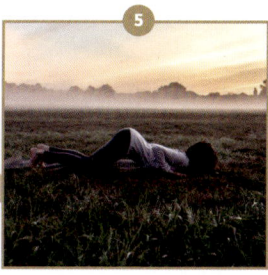

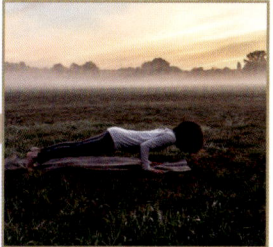

FOKUS AUF DAS WESENTLICHE

4

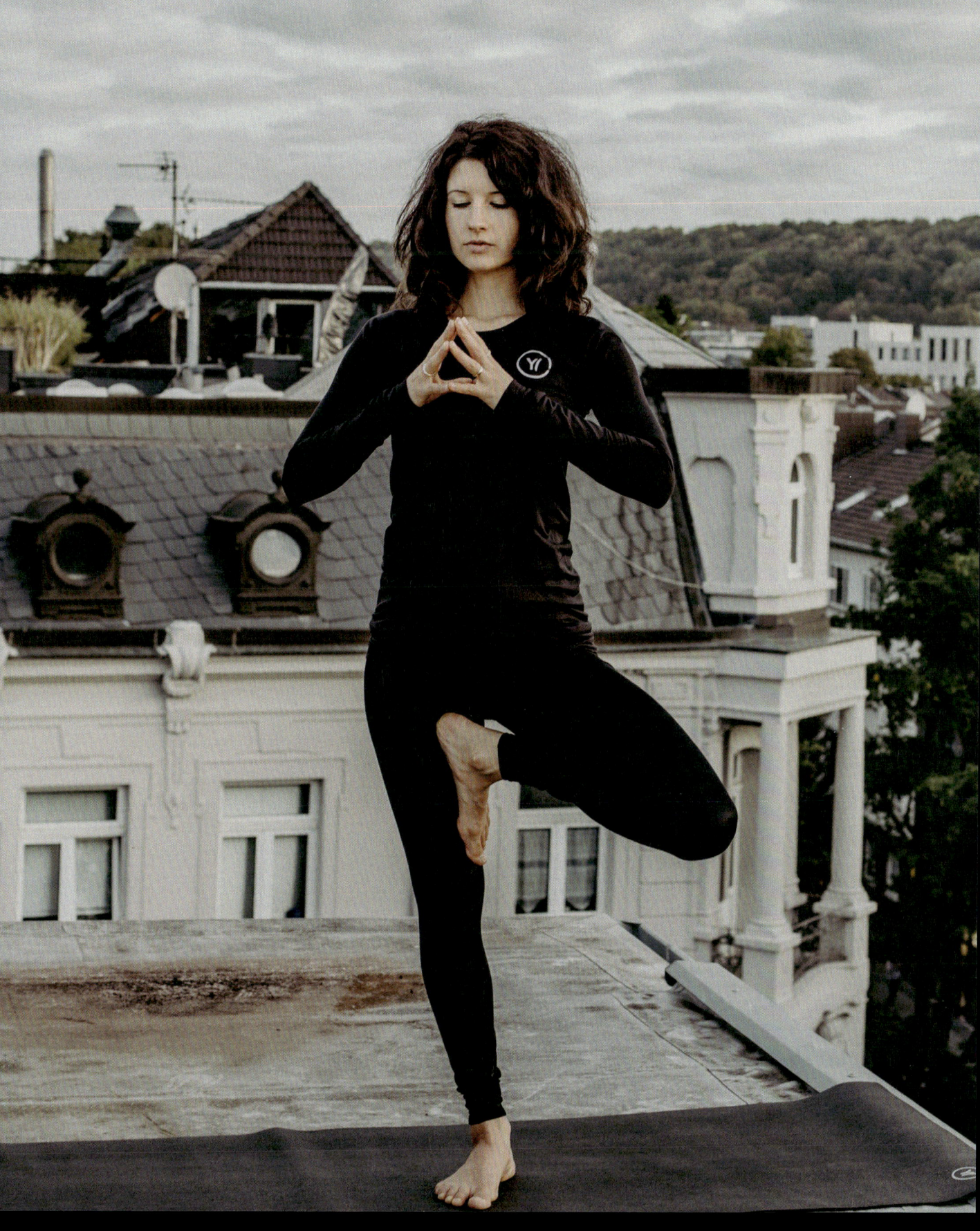

4.1 Einstimmung

Der Baum

Komme in einen aufrechten, stabilen Stand (Tadasana, Berghaltung). Spüre die Erde unter deinen nackten Füßen. Nimm wahr, welche Bereiche des Fußes den Boden fest berühren.

Verlagere dein Gewicht auf deinen rechten Fuß. Stelle deinen linken Fuß innen an deinen rechten Unterschenkel oder Oberschenkel.

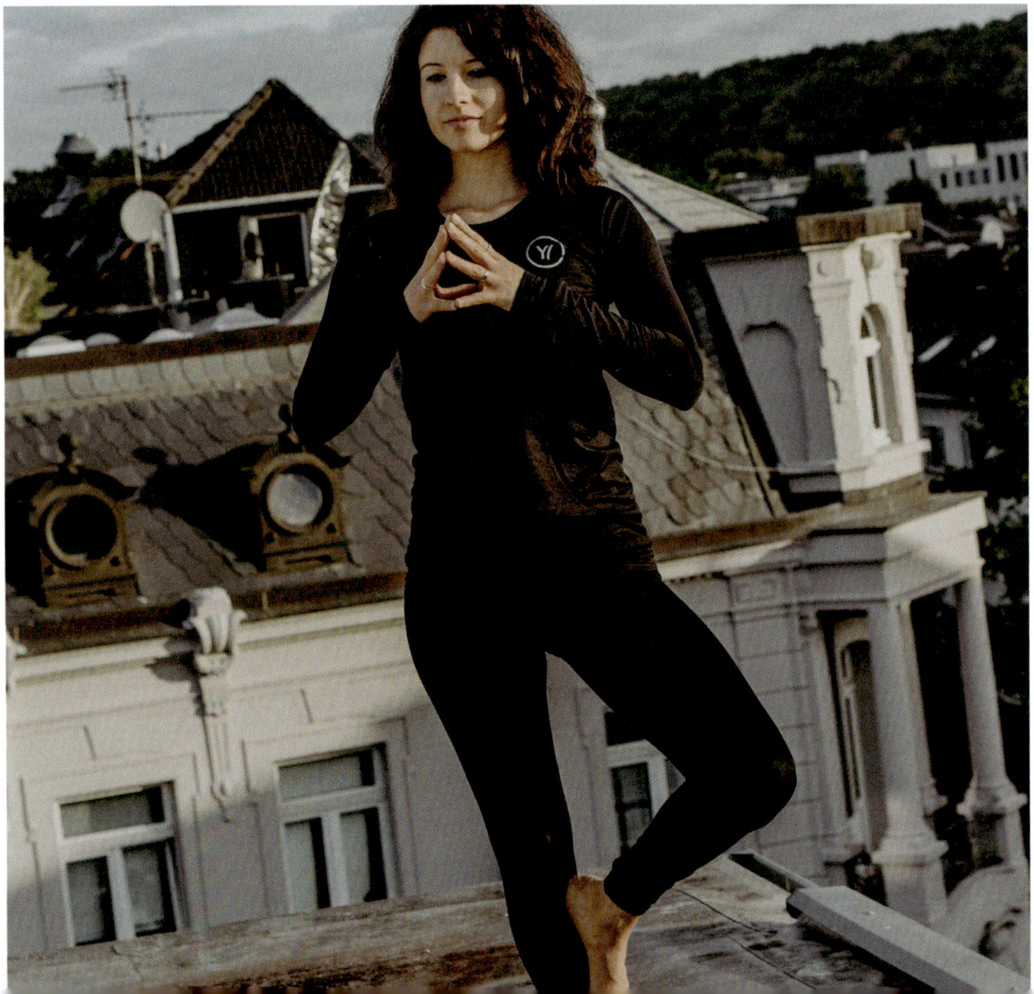

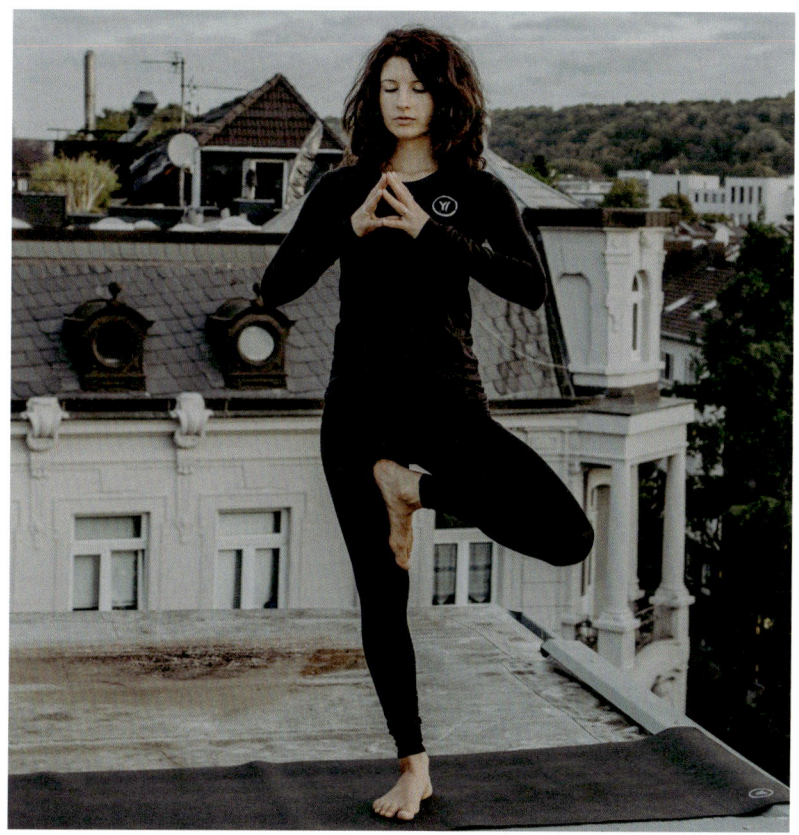

*Bringe die Hände vor deinem Herzen zusammen. Richte deinen Blick auf einen Punkt in der Ferne. Diesen Blickpunkt nennen wir im Yoga **Drishti**. Wenn du dich auf diesen einen Punkt fokussierst, wird es dir leichter fallen, die Balance zu halten. Wähle einen Punkt, der sich nicht bewegt. Wenn du dich etwas fordern möchtest, richte den Blick zu deiner Nasenspitze.*

Wenn du aus der Position herausfällst, komme wieder hinein. Bleibe gelassen und geduldig. Nimm einfach wahr, wie der Körper Balance sucht und wie er von selbst darum kämpft.

Wechsle dann die Seite und spüre, wie viel Stabilität du auf dieser Seite hast. Denke daran, deine Augen kontinuierlich auf einem Punkt ruhen zu lassen. Bewerte nicht, ob die Haltung schwankt oder nicht. Siehe die Baumposition als reines Experiment.

4.2 Dharana – Fokus auf die Innenwelt

Im vorherigen Kapitel hast du Klarheit im Geist durch den Atem geschaffen und den Nebel im Inneren davonwehen lassen. In diesem Kapitel wird der Geist noch weiter geschärft.

Die Fähigkeit, den Geist auszurichten, ist eine trainierbare Disziplin und wird im Sanskrit *Dharana* genannt. Das Wort *Dharana* wird meist mit *Konzentration* übersetzt.

Die Worte *Fokus* und *Konzentration* klingen im ersten Moment sicher wie Begriffe aus Schultagen und erinnern daran, sich zu disziplinieren, wenn man eigentlich etwas völlig anderes machen möchte.

Gemeint ist aber nicht diese rigide Art des Konzentrierens, wie sie von einem strengen Lehrer erwartet wird. Der Begriff *Fokus* soll hier eine innere, auf das Wesentliche ausgerichtete Geisteshaltung beschreiben.

WARUM IST ES SINNVOLL, DEM GEIST EINE AUSRICHTUNG ZU GEBEN?

Unser Kopf ist tagein, tagaus lebendig. Im Inneren des Hirns existiert ein komplexes Gewebe aus neuen Eindrücken von außen und gespeicherten Entitäten im Inneren. Manchmal erscheint die Außenwelt auf dieser Erde riesig, angsteinflößend oder unbekannt. Aber die Innenwelt in jedem Einzelnen ist vielfach komplexer als das Außen. Selbst in den Momenten, in denen man sich dessen nicht bewusst ist und sein Augenmerk nach außen richtet, werden Erfahrungen doch durch die eigene Innenwelt gemacht, dort verarbeitet und gespeichert. Alles Erlebte prägt die Wahrnehmung der eigenen Realität.

Konkreter gehören zur Innenwelt die Erlebnisse der Vergangenheit, die ganz existenziellen Lapalien der Gegenwart, wie der Supermarkteinkauf, die Sorgen und Freuden in Bezug auf die Zukunft und die Anbindung an sich selbst.

Die Außenwelt besteht aus allem, was nicht du bist.

Die Außenwelt und die Innenwelt formen nun alle Gedanken und schicken einen Wust an Informationen. Wenn es Spannungen zwischen der Wahrnehmung der Außenwelt und der Innenwelt gibt, dann überbrückt das Gehirn diese Spannungen und konstruiert Lösungen für den Widerspruch. Nicht immer sind diese Lösungen auch heilsam.

Doch welche davon sind wirklich wichtig? Und in welchen verlieren wir uns eher? Welche Interpretationen des Gehirns sind Trugschlüsse?

Um dies zu unterscheiden, ist es sinnvoll, dem Geist beizubringen, sich auszurichten. Schmal ist der Grat zwischen einer Ausrichtung des Geistes auf das Wesentliche und dem Verdrängen von unaushaltbaren Gedanken und Gefühlen.

Die Techniken zum Fokussieren helfen uns vor allem für unser Arbeitsumfeld, um einen kühlen Kopf in hitzigen Momenten zu behalten oder um den oben genannten augenscheinlich unaushaltbaren Situationen mit Kraft zu begegnen.

Nicht anzuwenden sind die Übungen als Verdrängungsmaßnahme. Erst einmal geht es darum, die Aufmerksamkeit von der Außenwelt ins Innere zu lenken.

Um mehr Fokus und Klarheit auf das Wesentliche im Inneren zu schaffen, geht der erste Weg auf die Metaebene des Geistes. Man tritt einen Schritt zurück, identifiziert sich nicht mehr mit den Eindrücken aus dem Außen oder aus dem Inneren und beobachtet stattdessen von einem weiter entfernten Standpunkt aus. Somit ist man nicht mehr in den Dingen, sondern bei den Dingen.

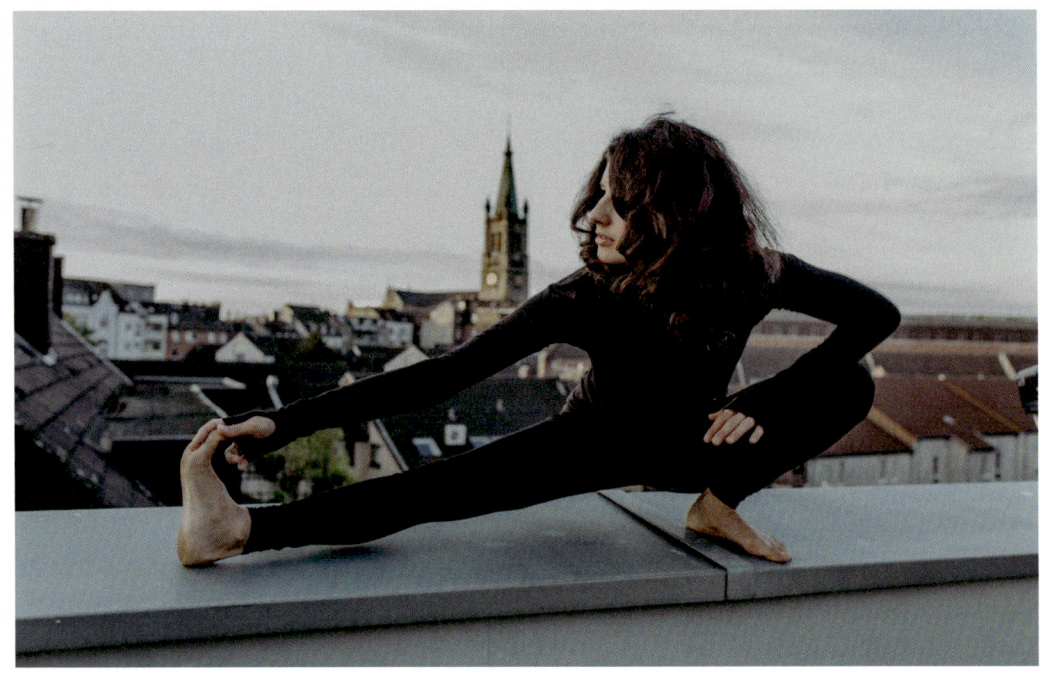

„NIMM WEDER AN NOCH WEISE ETWAS ZURÜCK. WAHRNEHMUNG,
OHNE ETWAS AUSZUWÄHLEN. EINE WAHRNEHMUNG,
DIE NICHT GEDANKE IST. WAHRNEHMUNG IST NICHT GEDANKE,
WAHRNEHMUNG IST KEINE DISZIPLIN, KEINE GEWOHNHEIT,
SIE KANN NICHT PRAKTIZIERT WERDEN. ES IST WACHHEIT VON
AUGENBLICK ZU AUGENBLICK."
(KRISHNAMURTI NACH SINGH, 2008, S. 38)

Von der Metaebene des Geistes aus führen zwei Wege zu Fokus und Klarheit auf das Wesentliche.

Zum einen kann man im Alltag von hieraus nun tatsächlich wieder auswählen, was gerade wirklich wichtig und essenziell ist. Gilt es gerade, das Augenmerk auf einen wichtigen Menschen oder ein Projekt in der Außenwelt zu lenken? Oder ist ein Thema in der Innenwelt gerade wichtig und möchte reflektiert werden?

Diese Entscheidung hilft, sich von allem abzugrenzen, das nicht sinnbringend oder zielführend ist. Außerdem ist sie wichtig in Lebenssituationen, in denen wir Konzentrationsprobleme haben oder Schicksalsschläge uns ablenken. Wenn wir bewusst unseren Fokus wählen, erleben wir mehr Zufriedenheit und Lebendigkeit in unserem Alltag.

Zum anderen führt ein Weg in das weiche Fokussieren auf den gegenwärtigen Moment. Dies geht besonders gut während der Yogapraxis oder in einem ruhigen, entspannten oder auch kreativen Zustand. Man geht völlig in der Gegenwart auf und verweilt in einem präsenten, wachen Zustand. Man ist einfach da. *Abhinavagupta* (nach Singh 2008, S. 38) beschreibt dies wie folgt:

„Weder weise etwas zurück noch nimm etwas an, bleibe in deinem wesenhaften Selbst, das die ewige Präsenz ist."

Ein Bild, das den Zustand der „ewigen Präsenz" gut beschreibt, ist es, sich den präsenten Geist als Fels in der Brandung vorzustellen. Wellen von Gedanken, Eindrücken und Erlebnissen wollen den Felsen in der Brandung überspülen, aber der Fels bleibt fest an seinem Ort, ruhig und unabhängig davon, welche Fluten ihn erschüttern. Diese Qualitäten entwickelt man auch, wenn man sich in „ewiger Präsenz" übt.

Das Einüben „ewiger Präsenz" führt zu einer wundervollen Geisteshaltung voll Gelassenheit und entspannter Aufmerksamkeit. Eine derartige innere Haltung ist nicht nur für Yogalehrer und Yogaübende schön. Auch in ganz alltäglichen Situationen sind wir so stressresistenter, effektiver und zufriedener – selbst wenn das Leben uns fordert.

TIPP

Drishtis – Fokuspunkte im Yoga

Eine Möglichkeit, den Geist auszurichten und sich in „ewiger Präsenz" zu üben, sind die *Blickpunkte* oder *Drishtis* im Yoga. Diese Technik gibt Yogaübungen einen bestimmten Fokuspunkt, auf dem die Augen verweilen.

Anfänglich kann es rigide wirken, immer nur auf einen bestimmten Punkt zu schauen. Tatsächlich richten sich die Augen irgendwann nicht mehr wirklich auf den vorgegebenen Punkt, sondern nach innen oder in die Unendlichkeit.

Traditionell gibt es neun Drishtis in der Yogapraxis:

1. *Angusthamadhye*: Blick zum Daumen

2. *Nasagre*: Blick zur Nasenspitze

3. *Hastagre*: Blick zur Hand

4. & 5. *Parsva Drishti*: Blick zur rechten oder linken Seite in die Unendlichkeit. Das heißt, dass man hier das Augenmerk nicht auf einen speziellen Punkt richtet, sondern den Blick seitlich ausrichtet und dort verschwimmen lässt.

6. *Urdha Drishti*: Blick nach oben in die Unendlichkeit

7. *Nabhichakra*: Blick zum Bauchnabel

8. *Padayoragre*: Blick zu den Zehen

9. *Bhrumadhye*: Blick zum dritten Auge zwischen den Augenbrauen

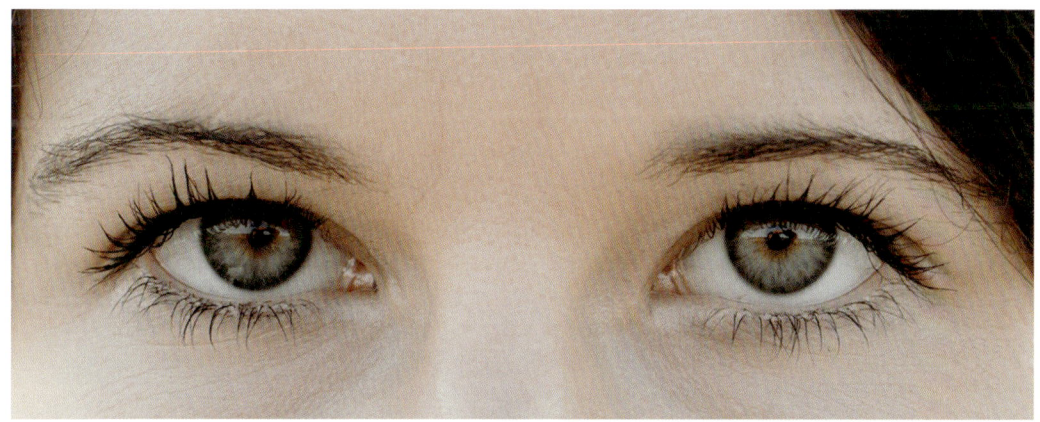

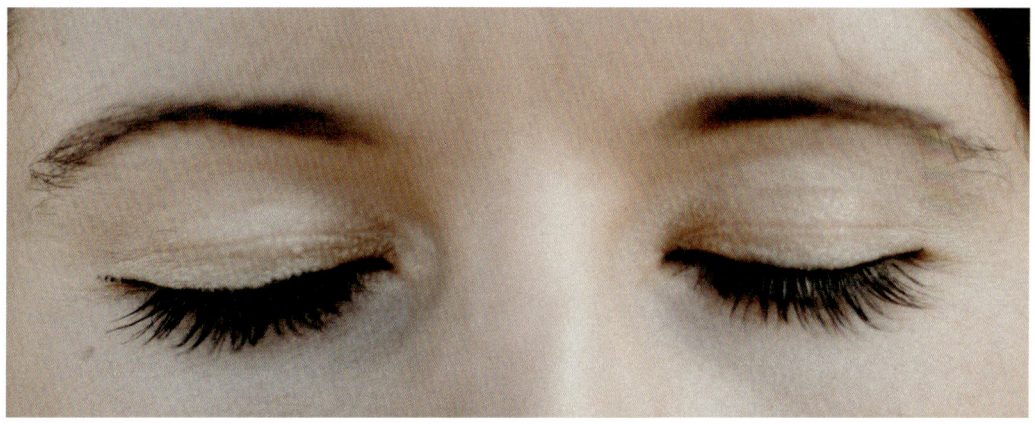

4.3 Dritte Yogapraxis: Fokus und Flow

In der nachfolgenden Sequenz verbinden wir die bisherigen Elemente Atem, Blickpunkt und Yogahaltungen kunstvoller miteinander.

Beginne wieder damit, die Haltungen Stück für Stück nacheinander zu üben. Dann verbinde sie in einem schnelleren Rhythmus miteinander. Richte deinen Blick in jeder Position auf den angegebenen *Drishti* und erspüre, welche Wirkung es hat.

Fließe von Position zu Position mit Freude, Flow und Fokus. Durch mehr Routine wird es dir leichter fallen, deinen Fokus auf das zu richten, was wesentlich ist. Konzentriere dich auf deine Innenwelt.

Einen Spickzettel mit den Strichmännchen der Yogaübungspraxis findest du am Ende des Kapitels. Diesen kannst du dir neben die Yogamatte legen.

1. Gestreckte Kindeshaltung

Komme in die *gestreckte Kindeshaltung*. Das Gesäß liegt auf den Fersen und der Oberkörper ruht auf den Oberschenkeln. Strecke die Arme nach vorne aus. Die Handflächen und die Stirn berühren sanft die Erde.

Schließe hier bewusst deine Augen und entspanne sie. Richte deinen Blick zu dir selbst. Erspüre deinen Atem. Lasse eine sanfte Ujjayi-Atmung entstehen.

Etabliere eine gelassene Präsenz in diesem ersten Augenblick deiner Yogaübungspraxis. Diese Zeit ist nur für dich.

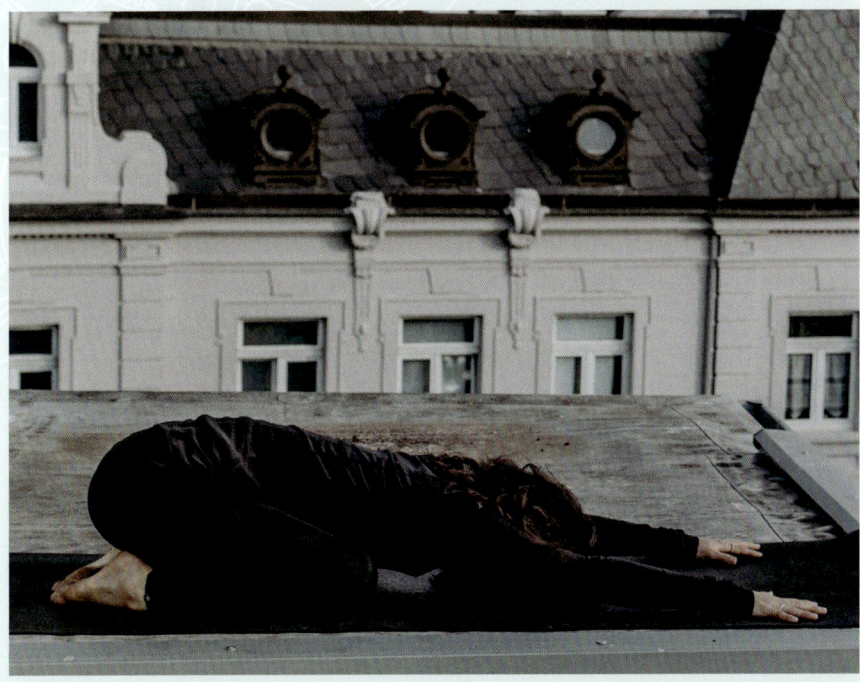

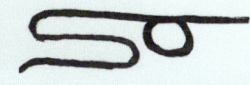

1. SEQUENZ: FOKUS IM UNGEWÖHNLICHEN

1. Zehenstand

Komme in eine hockende Position auf Zehenspitzen oder auf flachen Füßen, je nachdem, was für deine Achillessehne möglich ist. Umarme deine Beine. Richte deinen Blick auf deine Nasenspitze. Werde ruhiger und atme.

Nimm dir hier Zeit, um eine Verbindung zu deiner Innenwelt zu spüren.

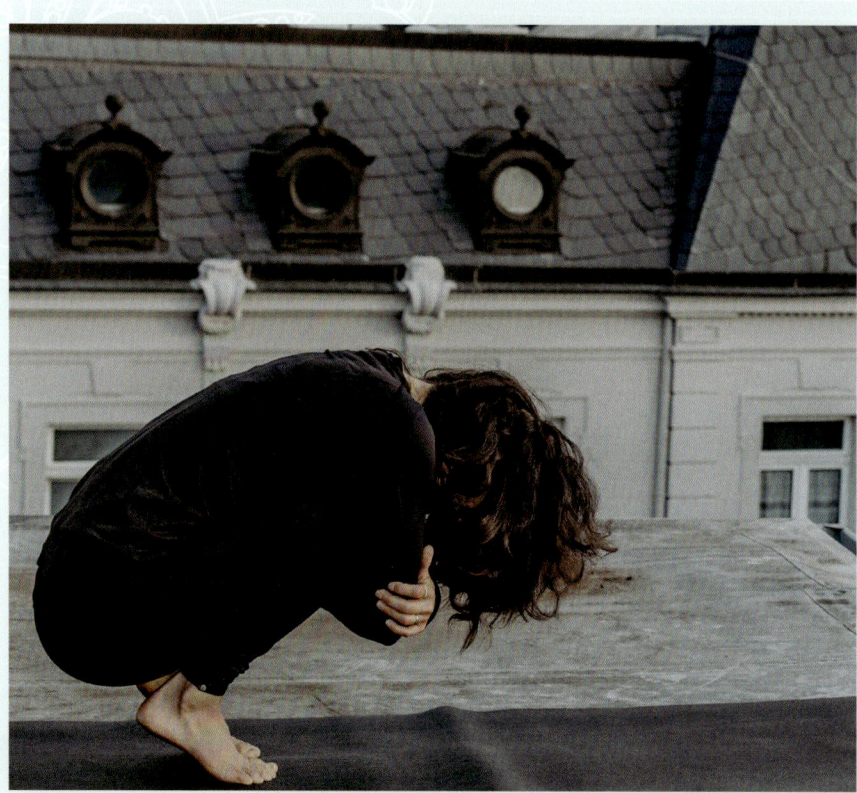

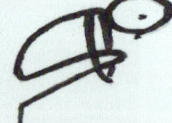

2. Gestreckte Berghaltung

Atme ein und komme aus der Hocke in eine *gestreckte Berghaltung* auf den Zehenspitzen. Lasse deinen Blick auf deiner Nasenspitze ruhen.

Atme aus und komme zurück in die *Hocke*.

Atme ein und richte dich in die *gestreckte Berghaltung* auf.

Ausatmen und kehre zurück in die *Hocke*.

Einatmen, richte dich auf in die *gestreckte Berghaltung*. Bleibe hier.

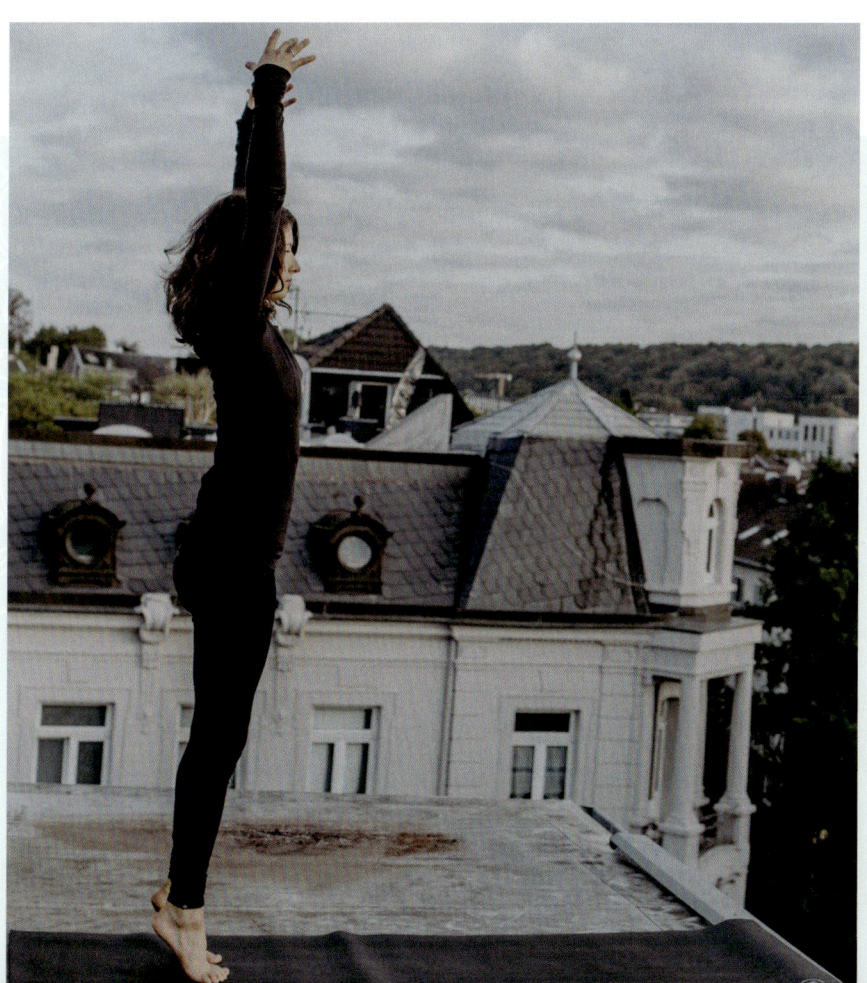

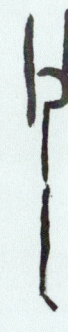

3. Bretthaltung

Atme aus, setze die Hände zum Boden und wandere die Füße zurück in die *Bretthaltung*. Der Blick geht zur Nasenspitze.

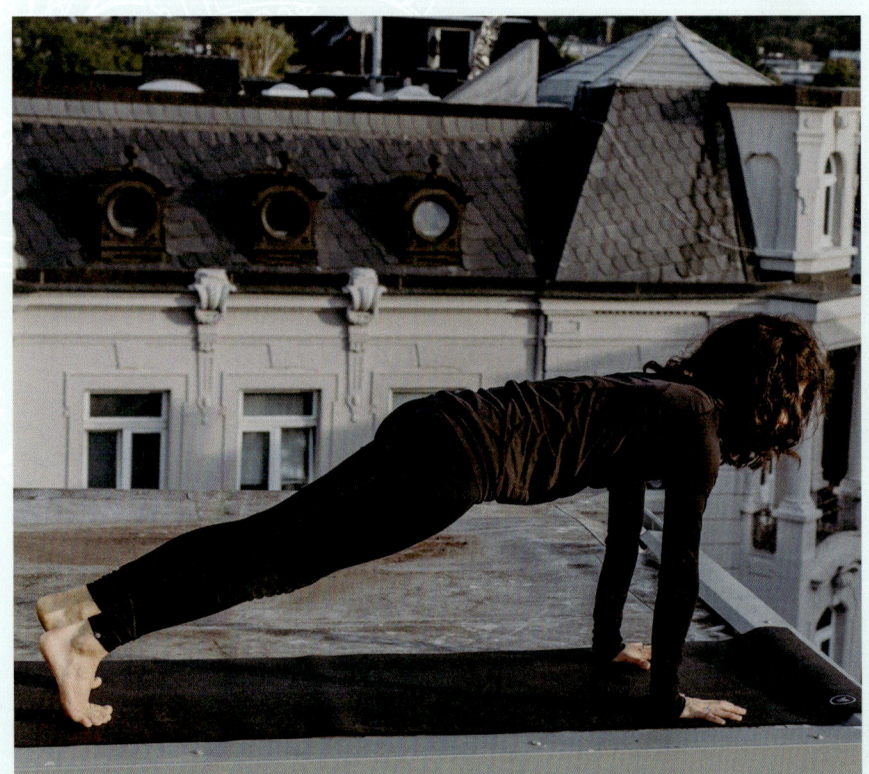

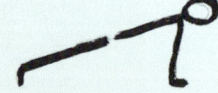

4. Seitstütz rechts und links

Im Brett setze beide Füße zusammen. Verlagere das Gewicht auf deine linke Hand und deine linke Fußaußenkante. Hebe den rechten Arm hoch in Richtung Decke. Bringe deinen Blick zum rechten Daumen.

Atme tief ein und aus, während du dich kraftvoll mit der linken Hand vom Boden wegschiebst. Bleibe für drei Atemzüge.

Dann senke deine rechte Hand zum Boden. Verlagere das Gewicht in deine rechte Hand und in deine rechte Fußaußenkante. Hebe deinen linken Arm nach oben. Wende den Blick zu deinem linken Daumen. Bleibe für drei Atemzüge.

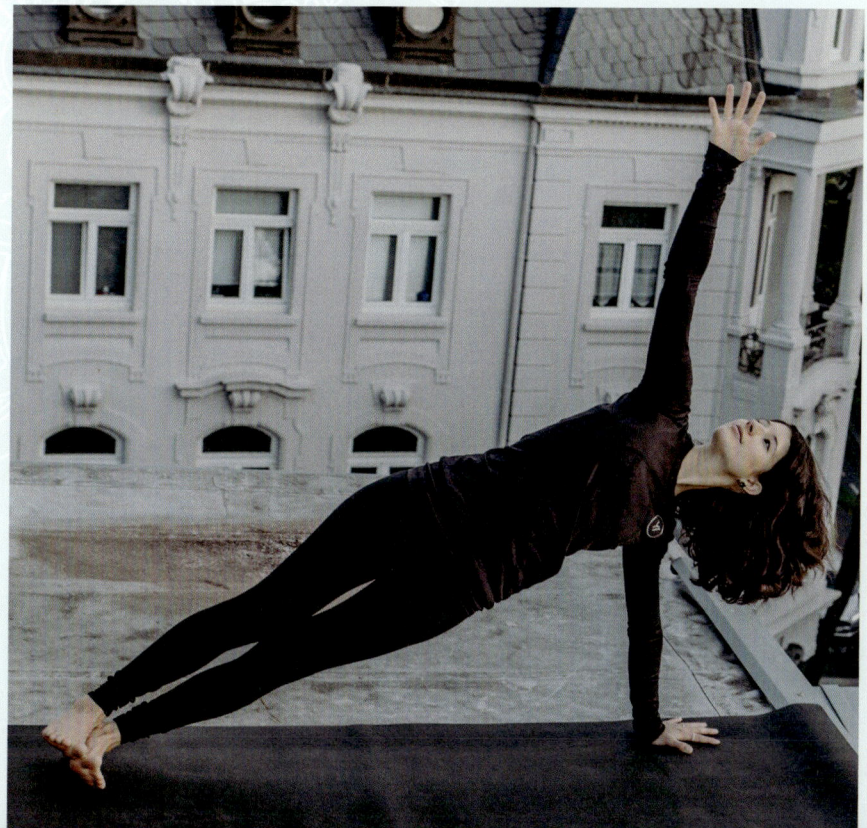

5. Chaturanga Dandasana

Aus dem seitlichen Brett kehre zurück in die *Brettposition*. Bleibe stark und fokussiert. Atme ein und ausatmend lege dich langsam zur Erde ab. Dein Blick bleibt auf der Nasenspitze.

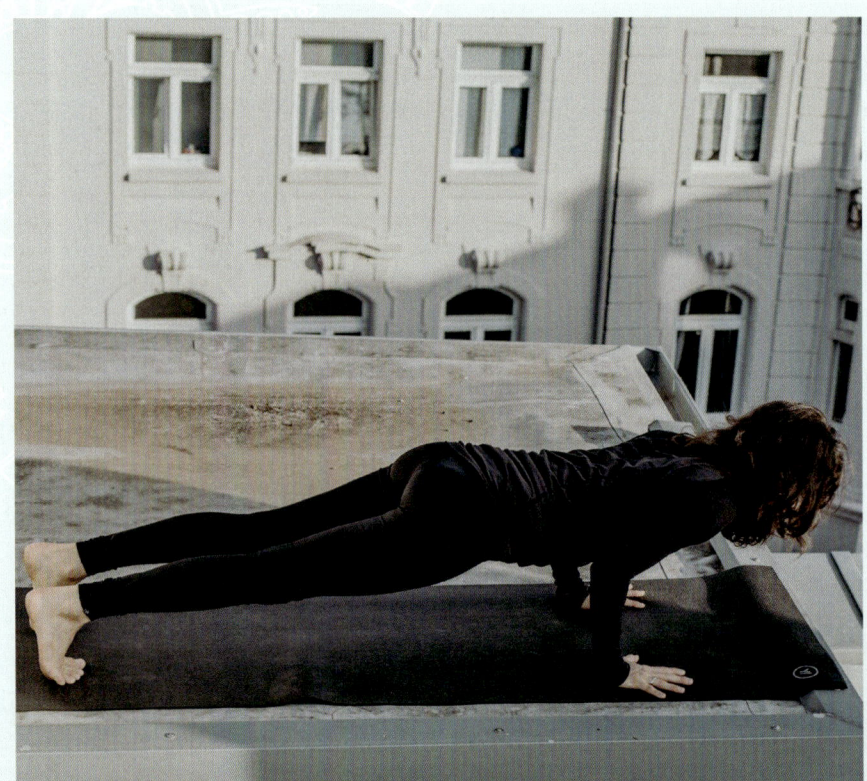

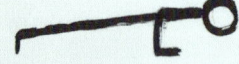

6. Heraufschauender Hund

Mit der Einatmung drücke dich aus der Kraft der Hände in den *heraufschauenden Hund*. Deine Füße sind hier flach abgelegt und deine Körpermitte ist aktiv. Hebe etwas deinen Kopf und richte den Blick zur Nasenspitze.

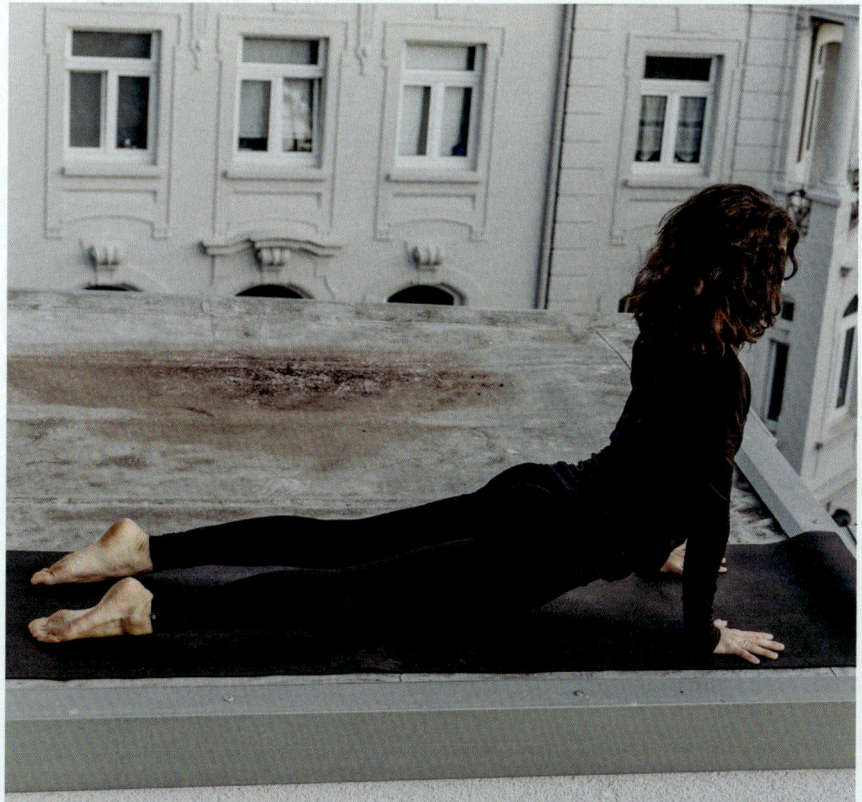

7. Herabschauender Hund

Atme aus und komme in die Position *herabschauender Hund*. Wende nun deinen Blick zum Bauchnabel und nimm wahr, welchen Effekt dies auf die Haltung hat.

Verweile für einen-fünf Atemzüge.

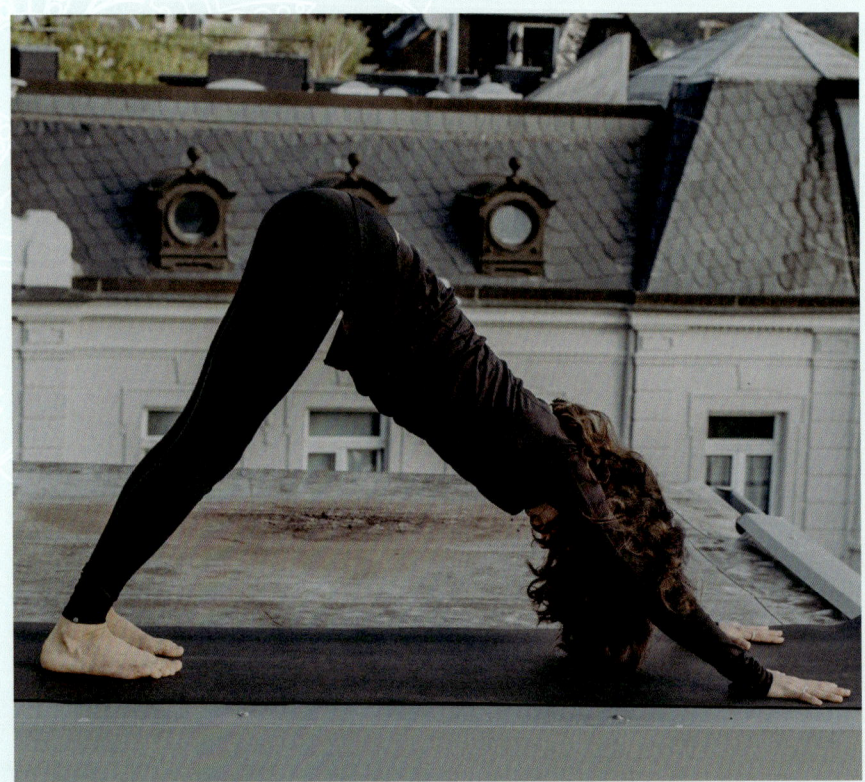

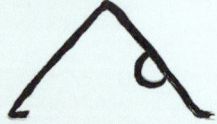

8. Dreibeiniger Hund

Mit der Einatmung hebe das linke Bein nach hinten und oben heraus. Strecke es aktiv, indem du durch die Ferse nach hinten herausschiebst. Die Zehen zeigen zur Erde. Dein *Drishti*, dein Fokuspunkt, ist nach wie vor der Bauchnabel.

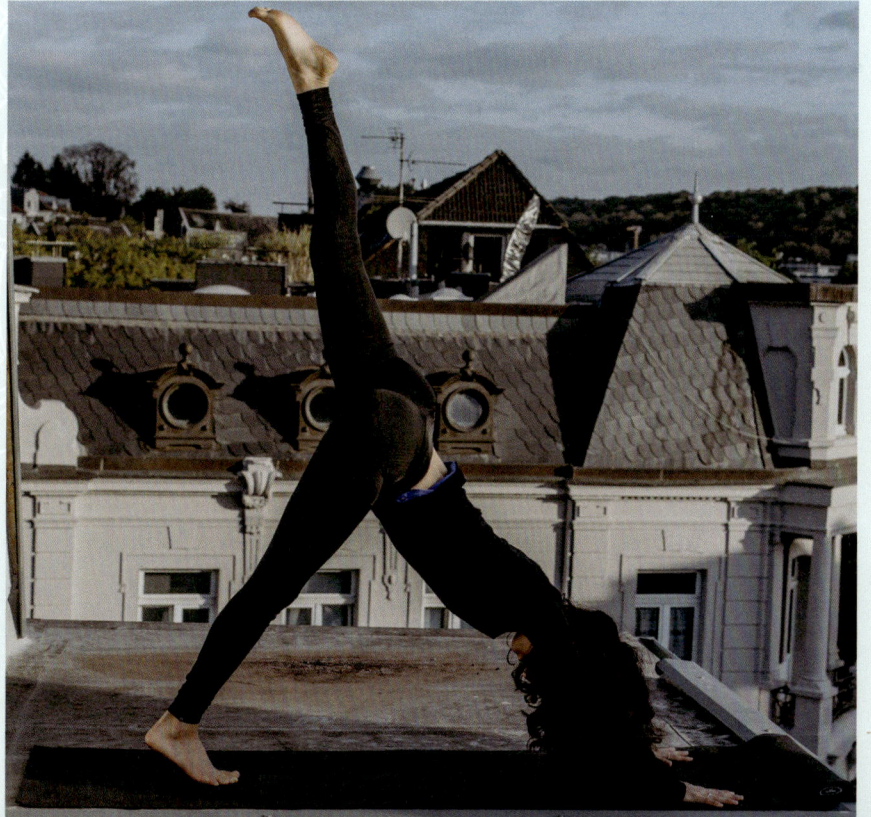

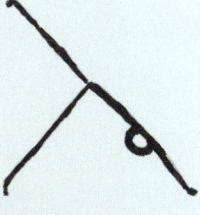

9. Dreibeiniger Hund mit geöffneter Hüfte

Atme aus und beuge dein Knie in der Luft nach links außen. Lasse die Ferse zum Gesäß fallen. Spüre die Öffnung in der gesamten linken Seite bis zum linken Knie hin. Atme tief entlang dieser Seite.

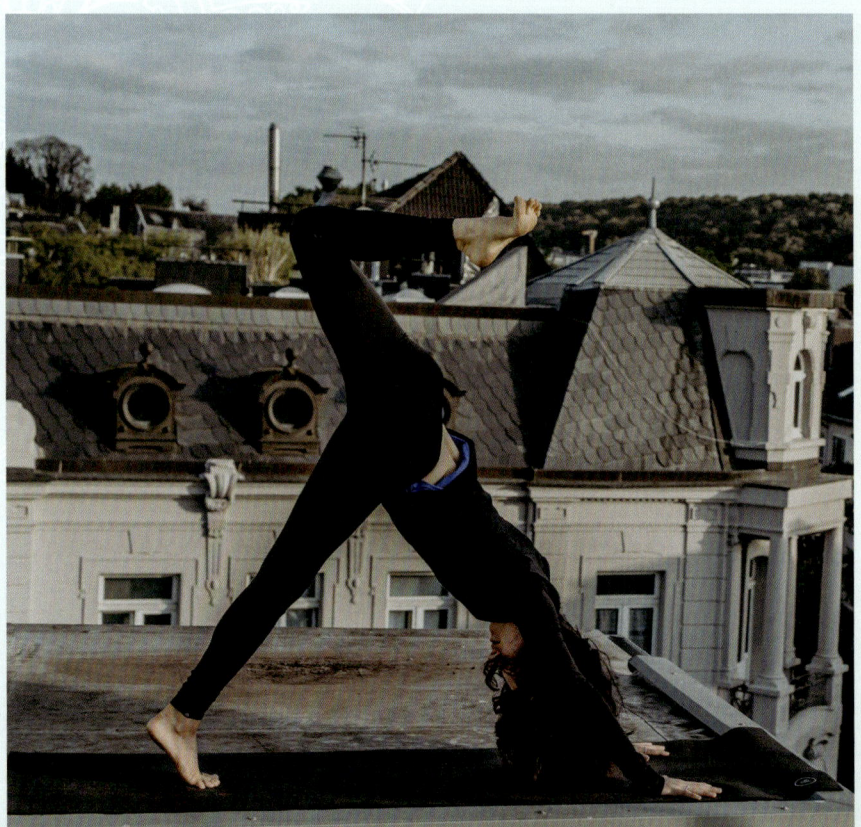

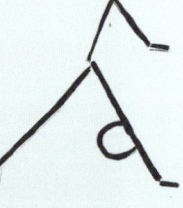

10. Den Fuß nach vorne setzen

Mit der Ausatmung setze deinen linken Fuß zwischen deine Hände. Wenn der Fuß dort nicht ankommen möchte, greife mit der linken Hand das Fußgelenk und setze den Fuß weiter vor. Du bist nun in einem *weiten Ausfallschritt*.

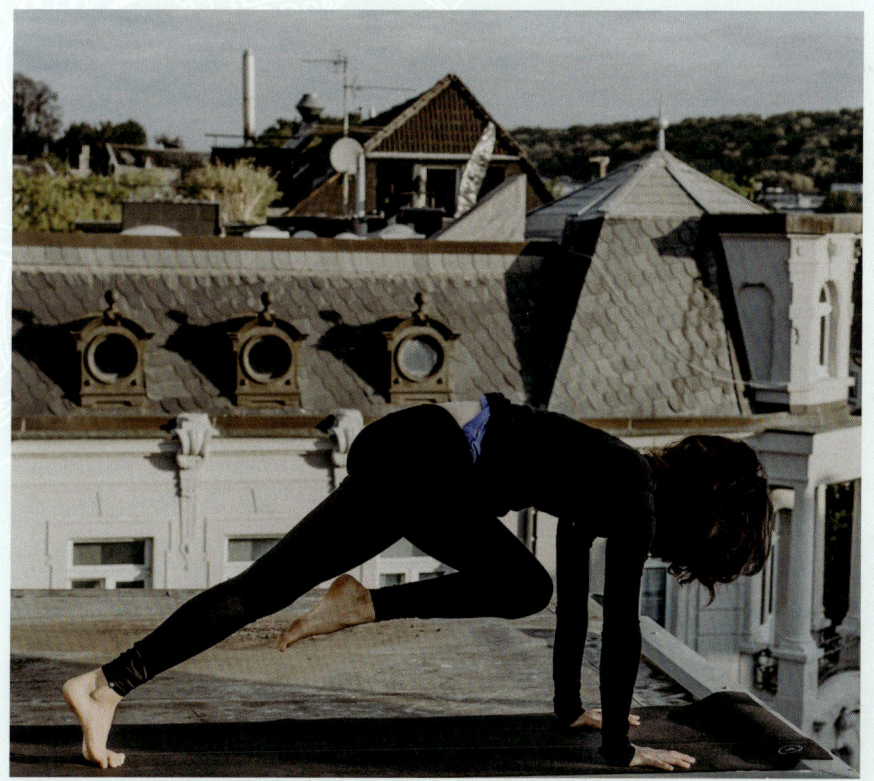

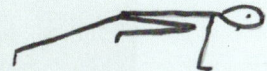

11. Aufgehender Mond

Bringe dein hinteres Knie zum Boden. Atme tief ein und richte den Oberkörper auf. Richte das Becken gerade aus, indem du die rechte Hüfte etwas vorschiebst und die linke Hüfte zurück. Ziehe den Bauch weg vom vorderen Oberschenkel. Strecke dich bis in die Fingerspitzen nach oben. Dein Blick kann in die Ferne gehen.

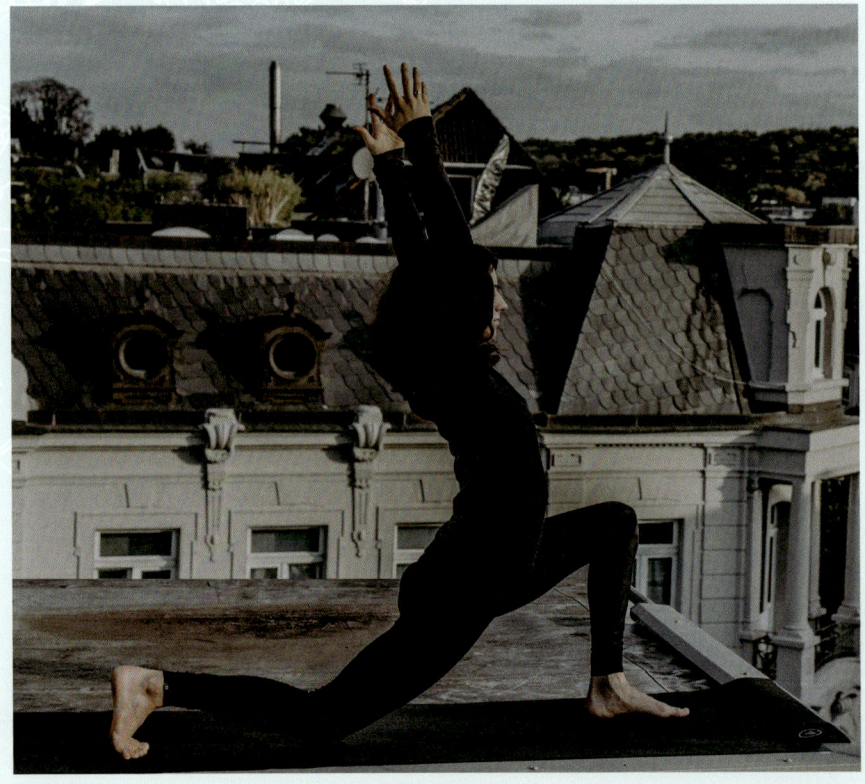

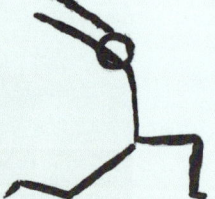

12. Variante halber Spagat

Setze die Zehen des hinteren Fußes unter. Balanciere dein Gewicht zurück in Richtung rechte Ferse und strecke das vordere linke Bein. Dabei ziehst du die Arme in der Luft nach hinten neben dein Becken. Flexe den linken Fuß vorne und schaue zu den Zehen. Halte die Balance und den Fokus für einen Moment.

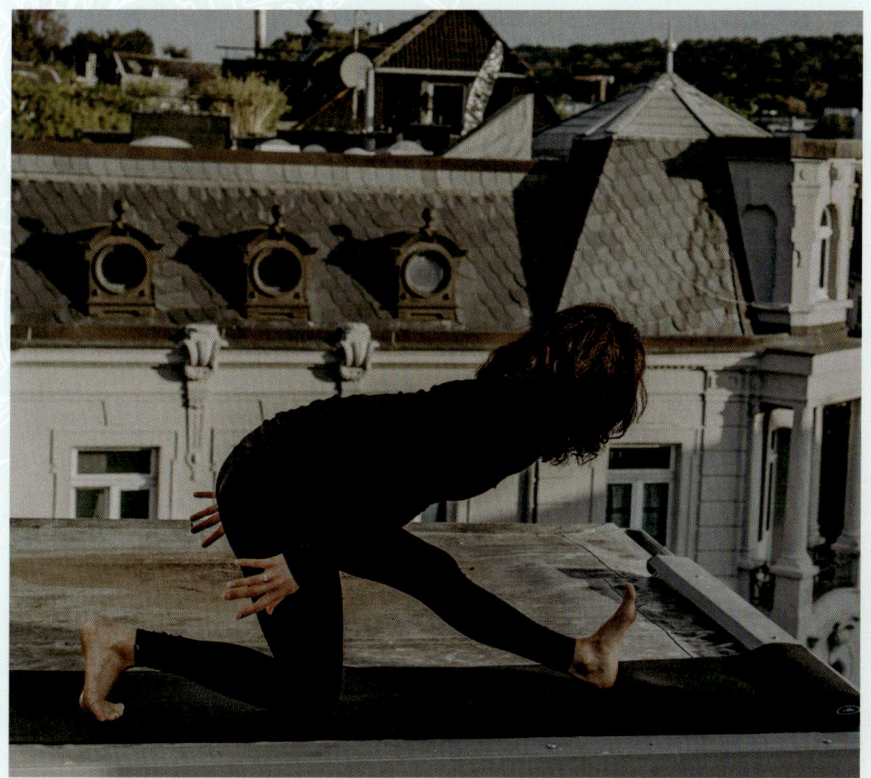

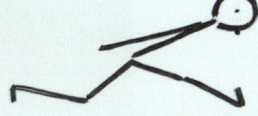

13. Halber Spagat

Setze dann die Fingerspitzen auf der Erde ab. Bringe dein Gesäß zurück auf die rechte Ferse. Halte den Rücken lang. Der Blick bleibt auf den linken Zehen.

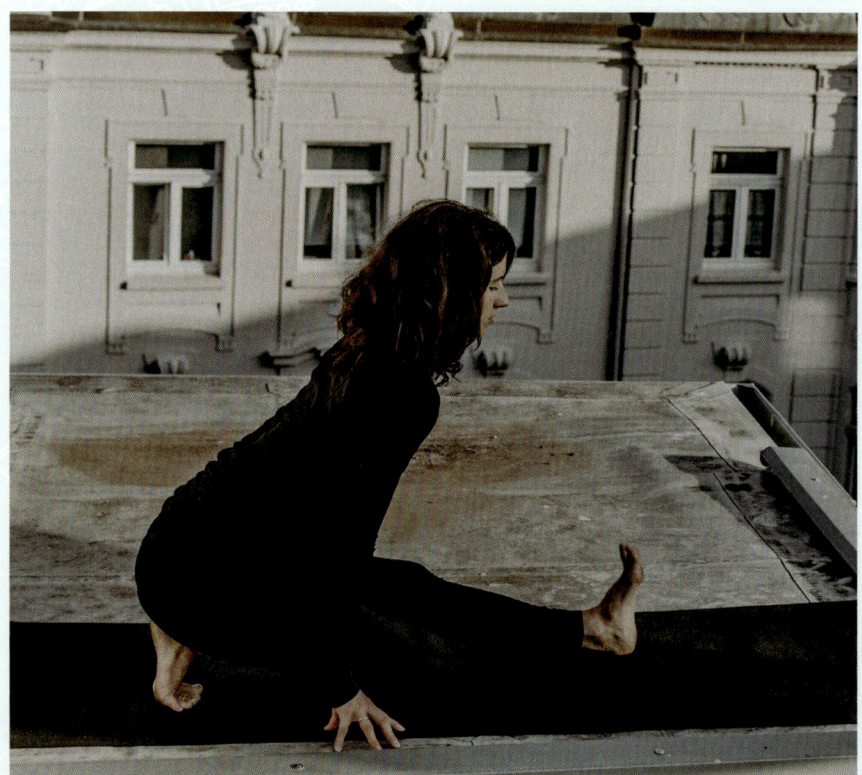

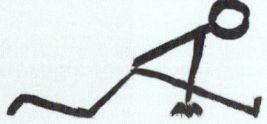

14. Einbeiniger Zehenstand

Verlagere dein Gewicht nun komplett auf den hinteren Fuß und hebe das gestreckte linke Bein an. Atme tief ein und aus.

Wenn du die Balance heute gut halten kannst, dann löse deine Fingerspitzen vom Boden und bringe die Hände vor dein Herz.

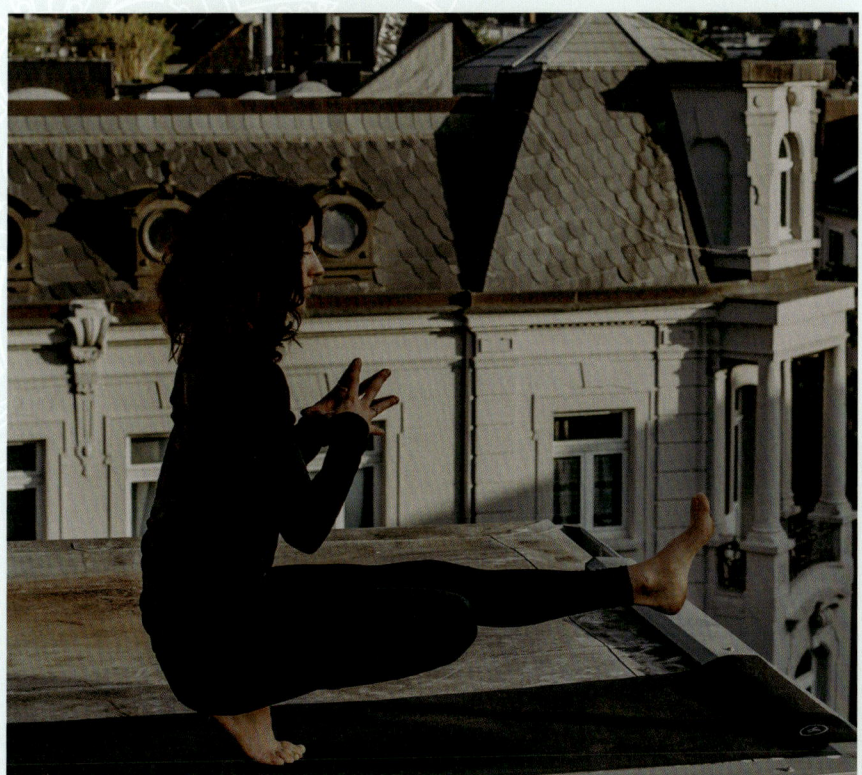

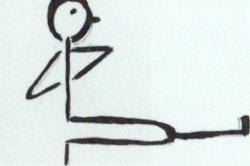

15. Zehenstand

Bringe langsam den linken Fuß neben den rechten in den *Zehenstand* zurück.

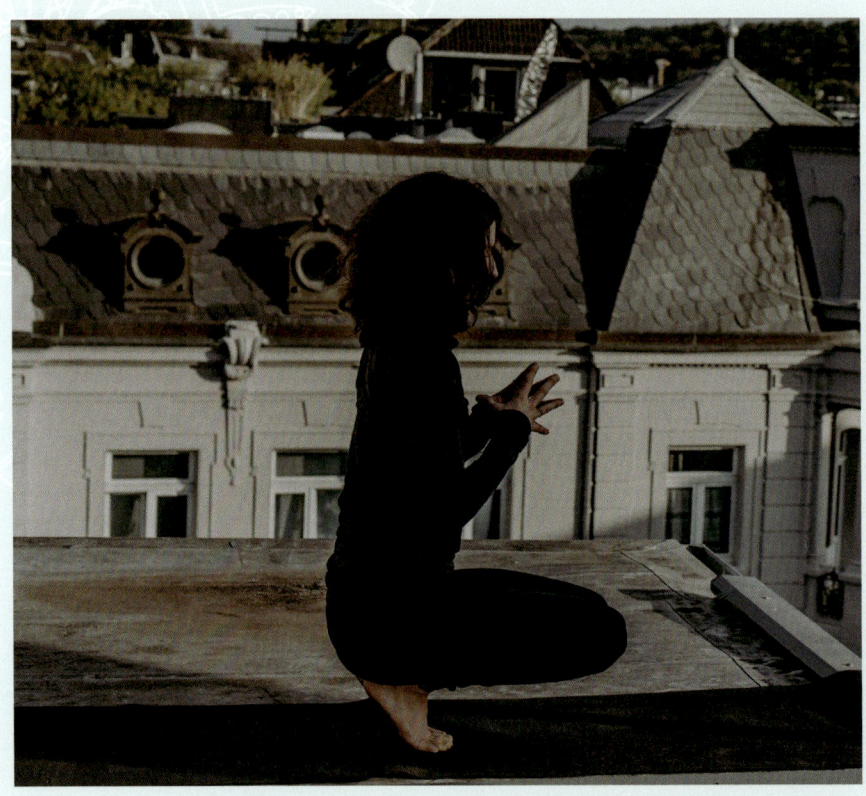

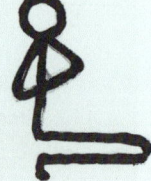

16. Stuhlposition

Atme ein, bringe die Fersen zum Boden und hebe das Gesäß und die Arme an. Deine Knie sind gebeugt, als ob du auf einem Stuhl Platz nehmen möchtest.

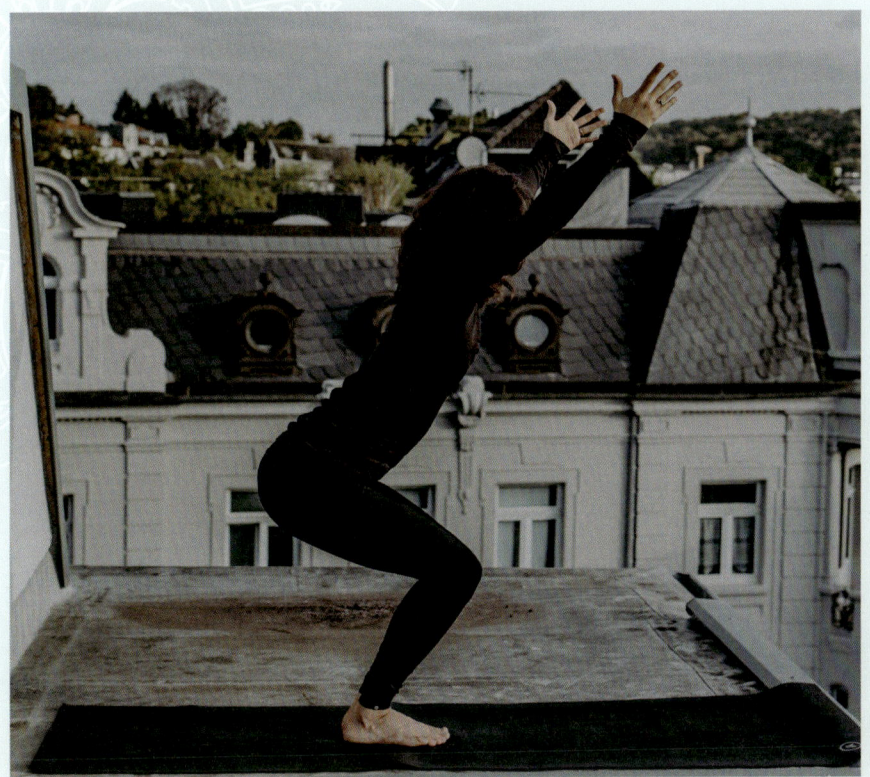

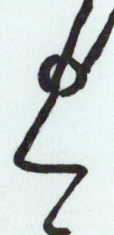

17. Zehenstand

Atme aus und komme langsam wieder in den *Zehenstand* zurück. Umarme deine Unterschenkel. Senke den Kopf. Schließe gern die Augen und atme durch.

→ Wiederhole die Sequenz mit dem anderen Bein ab Position 7.

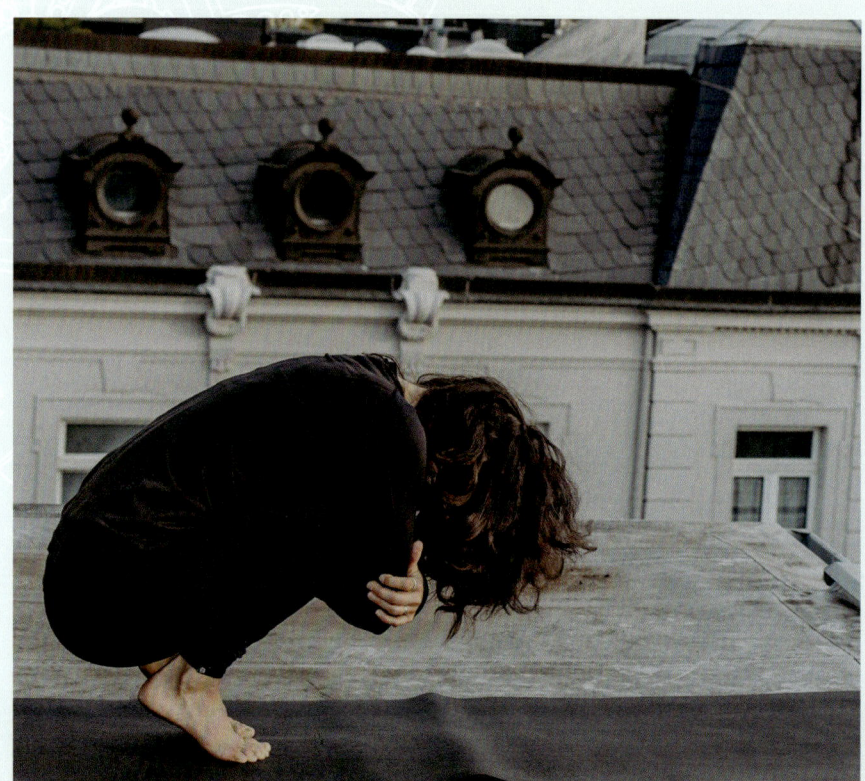

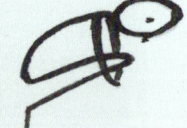

2. SEQUENZ: FOKUS IN DER KRAFT

1. Herabschauender Hund

Nachdem du die Sequenz auch auf der anderen Seite geübt hast, setze deine Hände wieder zur Matte. Wandere deine Füße zurück in den *herabschauenden Hund*.

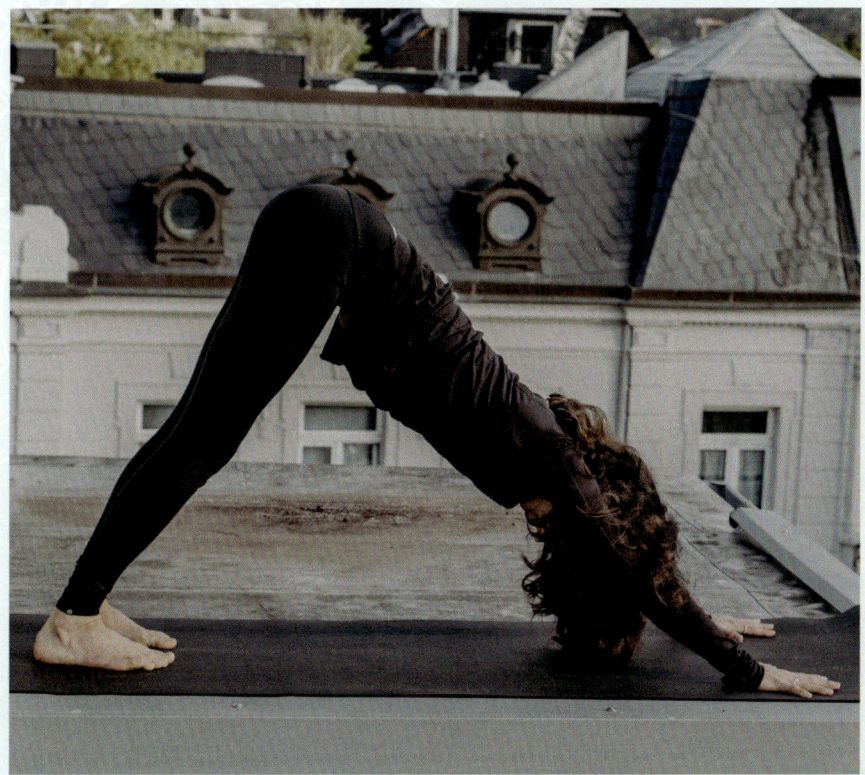

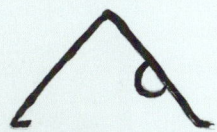

2. Dreibeiniger Hund

Atme ein und hebe das linke Bein erneut in den *dreibeinigen Hund*.

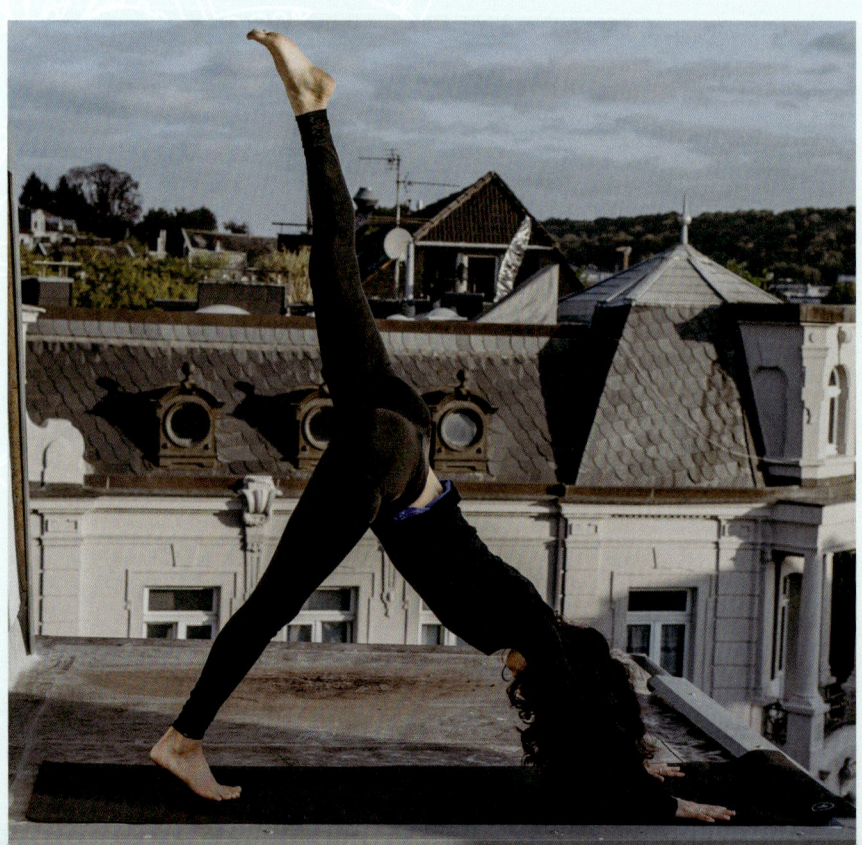

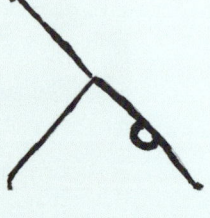

3. Dreibeiniger Hund mit geöffneter Hüfte

Nutze die Ausatmung und beuge das Knie in der Luft nach links außen. Öffne die Hüfte. Atme nochmals tief ein.

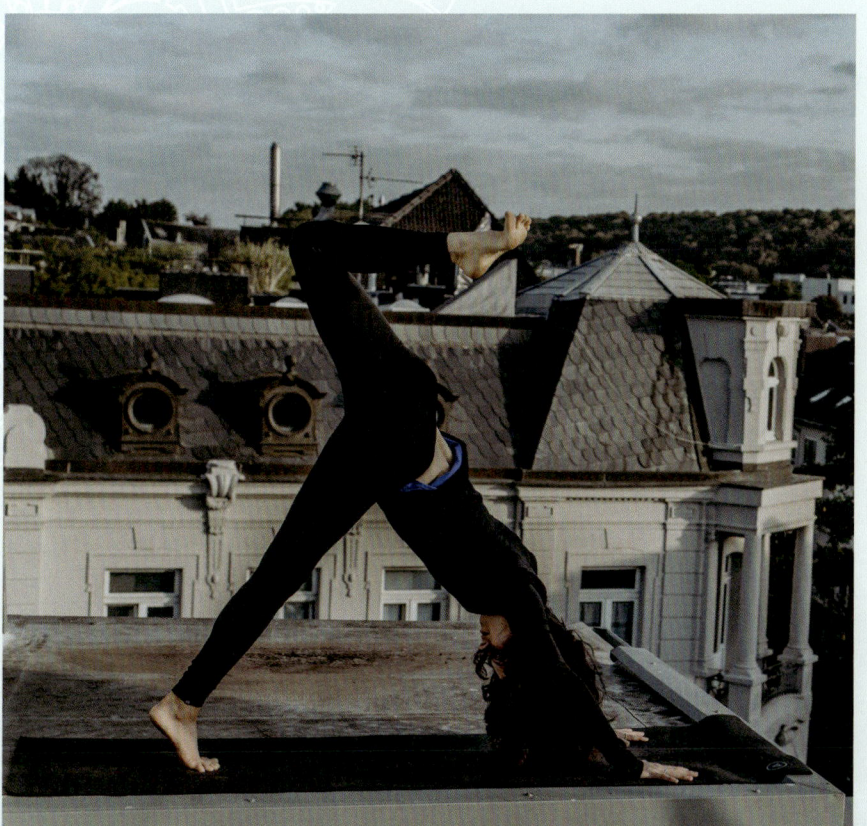

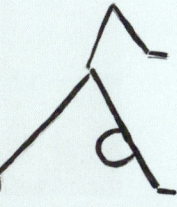

4. Den Fuß nach vorne setzen

Atme tief aus und setze den linken Fuß nach vorne zwischen deine Hände.

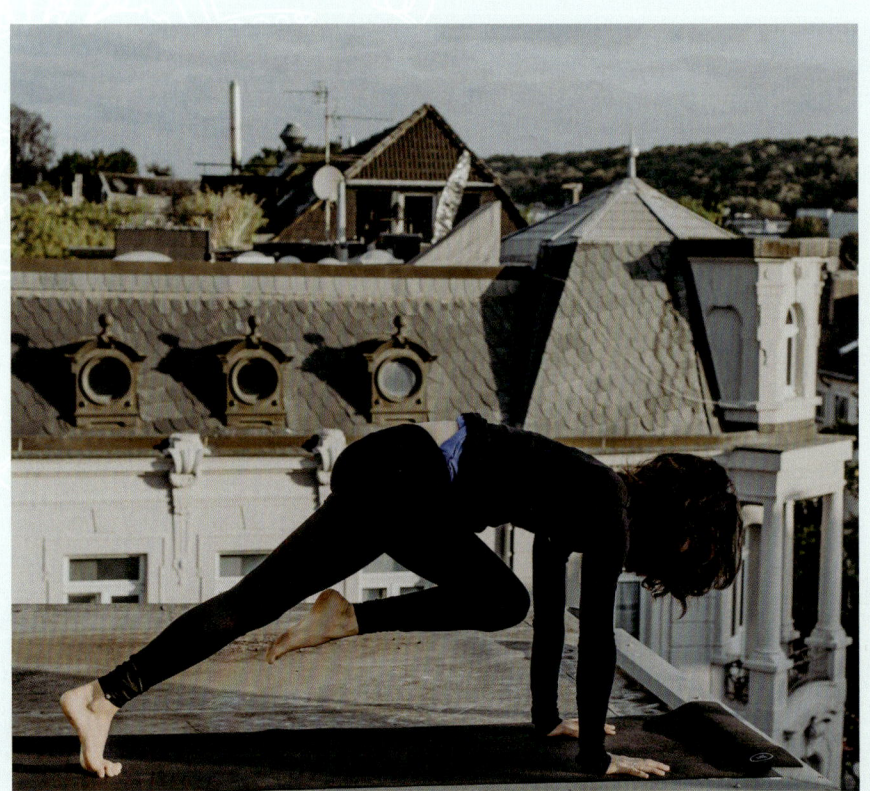

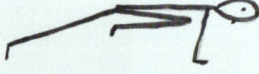

5. Seitwinkel

Drehe den hinteren Fuß 90° nach außen, sodass die Fußaußenkante in etwa parallel zum hinteren Mattenrand steht. Schiebe kraftvoll in den ganzen rechten Fuß und initiiere von hier aus die Streckung des Beins. Der vordere Fuß zeigt gerade nach vorne und du beugst das linke Knie genau über das Fußgelenk.

Platziere deine linke Hand innen am linken Fuß, sodass der Oberarm den linken Oberschenkel sanft nach außen schieben kann. Strecke deinen rechten Arm nach oben und über deinen Kopf hinaus. Drehe das Brustbein nach oben in Richtung Decke.

Dein Blick kann geradeaus, nach unten oder oben gerichtet sein, je nachdem, was sich für deinen Nacken gut anfühlt.

Verweile hier für fünf tiefe Atemzüge.

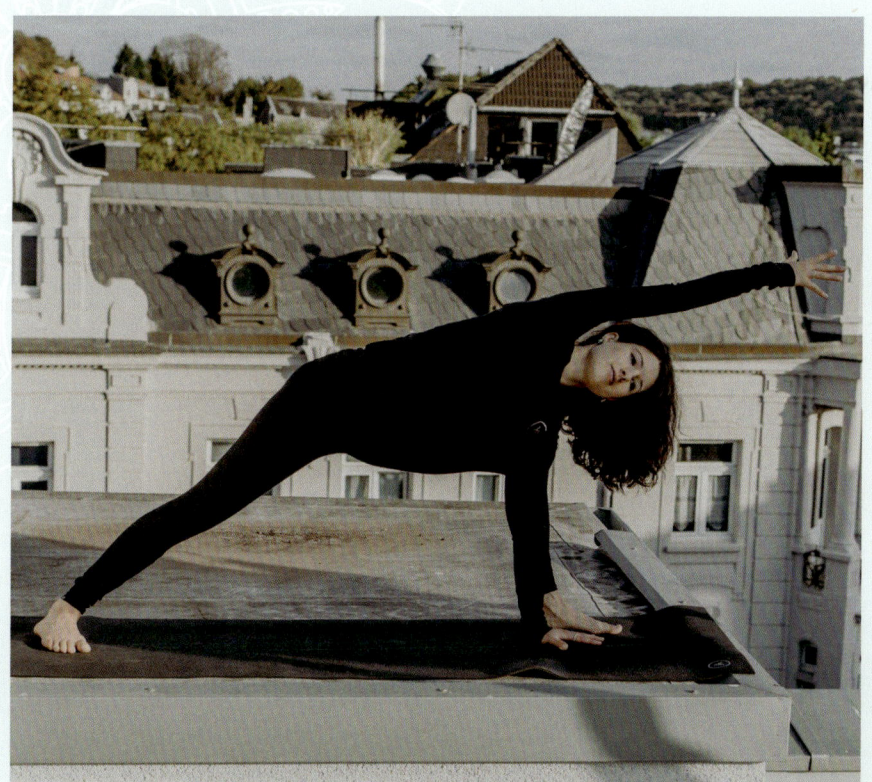

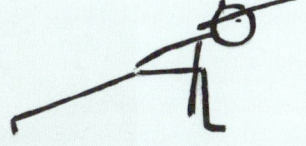

6. Krieger II

Richte den Oberkörper auf. Breite die Arme auf Schulterhöhe aus. Setze das Becken tief und achte darauf, dass die Schultern über dem Becken ausgerichtet sind. Schaue über deine vordere Hand ins Unendliche und hin zum Wesentlichen. Atme tief weiter für fünf Atemzüge.

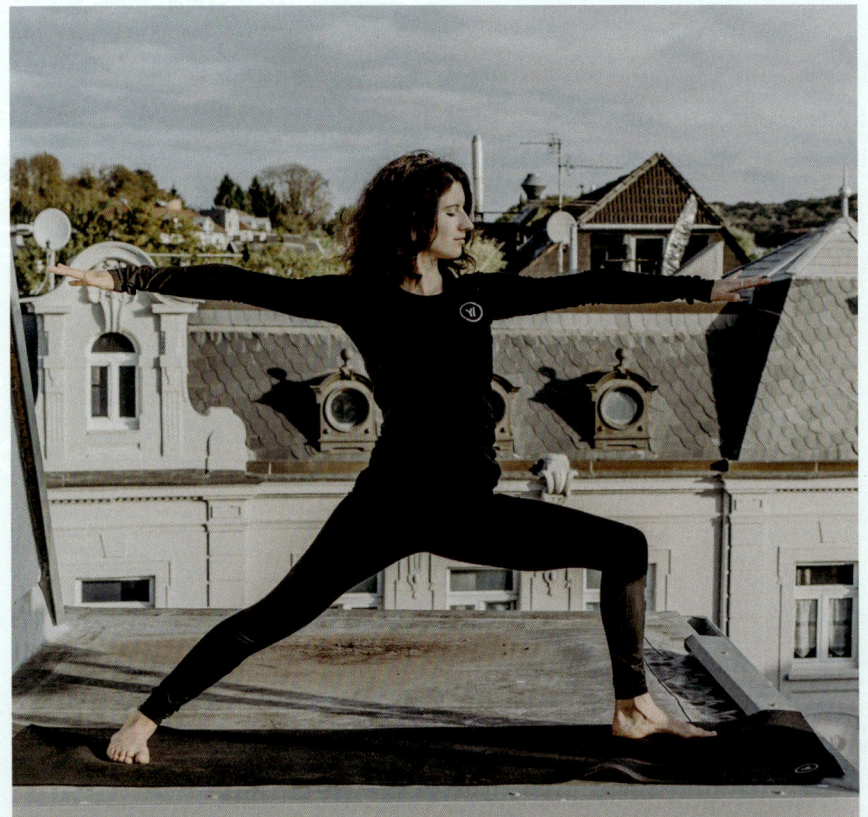

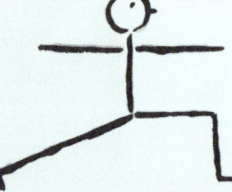

7. Herabschauender Hund

Setze die Hände zur Erde und komme zurück in den *herabschauenden Hund*. Atme tief durch. Wiederhole die Sequenz dann mit dem anderen Bein ab Position 20.

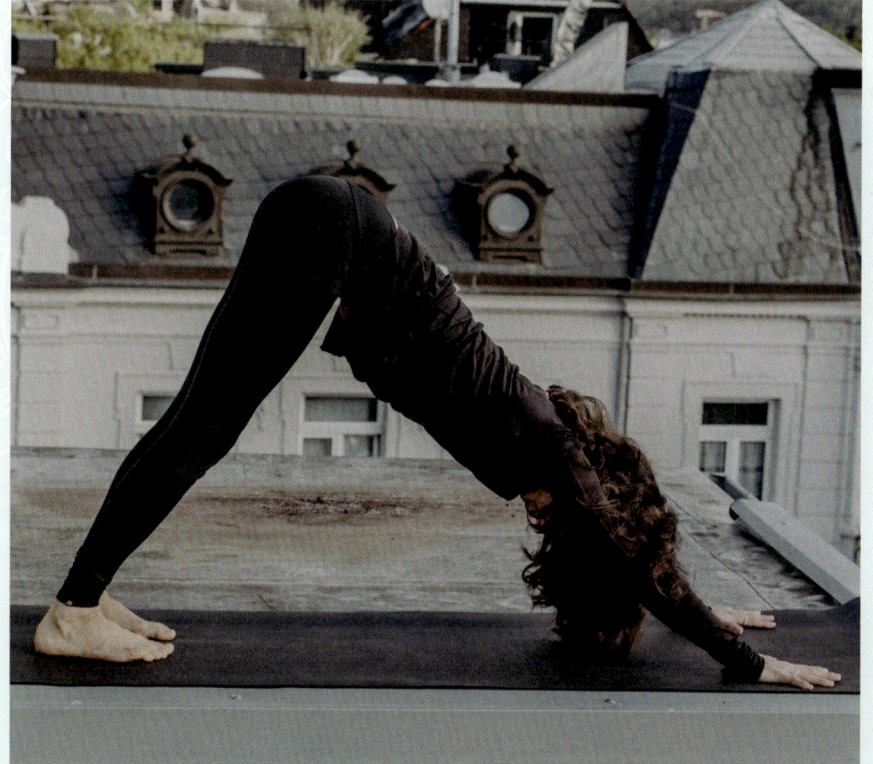

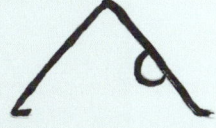

3. SEQUENZ: FOKUS BALANCE

1. Stehende Balance 1

Beginne in der *Berghaltung*. Beide Füße stehen fest auf dem Boden. Suche dir einen Fixpunkt, einen *Drishti*, um bessere Konzentration aufbauen zu können.

Verlagere das Gewicht in deinen rechten Fuß und hebe dein linkes Knie an. Greife mit Zeigefinger, Mittelfinger und Daumen der linken Hand den linken großen Zeh. Bringe die rechte Hand in die Taille.

Atme ein und richte die Wirbelsäule lang auf. Atme aus und beginne, das linke Bein in der Luft auszustrecken. Strecke das Bein nur so weit, dass du weiterhin die Aufrichtung halten kannst.

Bleibe für fünf Atemzüge in dieser Balancehaltung. Bleibe ganz präsent in diesem Moment.

Wiederhole die Übung dann auf der anderen Seite.

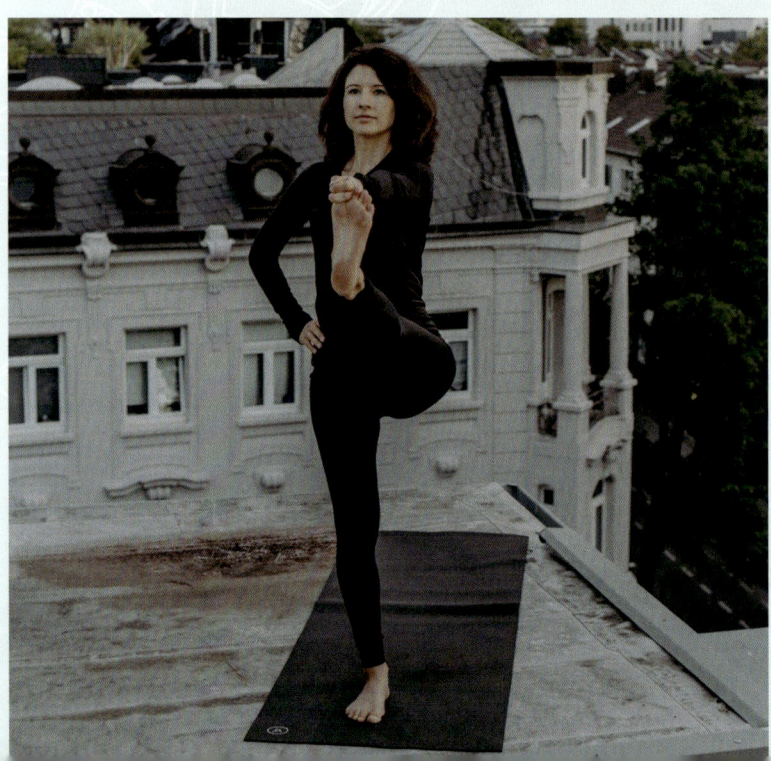

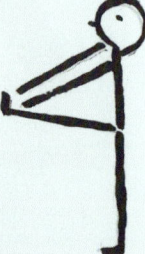

2. Stehende Balance II

Komme erst in die *stehende Balance I* mit dem linken Bein in der Luft. Öffne das linke Bein dann langsam zur linken Seite. Achte darauf, dass deine Hüfte sich nicht mitdreht. Die Öffnung kommt allein aus der Hüft- und Beinmuskulatur.

Wenn du die Balance gut halten kannst, dann wende deinen Blick zur rechten Seite hin.

Verweile auch hier in „ewiger Präsenz" für fünf Atemzüge.

Dann wechsle die Seite.

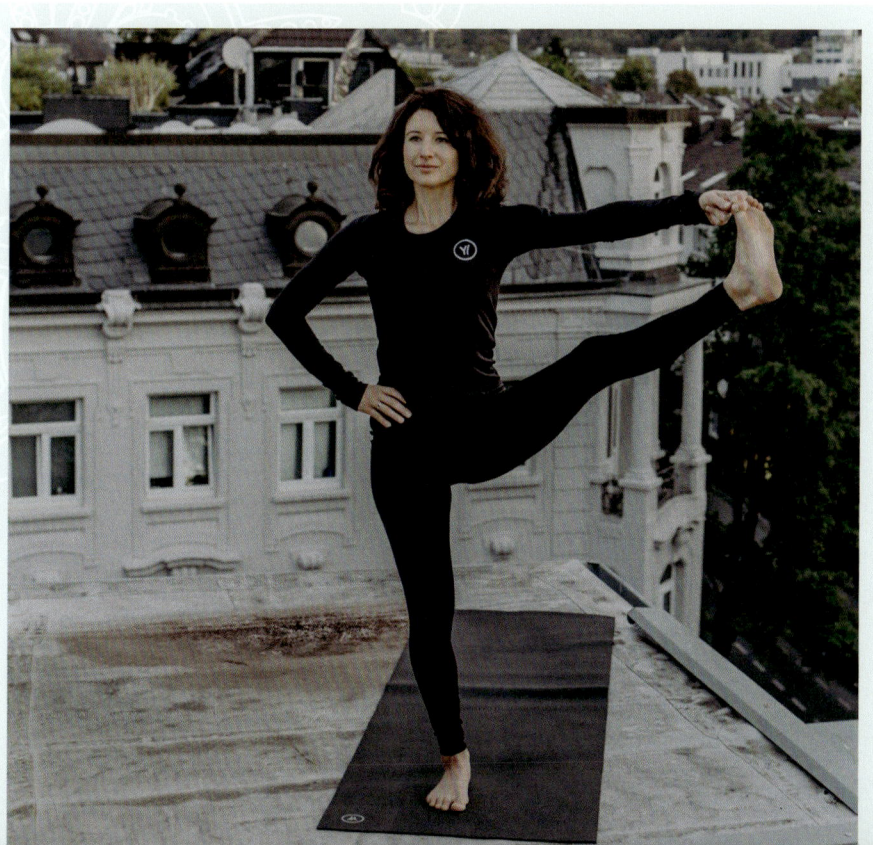
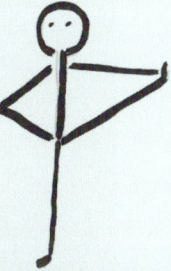

3. Stehende Balance III

Beginne abermals mit der *stehenden Balance I*. Greife nun aber mit der rechten Hand den linken Fuß von außen und strecke den linken Arm nach hinten aus.

Atme ein und richte den Oberkörper auf, atme aus und drehe dein Brustbein sanft nach links. Der Blick geht mit. Nun kannst du beginnen, das Bein in der Luft nach und nach zu strecken. Bleibe auch hier geduldig und strecke nur so weit, dass der Rücken lang bleibt.

Balanciere für fünf ruhige, tiefe Atemzüge und wechsle die Seite.

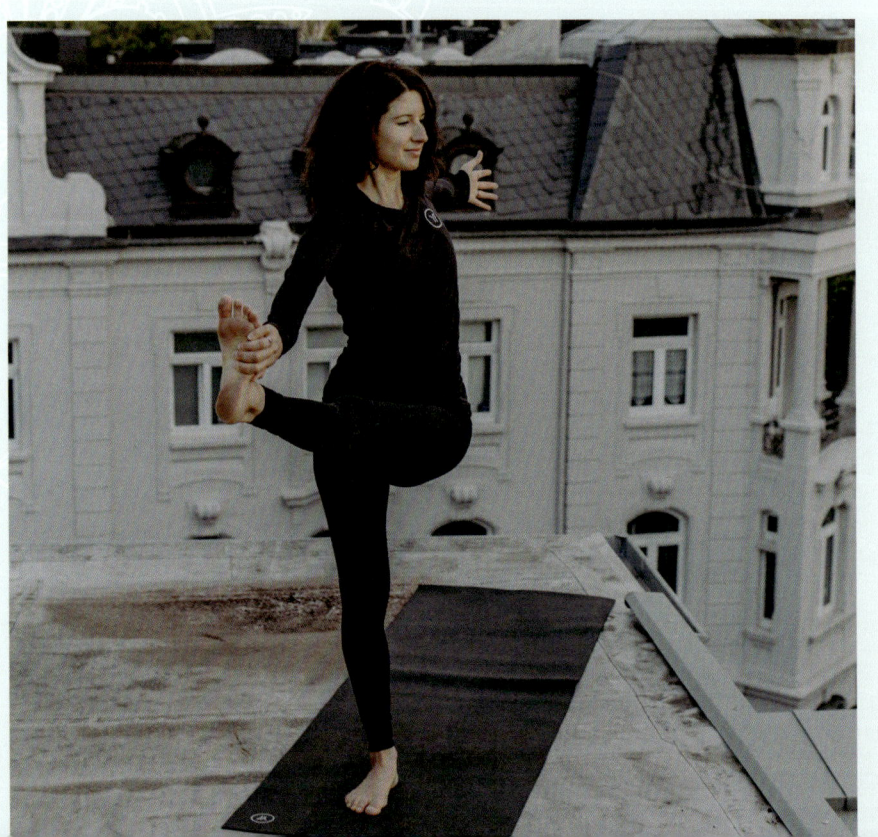

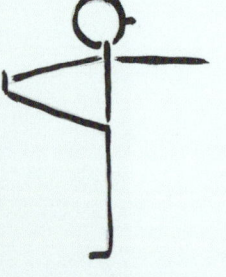

4. Kindeshaltung

Kehre zurück in die *Kindeshaltung*. Verweile. Atme. Spüre in deine Innenwelt hinein, hin zu dem, was wirklich wesentlich ist.

Wiederhole die ganze Sequenz einige Male, bis sie sich fließend, fokussiert und klar anfühlt.

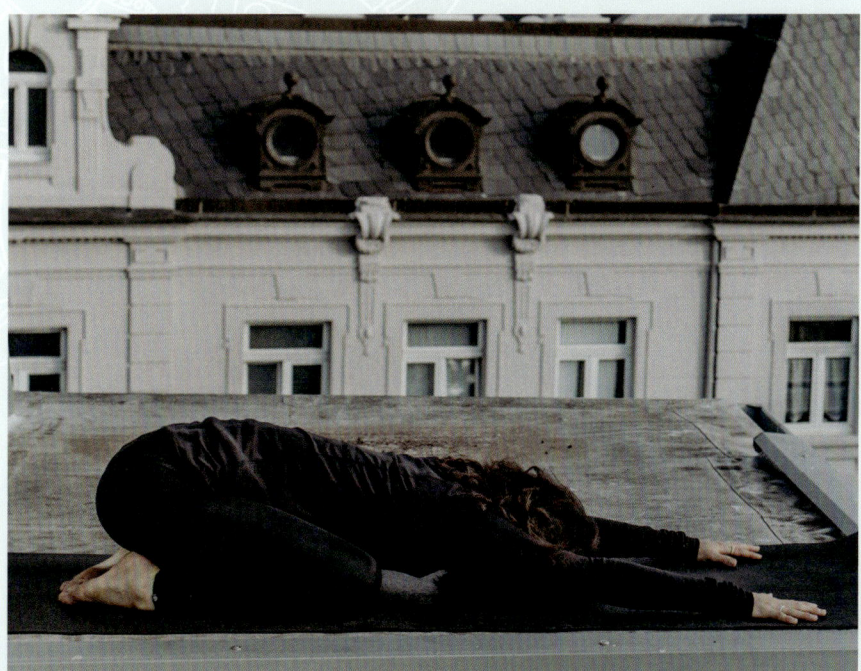

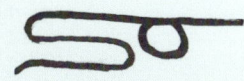

PRAXIS: FOKUS UND FLOW

1. Gestreckte Kindeshaltung
   5 AZ

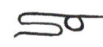

1. Sequenz: Fokus im Ungewöhnlichen

1. Zehenstand
   Ausatmen (A)

2. Gestreckte Berghaltung
   Einatmen (E)

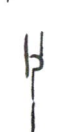

3. Bretthaltung
   A

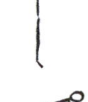

4. Seitstütz rechts und links
   E - A - E

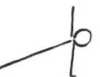

5. Chaturanga Dandasana
   A

6. Heraufschauender Hund
   E

7. Herabschauender Hund
   A

8. Dreibeiniger Hund
   E

9. Dreibeiniger Hund mit
   geöffneter Hüfte
   A - E

10. Den Fuß nach vorne setzen
    A

11. Aufgehender Mond
    (Anjaneyasana)   E

12. Variante halber Spagat
    A

13. Halber Spagat
    3-5 AZ

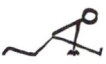

14. Einbeiniger Zehenstand
    3 AZ

15. Zehenstand
    3 AZ

16. Stuhlposition
    3 AZ

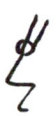

17. Zehenstand

Ab hier die Sequenz mit dem
anderen Bein wiederholen: 2. Seite

Nach der 2. Seite: hier 5 AZ Pause

2. Sequenz: Fokus in der Kraft

1. Herabschauender Hund

2. Dreibeiniger Hund
   E

3. Dreibeiniger Hund mit
   geöffneter Hüfte
   A - E

4. Den Fuß nach vorne setzen
   A

5. Seitwinkel
   5 AZ

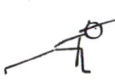

6. Krieger II
   5 AZ

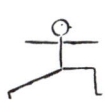

7. Herabschauender Hund

Ab hier die Sequenz auf der
2. Seite wiederholen

3. Sequenz: Fokus Balance

1. Stehende Balance I
   5 AZ

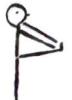

2. Stehende Balance II
   5 AZ

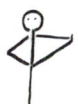

3. Stehende Balance III
   5 AZ

4. Kindeshaltung
   5-10 AZ

DEN KÖRPER KLÄREN

5

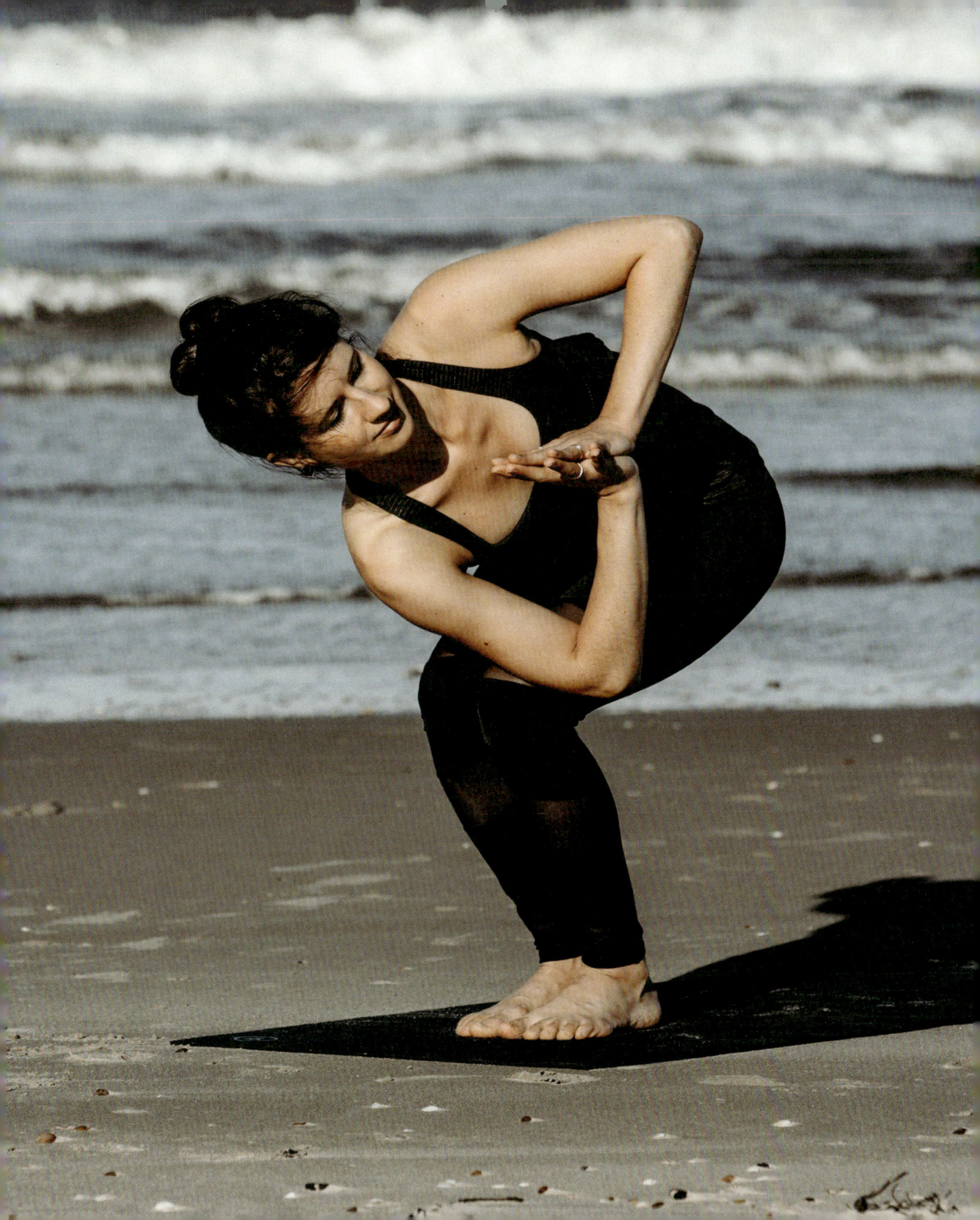

5.1 Einstimmung

Lege dich auf deinen Rücken. Beuge deine Knie und hebe die Beine so an, dass die Knie über den Hüften ausgerichtet sind. Deine Unterschenkel sind etwa parallel zum Boden. Lasse deine Beine nun nach rechts zur Erde sinken. Strecke deine Arme auf Schulterhöhe aus und öffne deine Handflächen nach oben. Der Kopf liegt entweder gerade oder dreht nach links – je nachdem, was für den Nacken gerade passend ist.

Schließe deine Augen und lasse deinen Atem natürlich kommen und gehen. Versuche, in die Dichte der Wirbelsäulendrehung zu atmen. Entspanne dabei vollkommen deinen Bauch, deine Schultern und deinen Kiefer. Sinke gefühlt Atemzug für Atemzug tiefer in die Position hinein. Wiederhole die Drehung auf der anderen Seite. Nimm dir für jede Seite dieses Twists 3-5 Minuten Zeit.

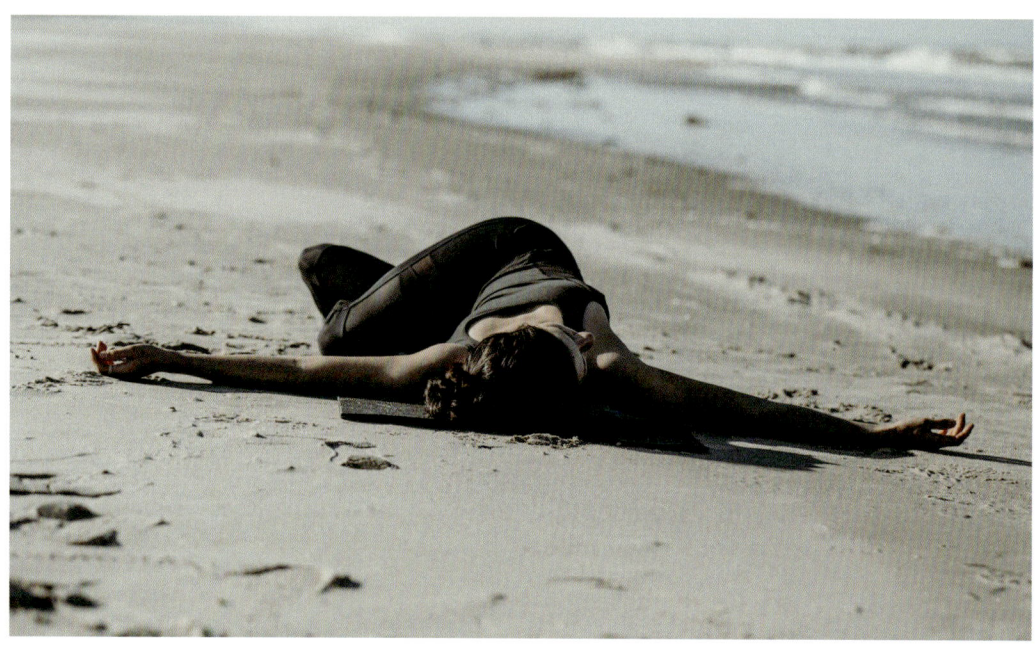

Wirbelsäulendrehungen, oder auch **Twists** genannt, sind einzigartig, um unseren Körper auszugleichen.
Die Drehung massiert sanft die inneren Organe, sodass der Stoffwechsel begünstigt wird. Durch Stress, Ernährung und eine schlechte Haltung werden die Organe unter Druck gesetzt. Auch hier wirken Twists ausgleichend. Wenn die Organe des Körpers ihre Funktion ausüben können, reinigt sich der Körper aus dieser Kraft heraus selbst. Darüber hinaus wirken Drehungen ausgleichend auf die Muskulatur der Wirbelsäule und auf das Zwerchfell.

5.2 Sauca – Klärung auf allen Ebenen des Seins

In den vorausgegangenen Kapiteln haben wir das Thema Fokus und Klarheit in Bezug auf den menschlichen Geist betrachtet. Wir haben *Avidya*, den Schatten in unserem Selbst, gelüftet und *Dharana*, die Fähigkeit, sich auf das Wesentliche zu fokussieren, praktiziert.

In diesem Kapitel geht es nun darum, Körper, Geist und Seele zu nähren und gleichzeitig zu klären. *Reinheit* ist seit jeher ein grundlegendes (Diskussions-)Thema in der Yogapraxis. In Sanskrit bedeutet es *Sauca*.

Ich möchte dir *Sauca* in diesem Kapitel als Möglichkeit vorstellen, die Ebenen deines Seins sanft zu *klären*. Anstelle der aggressiven Ansicht, der Körper wäre falsch und unrein, denke ich, dass wir in einer Welt der Fülle ab und zu die Leere und Klarheit kultivieren sollten.

Stetig bekommen wir von außen Zufuhr in Form von Nahrung, Sinnesreizen, Bewegungen, Anforderungen usw. ... Das Nervensystem und die inneren Organe arbeiten auf Hochtouren, um all das zu verarbeiten. Obwohl wir schon voll sind, nehmen wir noch mehr in uns auf. Stress, Krankheiten, Erschöpfungszustände und Unzufriedenheit treten auf.

Doch wir sind in einem Kreislauf der Informationsverarbeitung gefangen und anstatt einfach zu reduzieren, was zu viel ist, fügen wir meist noch etwas hinzu, was uns kurzfristig zufriedener und ruhiger macht. Langfristig schaden uns diese Substanzen oder Mechanismen jedoch. Ich meine hiermit unsere kleinen und großen Süchte, die uns helfen, die Überfüllungsphasen im Alltag zu meistern.

Irgendetwas scheint doch immer zu fehlen, bis wir wirklich zufrieden und ruhiger sein können. Etwas fehlt, bis alles perfekt ist ... oftmals ist es jedoch einfach die Leere, die Stille, die Klarheit, die fehlen.

In der Leere kann eine große Erfüllung liegen.

Das kann man verstehen, indem man sich die Atmung anschaut: Die Einatmung reichert uns mit Energie, Sauerstoff und Fülle an. Nach der Einatmung tut es so gut, wieder auszuatmen und verbrauchte Luft abzugeben. Die Einatmung ist wie die Informationen, die wir hineinlassen. Das Ausatmen ist *Sauca*, das Entleeren und Klären.

Im Yoga wird die Ausatmung auch mit dem Parasympathikus, dem beruhigenden Teil des Nervensystems, assoziiert. Eine positive Leere im Außen und Innen bringt Ruhe und Klarheit. Das hast du auch schon in Kapitel 3 spüren können.

Um dem Inneren Ruhe zu schenken und den Körper mit seinem Organsystem zu entlasten, brauchst du keine energieraubende Enthaltsamkeit zu üben. Die Worte Enthaltsamkeit, Entgiftung, Detox oder Fastenzeit genießen einen ganz eigenen Ruf und für jeden Menschen schwingt noch ein Beigeschmack mit. Diät, Entbehrung oder Fastenkur sind hier nicht mit einem „klaren Körper" gemeint. Diese Techniken sind meist sehr aggressiv für unseren Körper und verlangen viel Disziplin von unserem Geist. Diese Extreme wollen wir im Yoga vermeiden. Yoga strebt nach Balance, nach Praktizierbarkeit und Heilsamkeit.

In einem klaren Körper kann auch ein fokussierter und klarer Geist leben. Sind wir auf körperlicher Ebene mit uns im Reinen, können wir uns auf Wesentliches konzentrieren. Fühlen wir uns vital, gesund und klar, sind wir automatisch zufriedener, stressresistenter und mehr in unserer eigenen Mitte.

Ich schlage vor, dass du dir 1-3 entspannte Tage heraussuchst, um bewusst in die Leere und Stille zu gehen und die nachfolgenden Tipps ausprobierst. Idealerweise hast du sogar an einem freien Wochenende Lust und Zeit, Stille und Leere zu kultivieren. Bereits nach einem Tag wirst du dich unbeschwerter fühlen. Die Verdauung verbessert sich, Vitalität und Zufriedenheit steigen.

Auf der Ebene der Ernährung findest du nachfolgend Rezepte mit Reis. Diese Rezepte sind für jeden umsetzbar, enthalten keine zu exotischen Zutaten und sind ungefährlich, da sie dem Körper keine Energie wegnehmen oder ihn auszehren. Reis wirkt entzündungshemmend, ist gut verdaulich, entwässert und schmeckt auch noch gut. Im Yoga betrachten wir Reis als ein reines, harmonisches und nährendes Lebensmittel. Integriere auch Vollkornreis in die Rezepte, da er viele Vitamine und Spurenelemente enthält.

Trinke während deiner *Reistage* viel Wasser, etwas Kräutertee und gerne auch warme Zitrone oder Ingwerwasser. Verzichte auf zu starke Gewürze und Salz.

Übe sanfte, reinigende Yogasequenzen, Atemtechniken und Meditationen. Die Twistsequenz am Ende dieses Kapitels massiert die inneren Organe, regt den Stoffwechsel an, löst eventuell kleinere Blockaden und bringt Energie im Körper zum Fließen.

5.3 Reistage

Beeren-Reis-Bowl

Zutaten

- Reis
- Verschiedene Beeren
- Acai-Pulver

- Mandel-, Soja- oder Kokosjoghurt
- Cashewkerne
- Eventuell Minze zum Garnieren

FRÜHSTÜCK

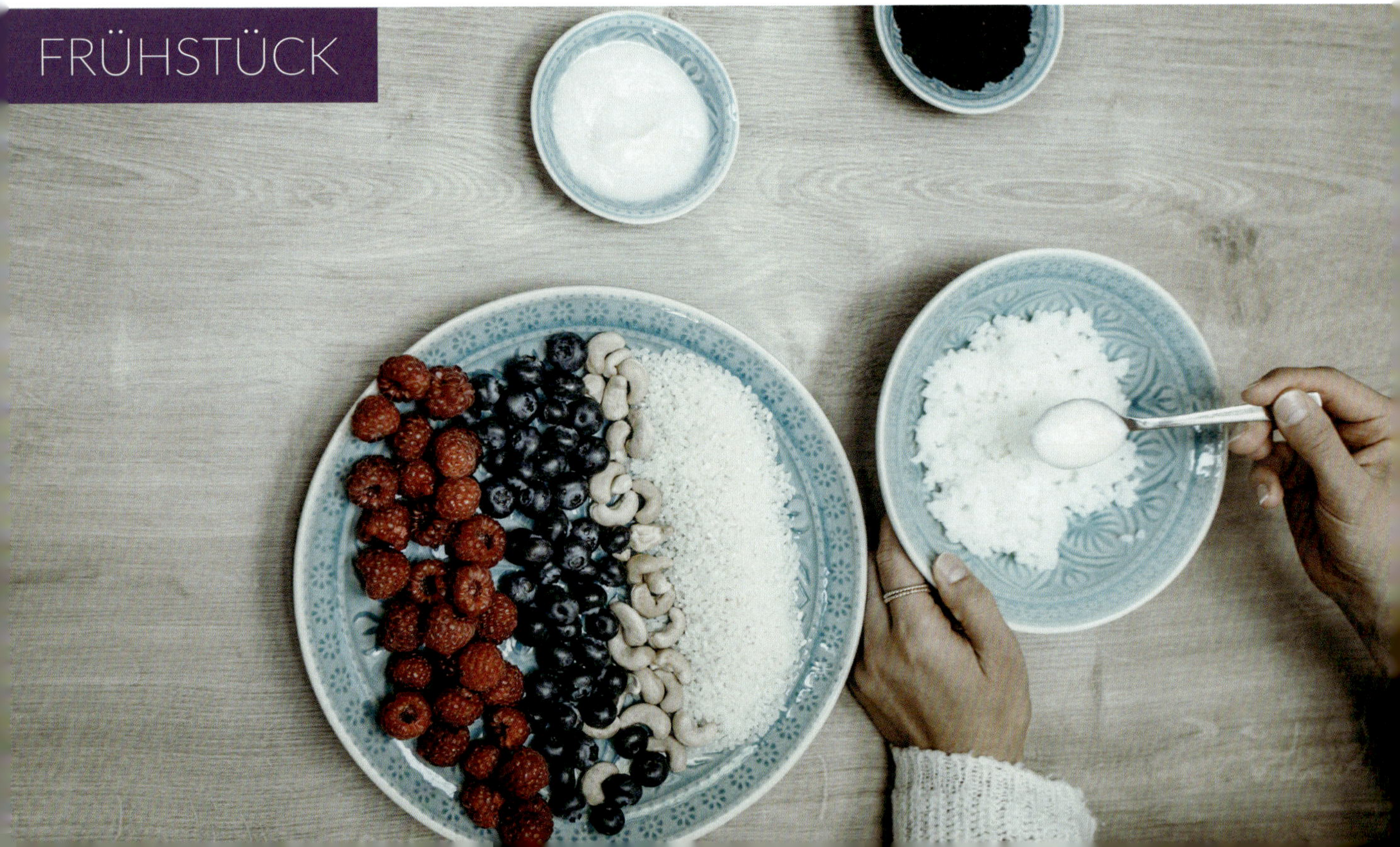

Zubereitung

1. Koche einen großen Topf Reis für den ganzen Tag. Nutze hierfür doppelt so viel Wasser, wie du normalerweise für Reis benutzen würdest. Siebe das überschüssige Wasser ab und fülle es in eine Kanne.

2. Fülle etwas Reis in eine Müslischale, füge einige Esslöffel Joghurt, einen Teelöffel Acai, Cashewkerne und Beeren hinzu. Garniere mit den Minzblättern, wenn du möchtest.

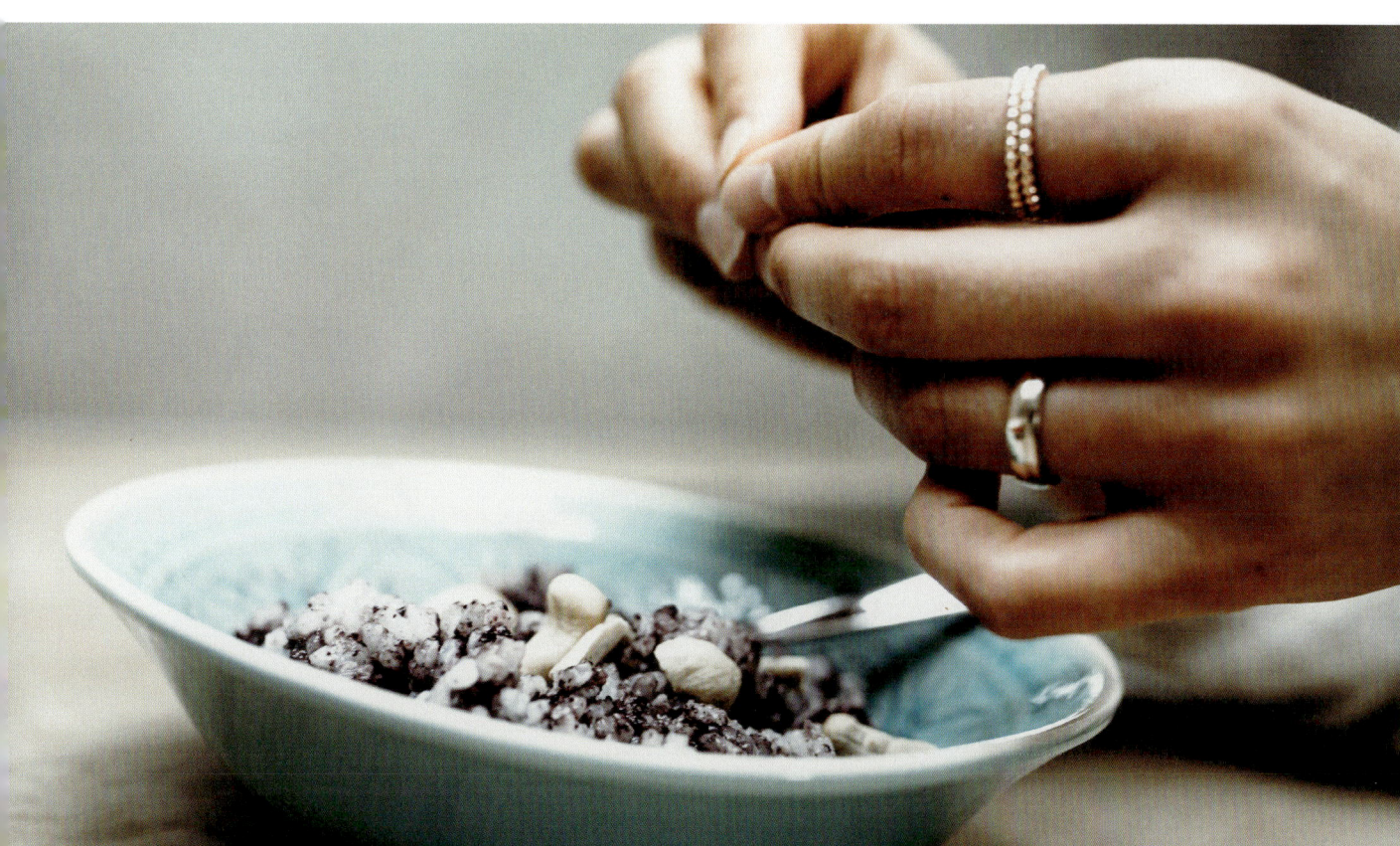

Reiswasser

Trinke zwischen den Mahlzeiten das abgesiebte Reiswasser. Dieses ist stärkehaltig und leicht sättigend. Hinzu kommt, dass die schleimige Konsistenz des Wassers den Magen schmiert und somit angenehm auf gereizte Magenschleimhäute wirkt.

Nimm außerdem ausreichend Flüssigkeit in Form von Wasser, grünem Tee oder Kräutertee, heißer Zitrone oder Ingwer zu dir.

ZWISCHENDURCH

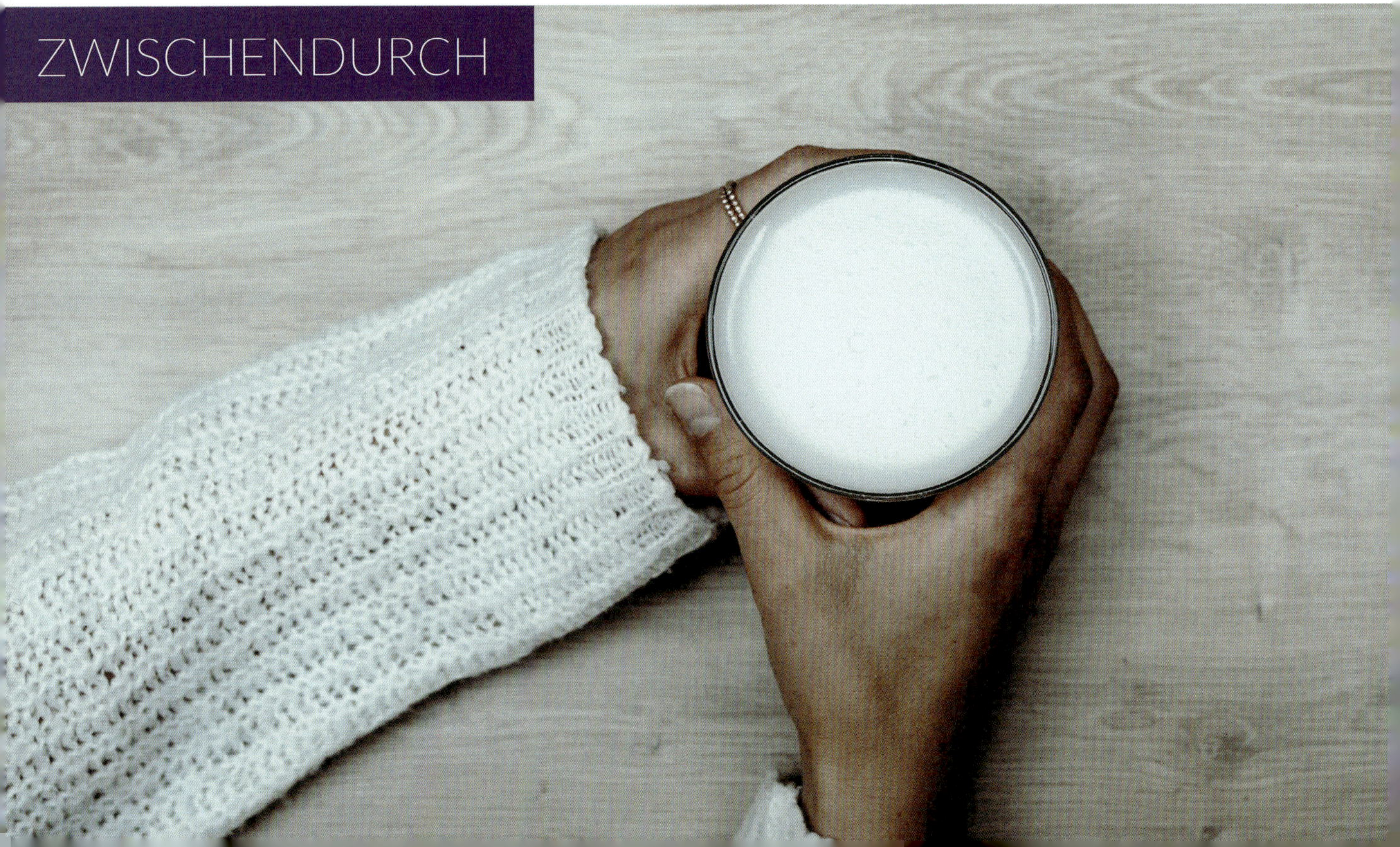

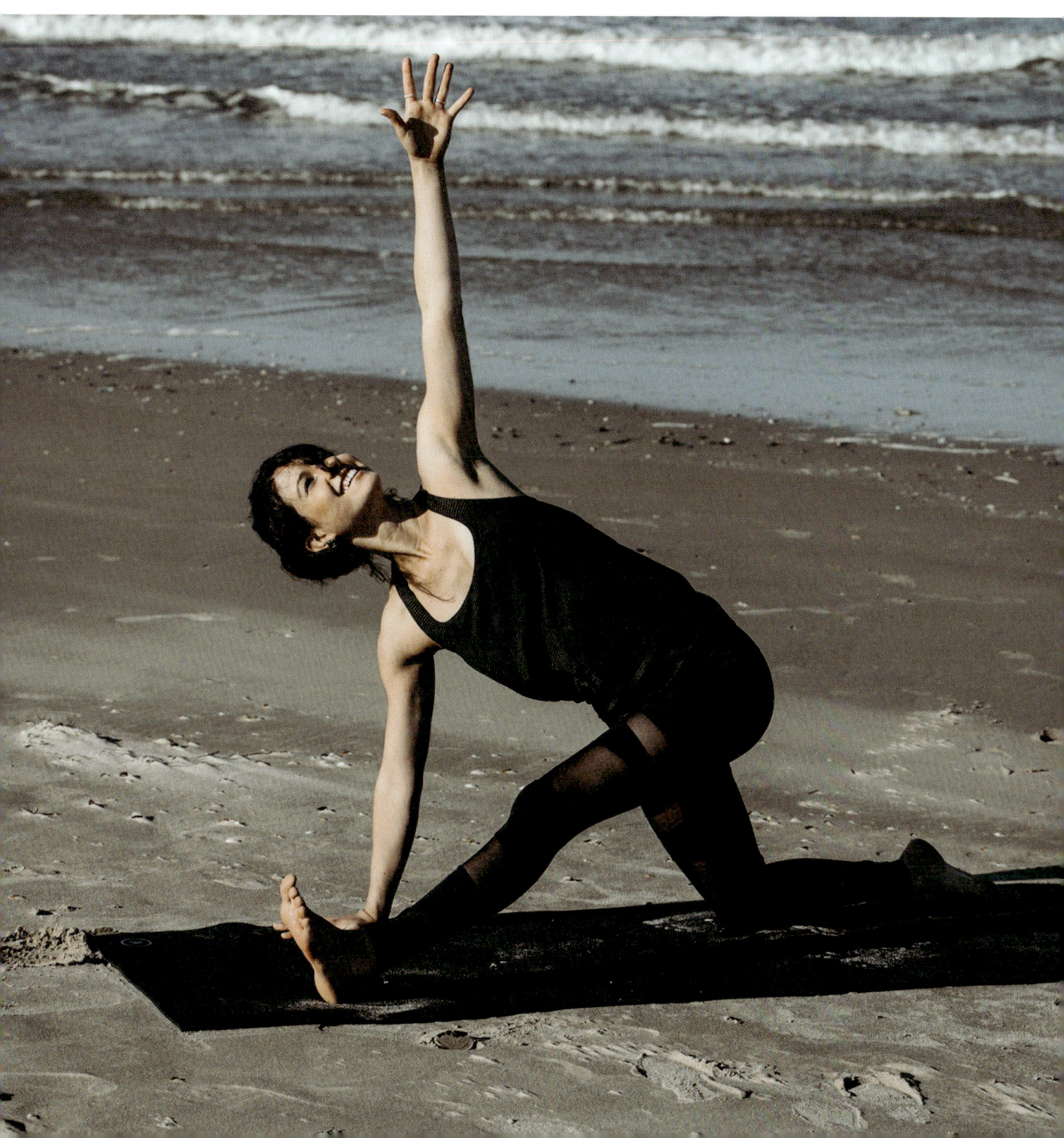

Veganes Sushi mit Erdnusssauce

Zutaten

- Reis aus dem Topf des Tages (am besten klebriger Reis)
- Sushi-Nori-Blätter
- Avocado
- Mango
- Möhren

- Paprika
- Sprossen
- Nach Wunsch: vegane Wurst
- Mandel- oder Sojajoghurt
- Erdnussbutter oder Mandelmus
- Sojasauce

MITTAGS

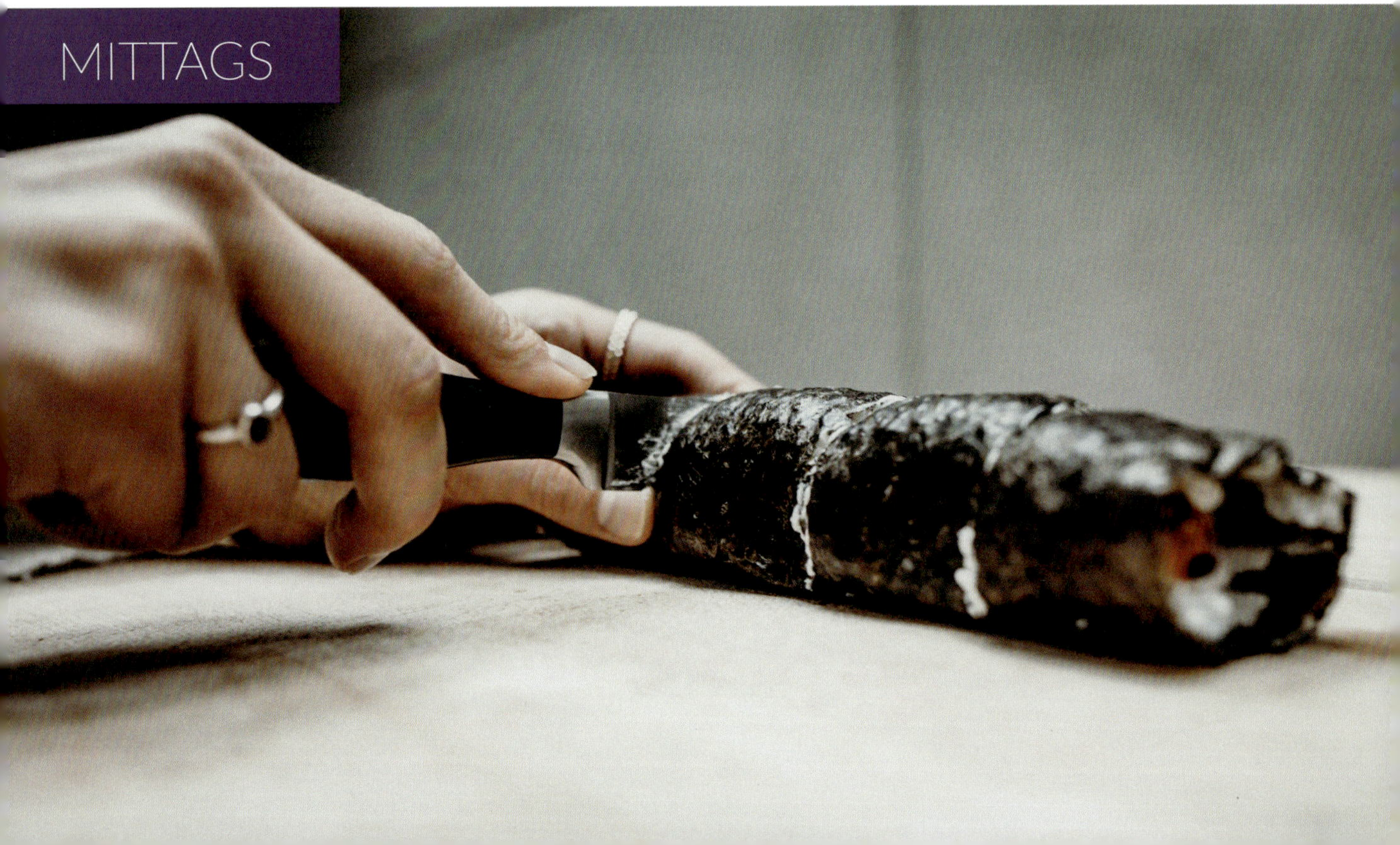

Zubereitung

Sushi

1. Brate Möhren, Paprika, Sprossen und die vegane Wurst leicht in einer Pfanne an. (Rohes Gemüse ist sehr anstrengend für Magen und Darm.)

2. Lege ein Sushi-Nori-Blatt auf eine Schilfrohrmatte. Breite eine kleine Kelle Reis auf dem Sushi-Nori-Blatt aus, sodass dieses gut bedeckt ist.

3. Streiche dann den Joghurt darauf.

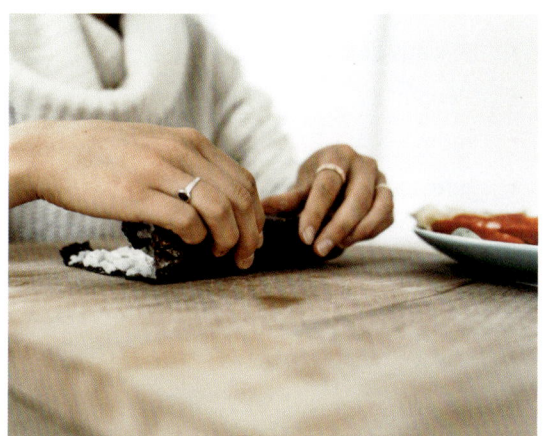

4. Ordne nach Wunsch je einen Streifen Avocado, vegane Wurst, Möhren und Paprika im zweiten Drittel des Blatts an.

5. Rolle das Sushi-Nori-Blatt samt Inhalt fest zusammen. Die Schilfrohrmatte kann dir hierbei helfen, das Ganze fest zusammenzudrücken. Es geht aber auch rein von Hand.

6. Dann schneide die Rolle vorsichtig mit einem gezackten Messer in Sushistücke.

7. Wiederhole dies mit so viel Reis und Inhalt, wie du essen möchtest.

Erdnusssauce oder Mandelsauce

8. Mische zwei Teelöffel Erdnussbutter oder Mandelmus mit vier Teelöffeln Joghurt und einem Teelöffel Sojasauce in einer Schale.

Gemüsereis

Zutaten

- Reis aus dem Topf des Tages
- Möhren
- Paprika
- Sprossen

- Avocado
- Veganes Proteinpulver (z. B. Maca-Pulver)
- Nach Belieben: Kräuter wie Rosmarin und Basilikum

ABENDS

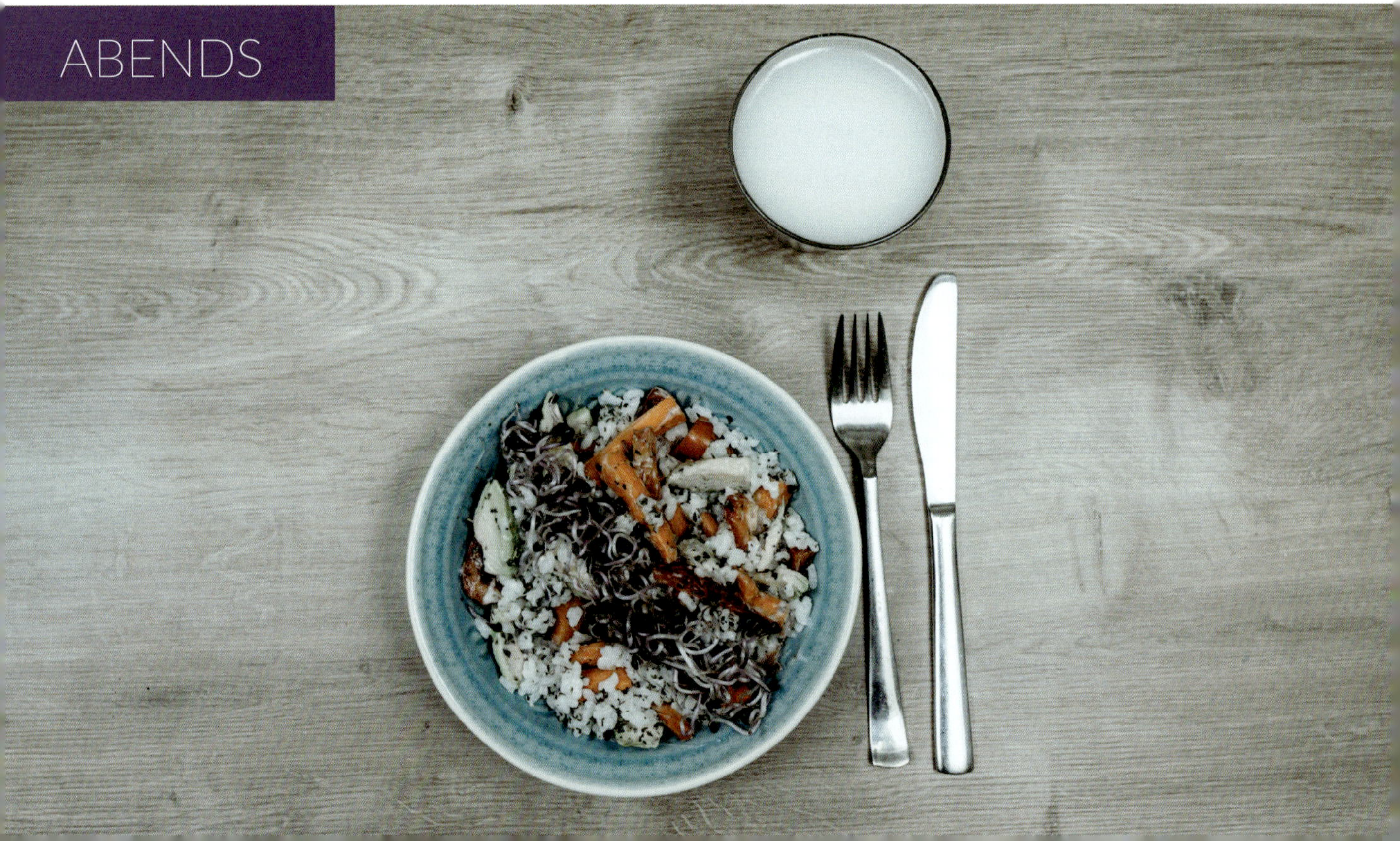

Zubereitung

1. Möhren und Paprika anbraten. Zuletzt für ca. vier Minuten die Sprossen und Avocado hinzufügen.

2. Den Reis mit in die Pfanne geben und alles anbraten.

3. In eine Schüssel füllen und 1-2 Teelöffel Proteinpulver und Kräuter hinzufügen. Gut verrühren.

4. Kleiner Tipp: Wenn dir das Gericht so zu trocken ist, kannst du noch ein wenig Mandeljoghurt unterrühren.

Ein Hinweis zu den Mengenangaben

In den Rezepten habe ich bewusst keine Mengenangaben verwendet. Mir dient als Orientierung die Größe der Schüssel, die meine beiden Hände formen können. Du kannst deine eigenen Hände zu einer solchen Schüssel formen und dies als Richtwert für eine Portion pro Mahlzeit für dich nehmen.

Hinzu kommt der wichtigste Aspekt beim Essen überhaupt: das Hören auf den eigenen Körper.

Wenn du die *Reistage* beginnst, nimm dir etwas mehr Zeit fürs Essen. Schmecke jeden Bissen.

- Was kannst du für Geschmäcker wahrnehmen?

- Wie kaust du?

- Wie fühlt sich die Nahrung im Bauch an?

- Welchen Effekt hat kaltes Essen?

- Welchen Effekt hat warmes Essen?

- Was tut dir gut?

Und dann:

- Bist du satt?

- Bist du noch hungrig?

- Was ist eigentlich satt sein?

- Was ist voll sein?

- Wie fühlt sich Leere im Bauch an …?

Ich bin mir sicher, dass der Körper uns alle wichtigen Informationen über Ernährung signalisiert – wir müssen nur den Raum schaffen und zuhören.

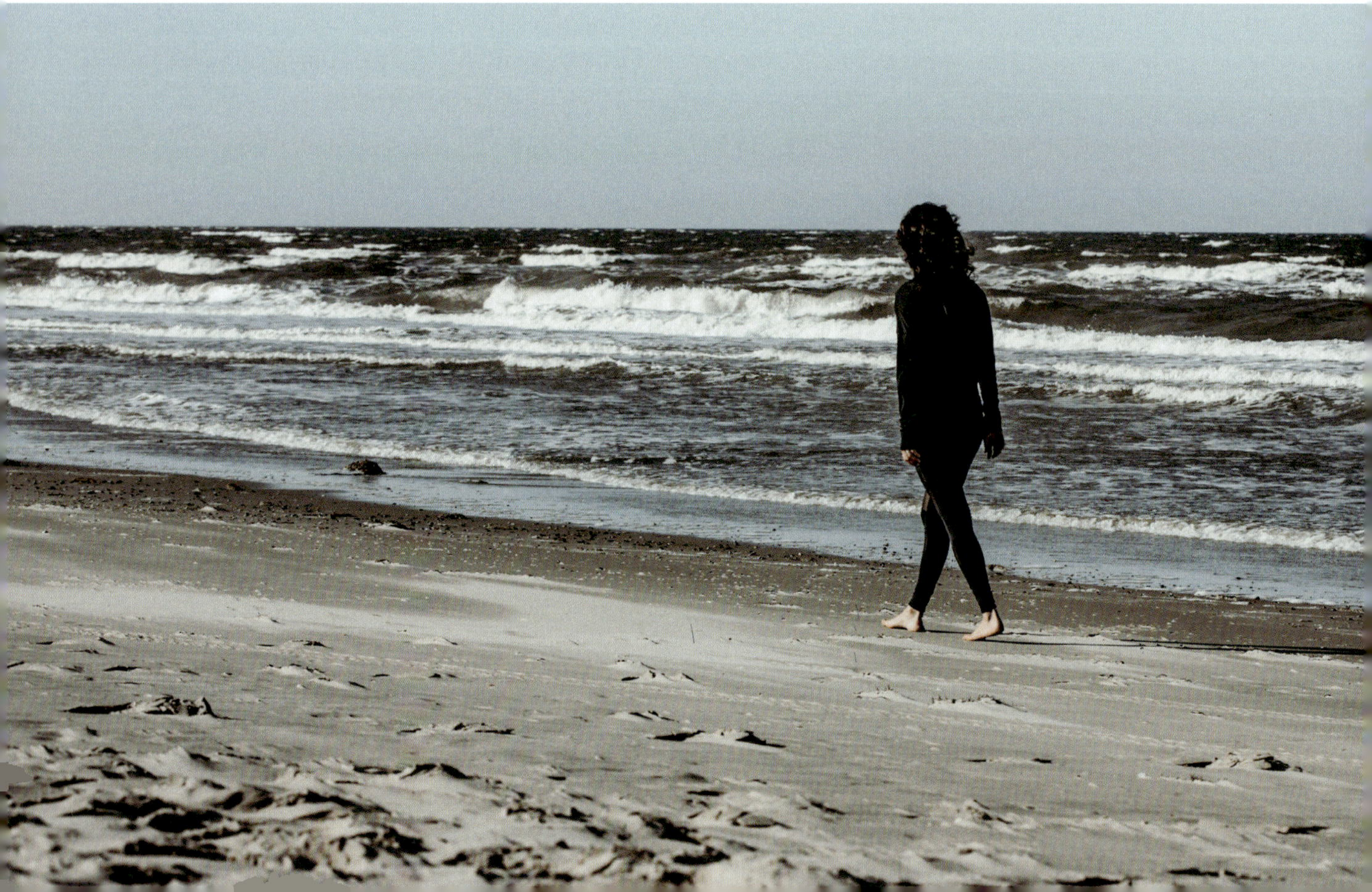

5.4 Nach den Reistagen

Beende die *Reistage* mit einer bewussten, anderen Mahlzeit. Nimm den Unterschied wahr. Vielleicht sind deine Geschmackssinne geschärft worden. Vielleicht isst du generell viel bewusster, wenn du nun wieder zu deiner gewohnten Ernährung zurückkehrst. Manchmal fällt uns nach einer kurzen Nahrungsumstellung auf, dass wir bestimmte Lebensmittel nicht so gerne mögen oder vertragen, sie aber dennoch essen. Sei sehr achtsam und nimm wahr, ob dein Körper dir Zeichen wie diese gibt. Meist weiß der Körper schon, was er braucht und was gut für ihn ist.

Reistage kannst du ohne Probleme 1-2-mal im Jahr wiederholen. Achte darauf, dass du nicht dauerhaft auf einseitige Art und Weise isst. Wenn das Thema Ernährung für dich neu oder vorbelastet ist, sprich vorher mit einem Arzt oder Ernährungsberater.

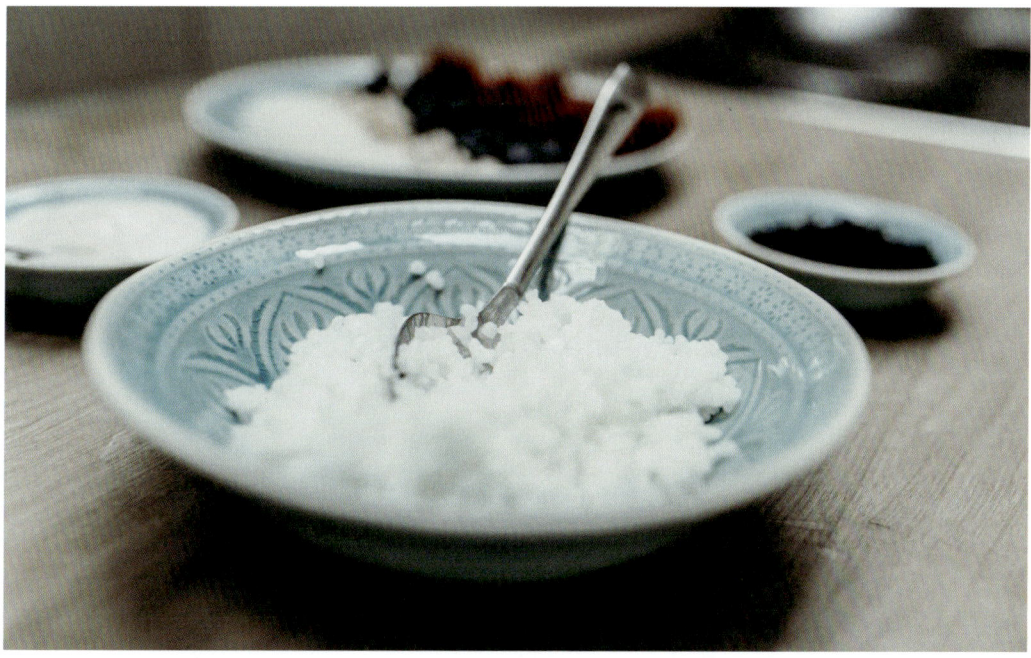

5.5 Vierte Yogapraxis: Den Körper klären

Die nachfolgende Sequenz solltest du auf leeren Magen üben. Gerne trinke vor dem Üben eine heiße Zitrone mit Ingwer zur Anregung.

In der Sequenz werden wir die Ausatmung besonders betonen. Hierdurch kannst du den Bauch sanft nach innen ziehen und ein Gefühl von Klärung und Leere im Körper unterstützen.

Übe die Haltungen zunächst wieder langsam nacheinander. Wenn du vertrauter mit den Positionen geworden bist, kannst du fließend von Asana zu Asana übergehen.

Auch zu dieser Sequenz findest du einen Spickzettel am Ende des Kapitels.

Viel Freude beim Üben.

ERSTE SEQUENZ: FOKUS BAUCH

1. Zehenstand

Beginne im *Zehenstand*. Optional kannst du deine Hände auf Blöcke oder große Bücher setzen.

Finde hier deinen tiefen Ujjayi-Atem und betone besonders die Ausatmung. Nimm wahr, wie du im Ausatmen deinen Bauchnabel noch etwas mehr zur Wirbelsäule heranziehen kannst und so ein Gefühl von Leere kreierst.

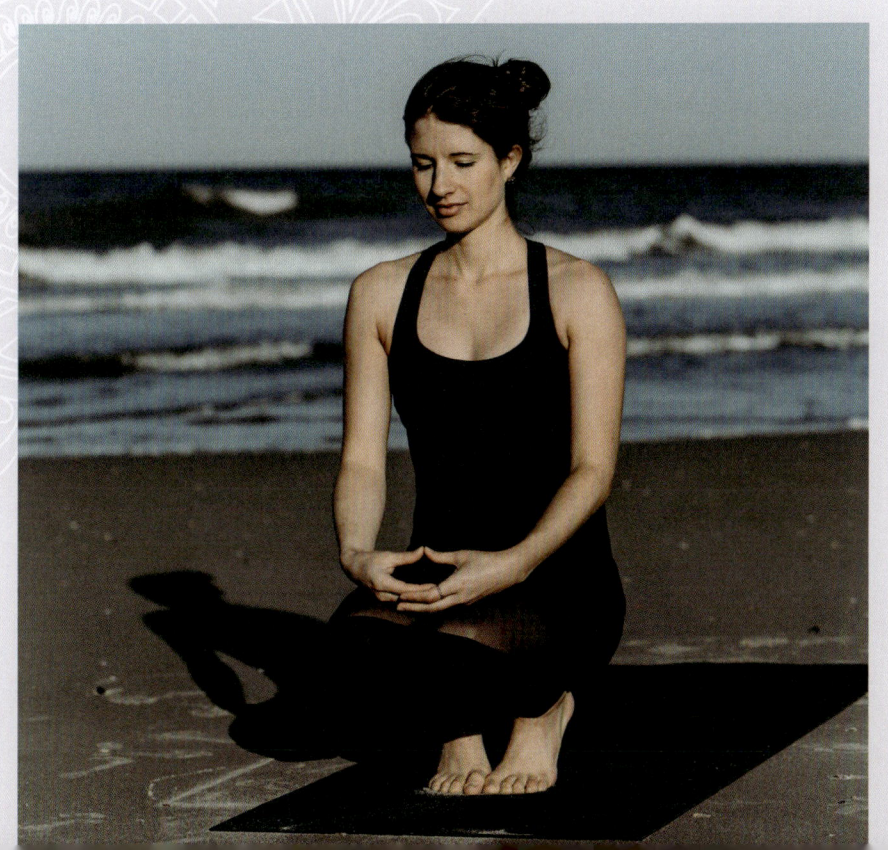

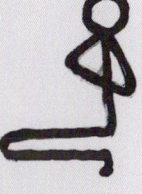

2. Herabschauender Hund

Setze deine Hände schulterweit zum Boden und wandere die Füße zurück in den *herabschauenden Hund*. Spreize deine Finger und rotiere die Oberarme nach außen. Beuge deine Knie und schiebe die Sitzbeinknochen weit nach hinten und oben für viel Länge im Rücken. Atme ein paar Mal tief ein und ziehe ausatmend den Bauchnabel in Richtung Wirbelsäule.

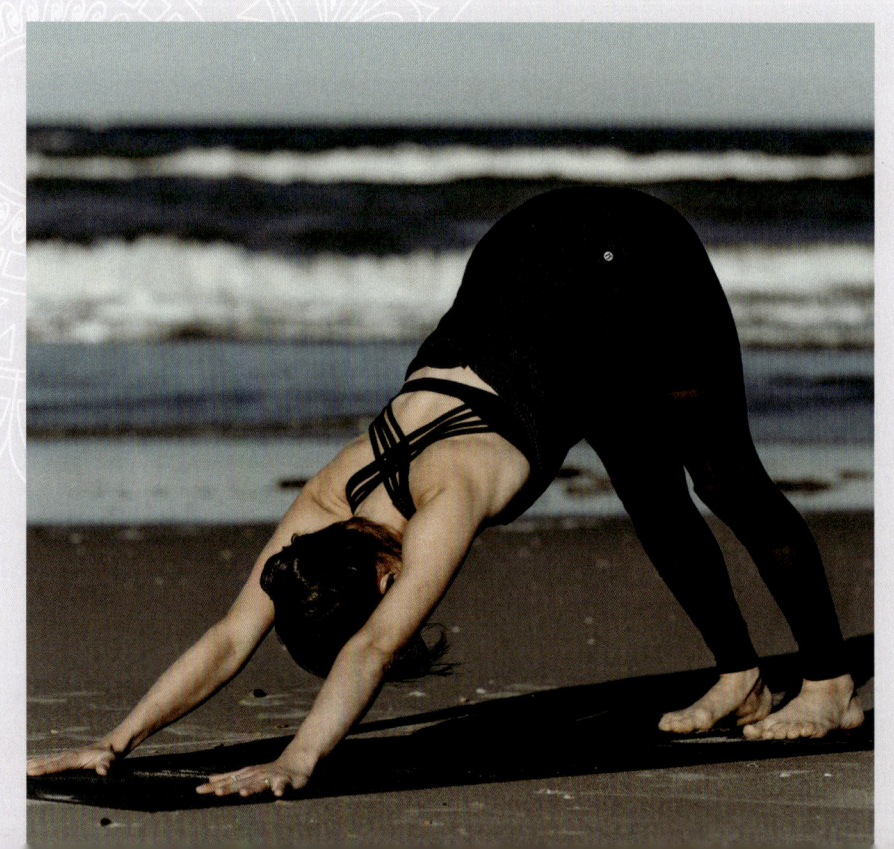

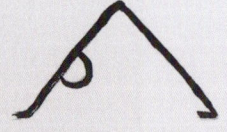

3. Dreibeiniger Hund und Knie zur Brust

Warte auf deine Einatmung. Hebe dann mit der Einatmung das linke Bein lang gestreckt nach hinten und oben. Atme kraftvoll aus und ziehe das Knie zur Brust. Verlagere hierbei dein Gewicht vor, sodass die Schultern über die Handgelenke kommen. Atme ein und hebe das Bein wieder nach hinten und oben in die Länge. Atme aus und ziehe das Knie erneut zur Brust. Wiederhole dies insgesamt fünfmal. Betone die Ausatmung in dem Moment, wenn das Knie an deiner Brust ist. Runde hier den Rücken und ziehe den Nabel zur Wirbelsäule.

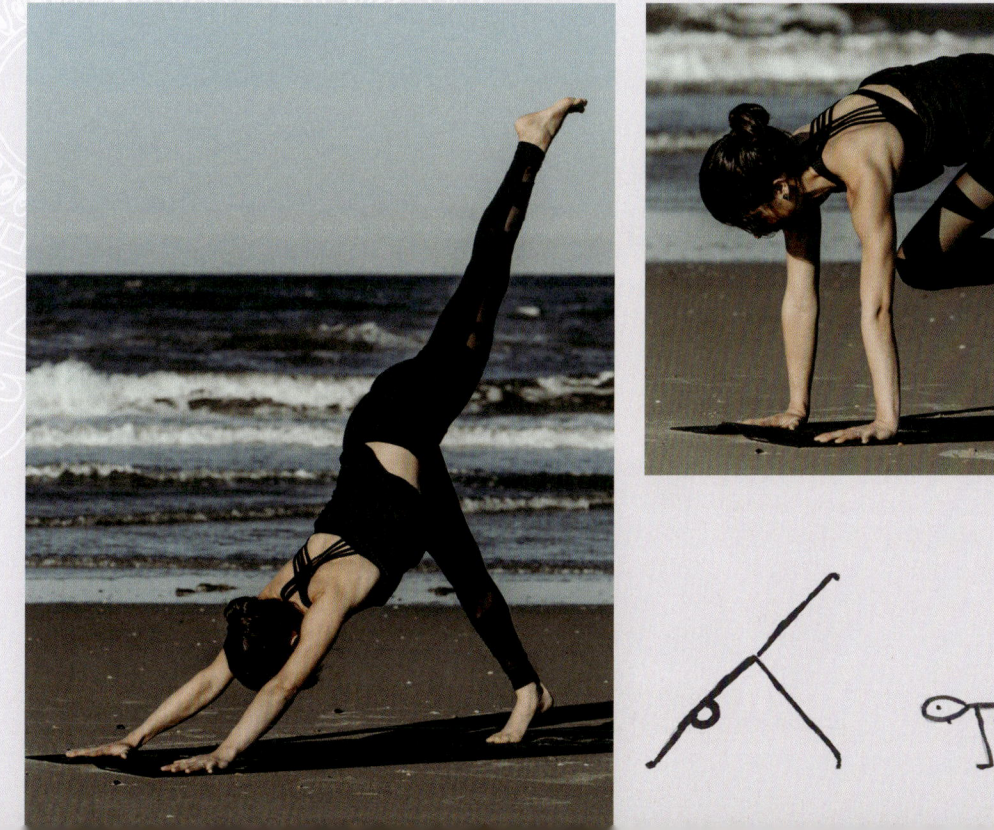

4. Taube

Lege beim letzten Mal Knie-zur-Brust dein linkes Knie hinter der linken Hand auf dem Boden ab. Der Unterschenkel liegt diagonal auf der Matte, das Gesäß sinkt in Richtung Matte und das rechte Bein ist lang ausgestreckt.

Wenn das Gesäß nicht gut auf den Boden kommt, lege dir eine Decke unter den linken Sitzbeinknochen für mehr Stabilität.

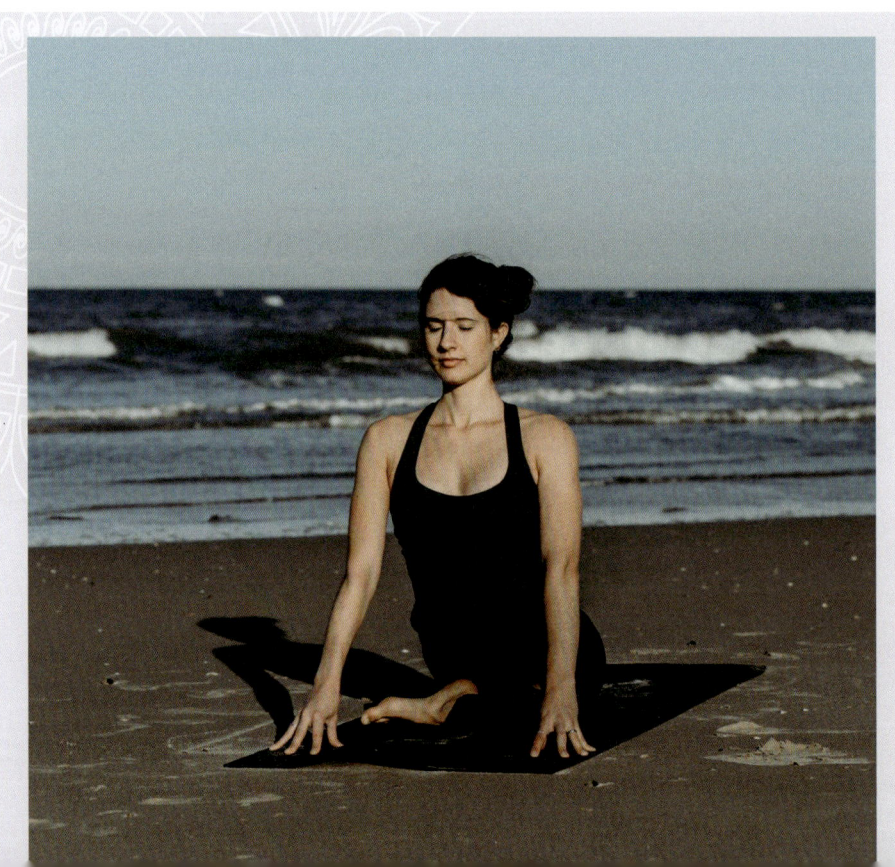

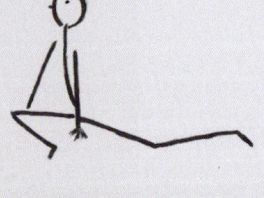

5. Twist-Taube

Bringe deine rechte Hand an deinen Hinterkopf. Die linke Hand bleibt stabil vor dem linken Knie am Boden. Atme ein und drehe den Oberkörper leicht nach rechts. Atme kraftvoll aus und ziehe den rechten Ellbogen zum linken gebeugten Knie. Richte dich mit der Einatmung wieder auf und twiste erneut mit der Ausatmung. Wiederhole diese Drehung fünfmal.

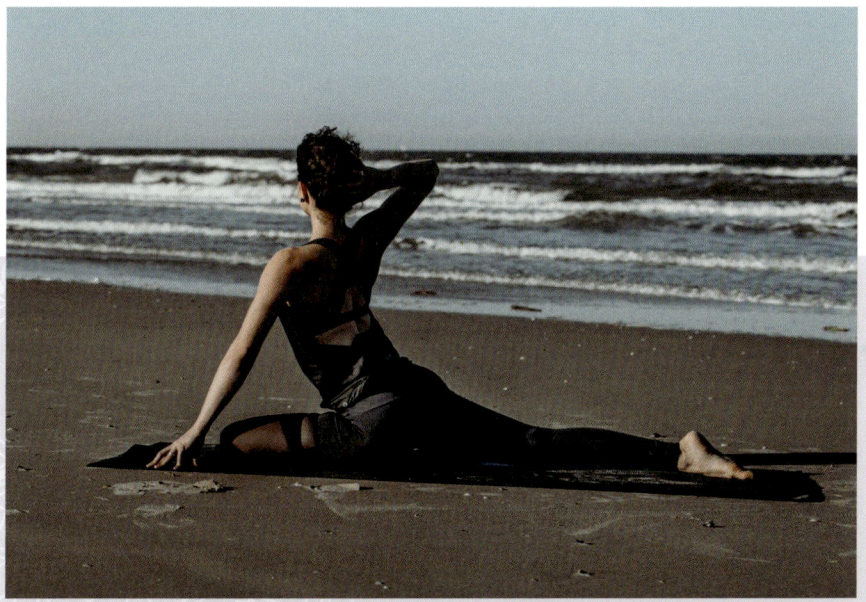

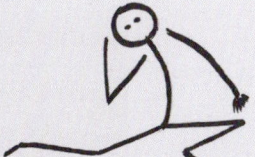

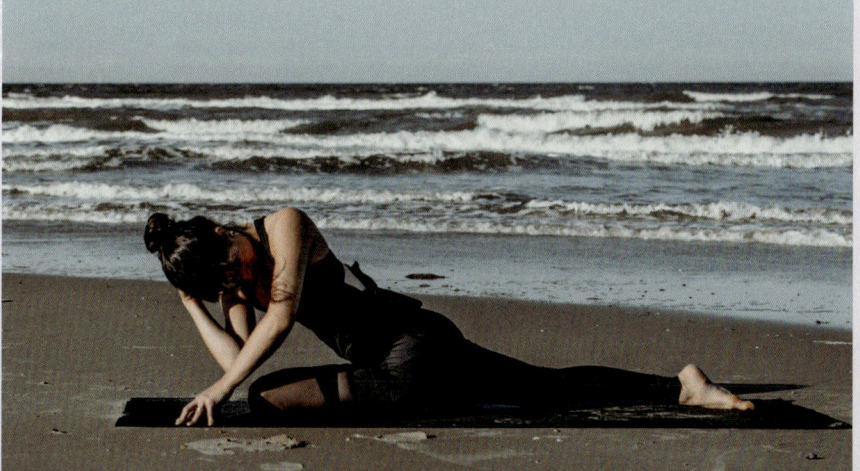

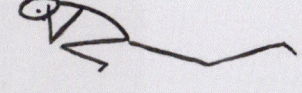

6. Bootsposition

Setze in der *Taube* beide Hände zurück zur Erde. Verlagere dein Gewicht auf die rechte Gesäßhälfte und ziehe das rechte Bein vorsichtig nach vorne zum linken Bein.

Hebe die Unterschenkel parallel zum Boden an. Achte auf einen geraden Rücken. Strecke die Arme entlang der Beine nach vorne.

Bleibe für fünf Atemzüge in dieser *Bootsposition*. Entspanne den Kiefer und das Gesicht. Lenke deine Aufmerksamkeit auf eine tiefe Ausatmung.

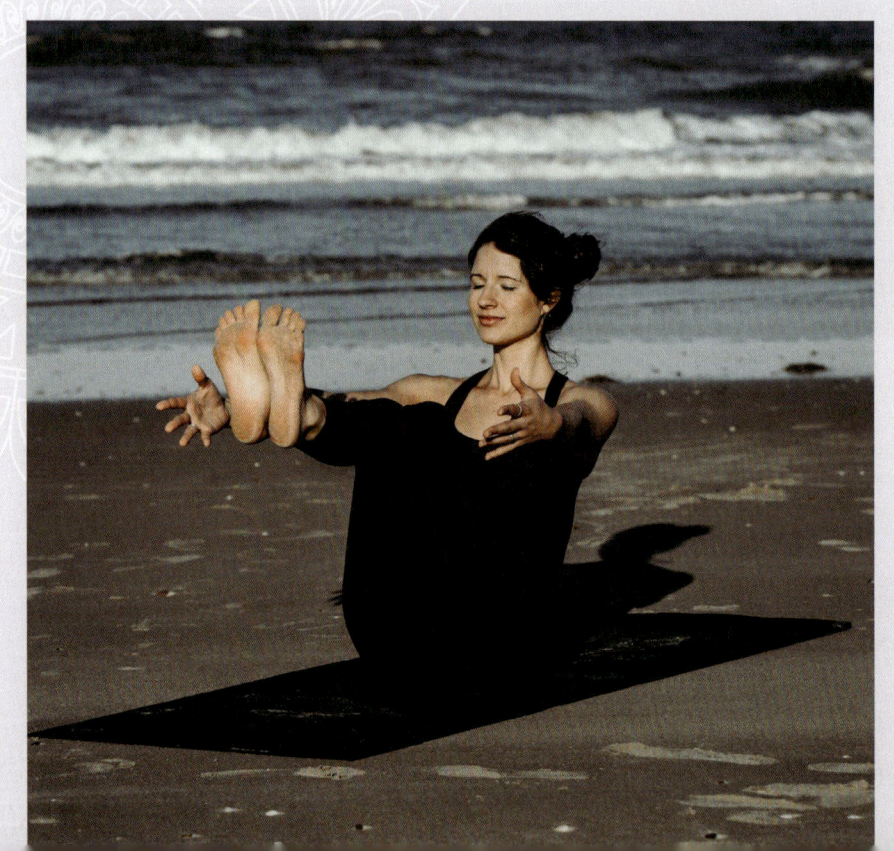

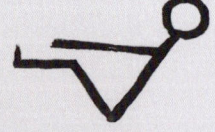

7. Halbes Boot

Noch im *Boot* sitzend, atme ein, in der Ausatmung lehne den Oberkörper zurück, lege ihn aber nicht ab und bringe die Beine in die Streckung. Atme ein und ziehe dich wieder nach oben in das *Boot*. Wiederhole diesen Wechsel fünf- bis zehnmal.

Setze dann die Füße mattenweit vor dir auf.

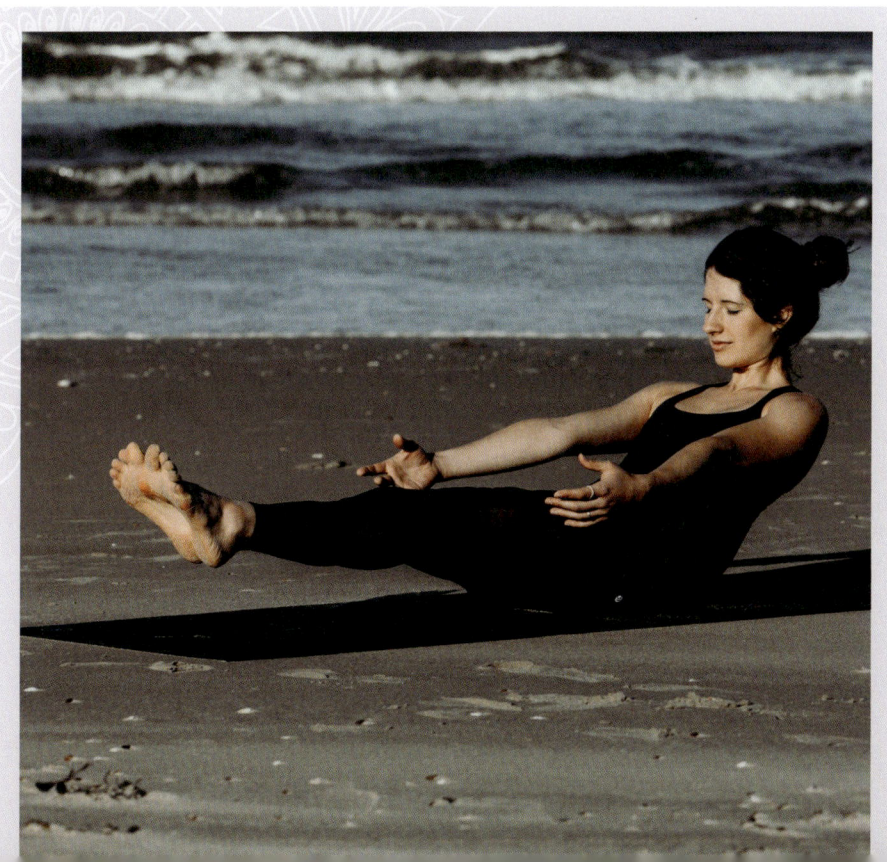

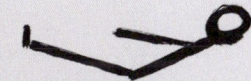

8. Krähe

Aus dem Sitzen mit mattenweit aufgestellten Beinen kommen wir in die *Krähe*. Komme hierfür zunächst in eine *Hocke*. Gib so viel Kraft in deine Füße und spanne den Beckenboden so an, dass du das Gesäß heben kannst. Falls das nicht geht, setze die Hände auf und drücke dich hoch.

Platziere die Hände schulterweit auf dem Boden. Spreize die Finger. Hebe das Gesäß und komme auf die Zehenspitzen. Nun kannst du die Knie auf deinen Oberarmen ablegen. Beuge die Ellbogen nach hinten. Dadurch bildet sich eine Art Regalbrett für deine Knie.

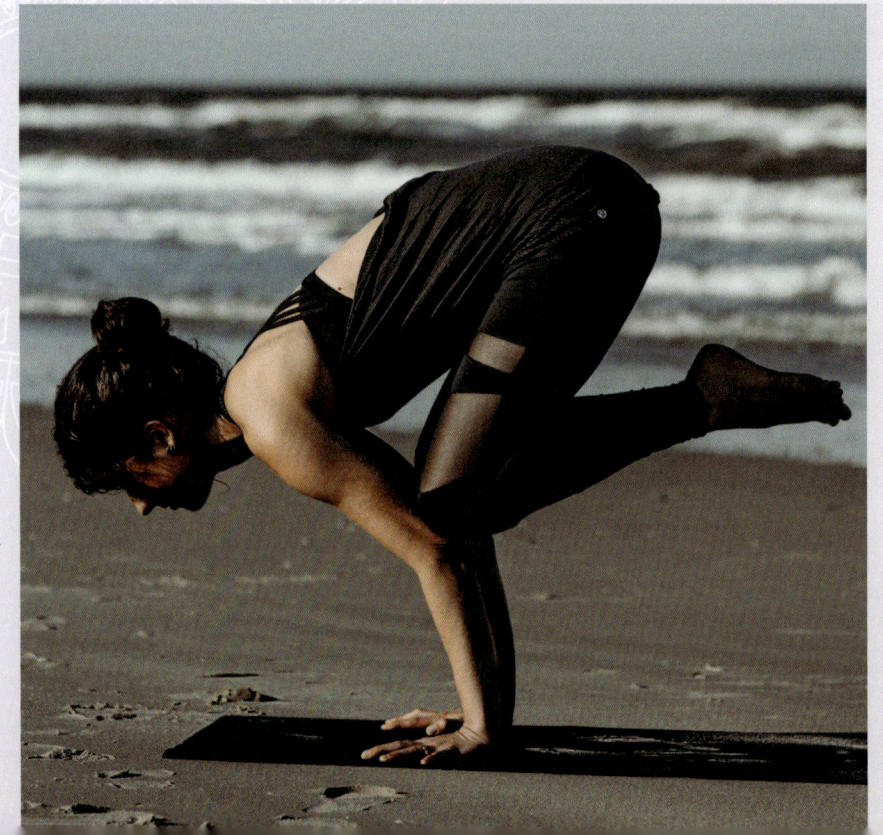

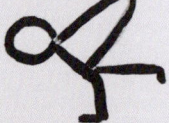

Blicke leicht nach vorne. Der Kopf ist ein Gegengewicht für deine Beine. Daher lasse ihn nicht einfach hängen.Verlagere das Gewicht so weit nach vorne, dass du einen oder beide Füße vom Boden lösen kannst.

Fliege für einen Moment in der *Krähe*. Atme tief ein und noch tiefer aus.

Dann gehe zurück in den *herabschauenden Hund* und übe die zweite Seite der Sequenz ab Position 2.

ZWEITE SEQUENZ: FOKUS TWIST

Wenn du beide Seiten der ersten Sequenz geübt hast, folgt eine vertiefende Sequenz mit Drehungen. Wandere hierfür zum Anfang der Matte in einen Stand zurück.

1. Stuhlposition

Setze deine Füße zusammen, beuge deine Knie und setze das Gesäß zurück. Achte darauf, dass deine Knie nicht zu weit über die Füße nach vorn gebeugt sind. Aus deiner Perspektive von oben kannst du die Zehen noch sehen. Der Rücken bleibt lang und so aufrecht wie möglich. Hebe die Arme in Verlängerung der Wirbelsäule an und entspanne deine Schultern. Dein Blick ist weich. Atme tief ein und aus.

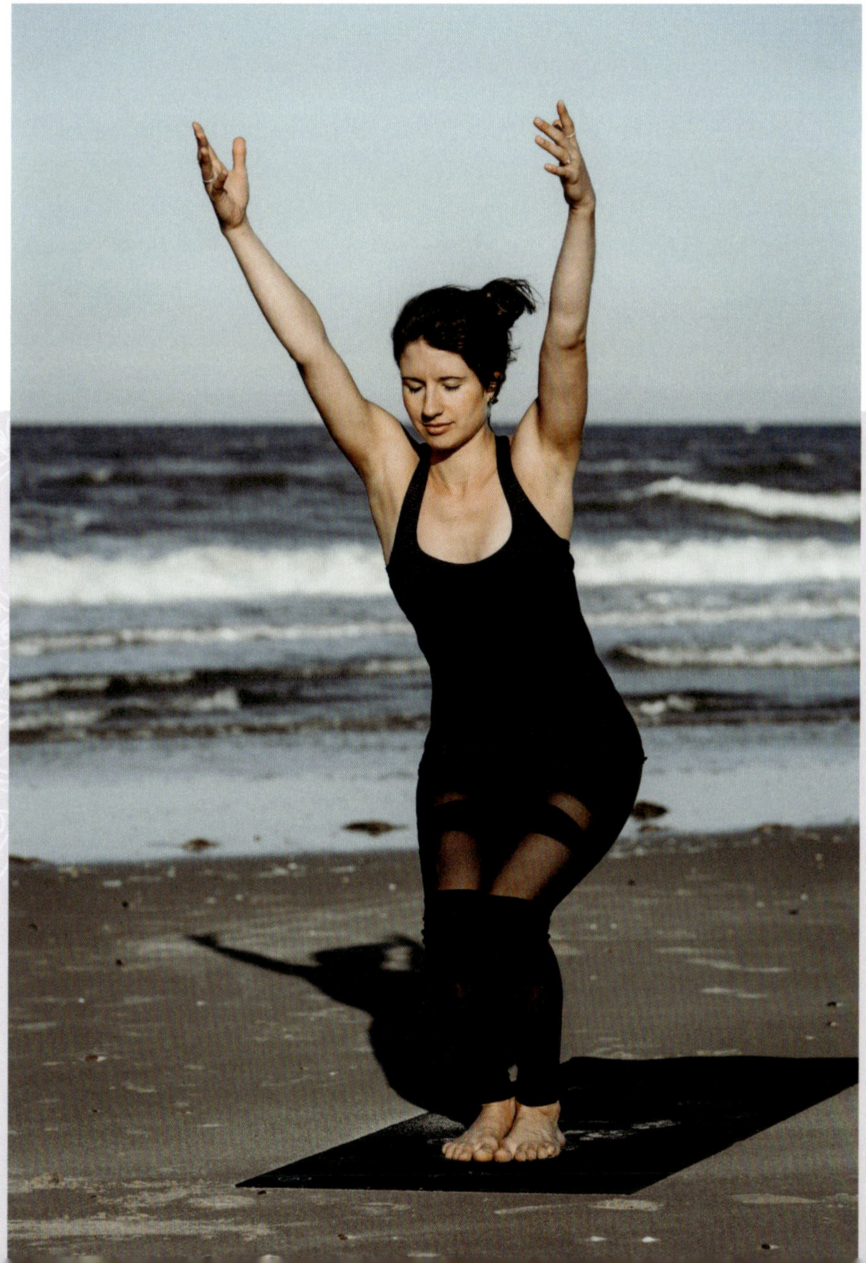

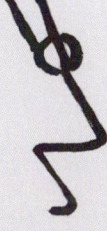

2. Gedrehte Stuhlposition

Ziehe in der Stuhlposition die Hände vor dein Herz in *Namasté*. Atme ein und strecke den Rücken. Atme aus und drehe dich nach links. Versuche, den rechten Ellbogen außen am linken Oberschenkel zu verhaken. Alternativ kannst du den Ellbogen auch auf den Oberschenkel legen.

Achte darauf, dass die Knie parallel bleiben und nicht eines der Knie vorrutscht.

Atme tief ein und verlängere den Rücken erneut, atme tief aus und ziehe den Bauchnabel wieder zur Wirbelsäule.

Atme ein und drehe dich ausatmend zurück zur Mitte. Komme in eine ganze Vorbeuge und entspanne.

Wiederhole dann die gedrehte Stuhlposition nach rechts.

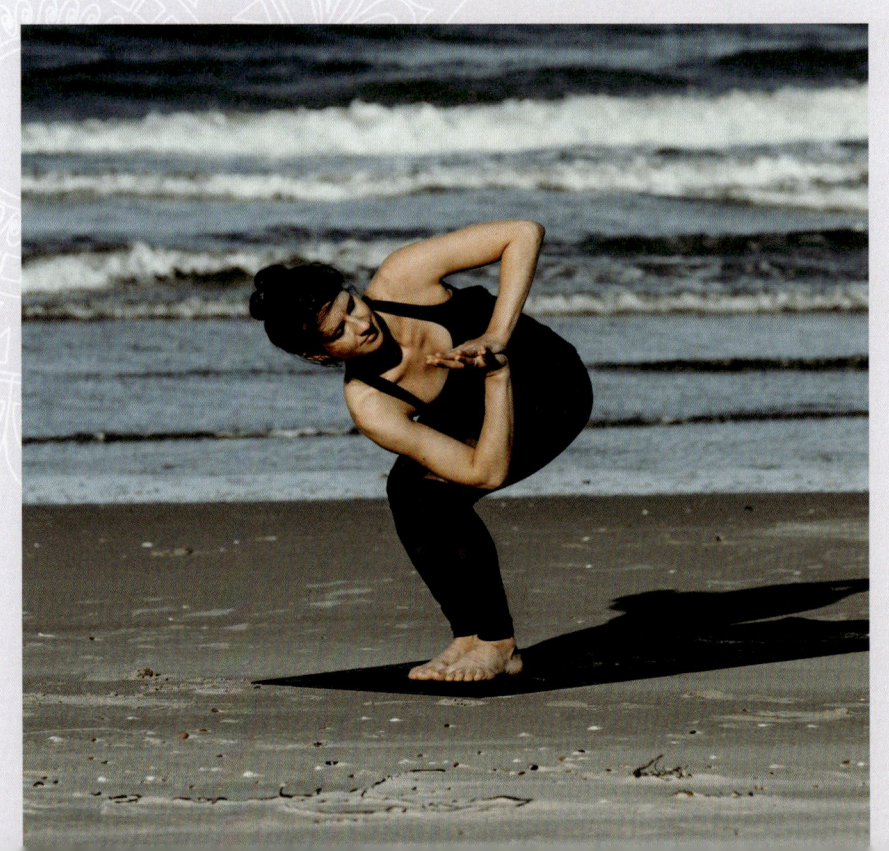

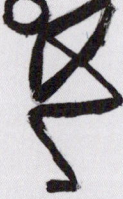

3. Stehender Spagat mit Crunches

Strecke dein linkes Bein in die Luft nach hinten und oben für einen *stehenden Spagat*. Lasse die Hüften dabei parallel zueinander. Atme hier tief ein und ziehe mit der Ausatmung das Knie zur Nasenspitze heran, der Rücken rundet sich und du ziehst den Bauch wieder nach innen. Einatmen, strecke das Bein zurück in den stehenden Spagat und mit der Ausatmung ziehst du das Knie erneut zur Nasenspitze.

Wiederhole dies fünfmal.

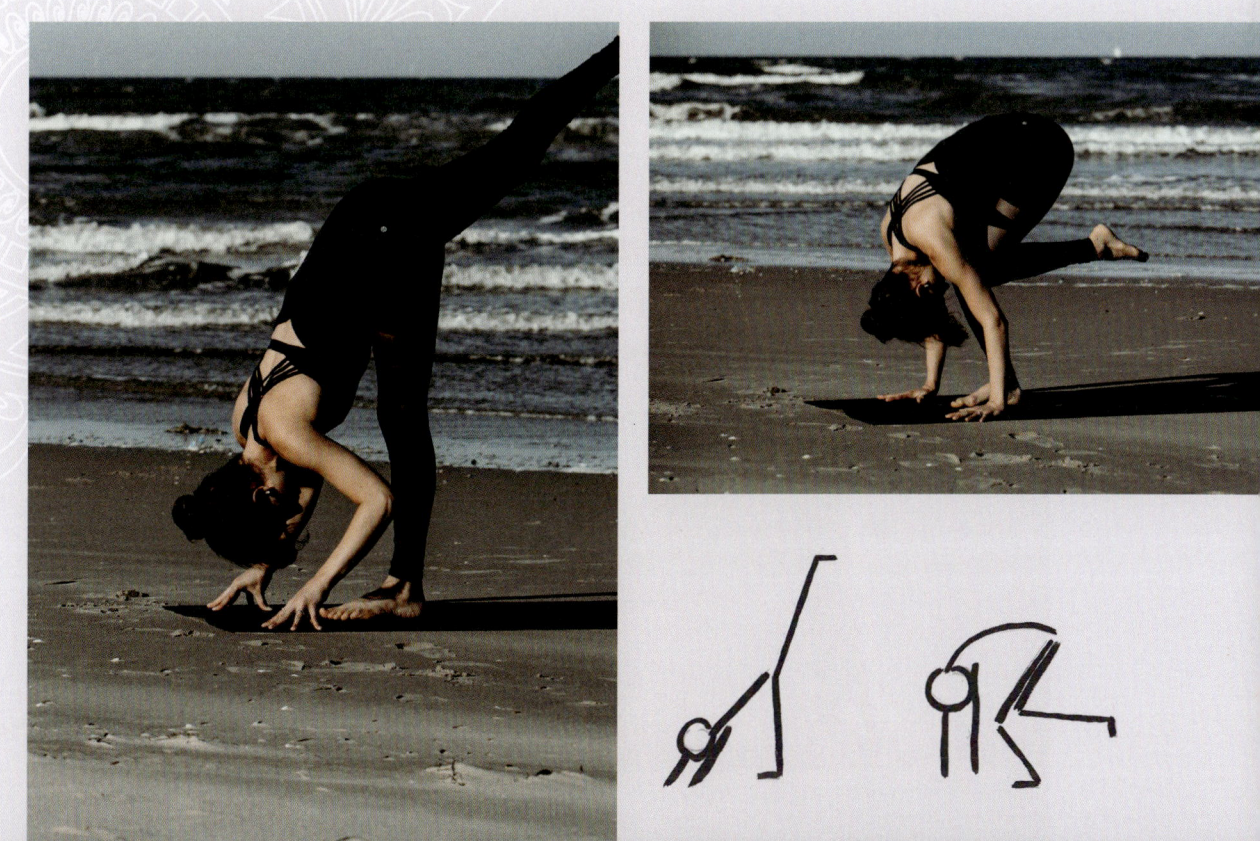

4. Ausfallschritt

Setze das linke Bein dann weit nach hinten. Du bist in einem *Ausfallschritt*. Deine Arme sind rechts und links vom vorderen Fuß. Atme hier tief ein und strecke die Wirbelsäule und das hintere Bein.

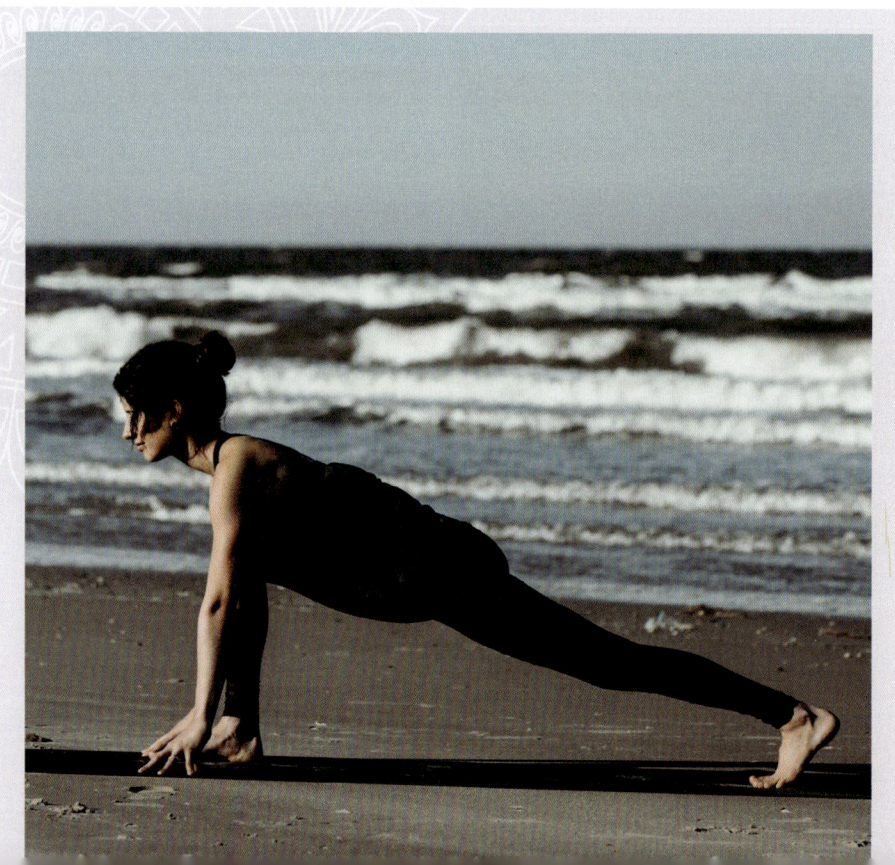

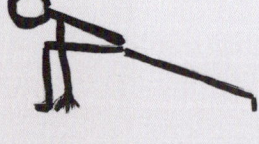

5. Variante Pyramide

Mit der Ausatmung strecke das vordere Bein, so gut es geht, für die *Pyramide*. Einatmend kannst du das Bein wieder in den Ausfallschritt beugen. Wechsle dynamisch zwischen den beiden Positionen.

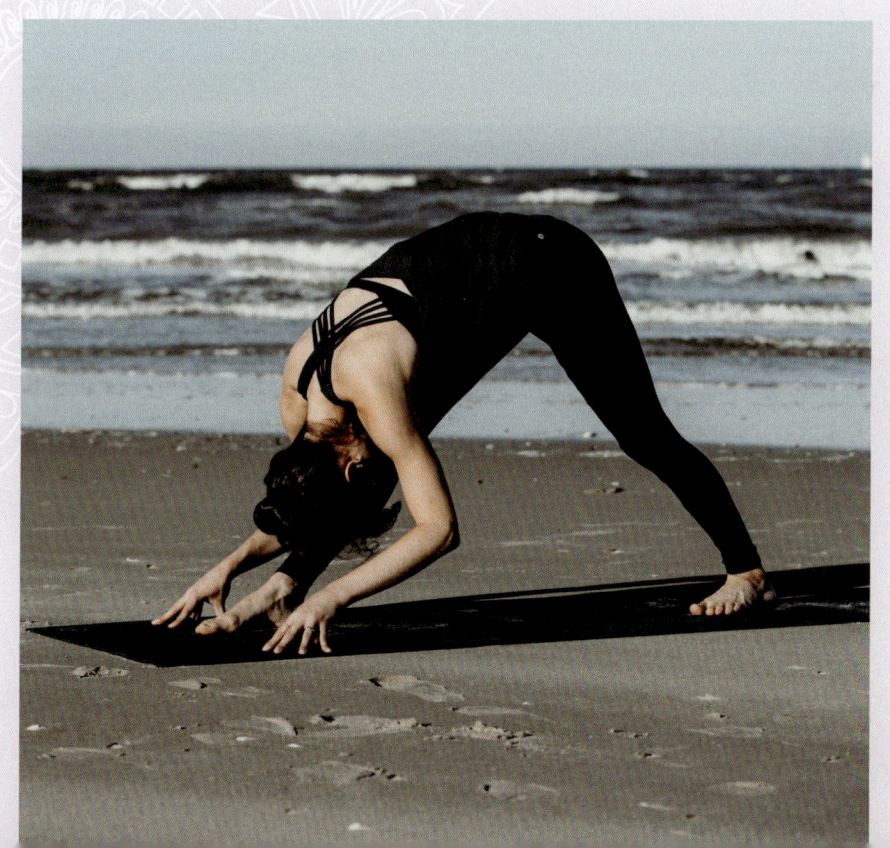

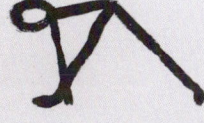

6. Gedrehtes Dreieck

Setze den hinteren Fuß etwa einen Schritt weiter vor. Der Fuß dreht um 45° nach außen und presst fest in den Boden. Beide Beine sind gestreckt.

Strecke den Rücken so lang wie möglich und aktiviere die Bauchmuskulatur. Setze die linke Hand außen an deinem rechten Fuß auf den Boden oder auf einen Block. Hebe den rechten Arm nach oben. Die Schultern stehen übereinander.

Atme hier fünfmal tief ein und aus. Ziehe ausatmend den Bauchnabel noch mehr nach innen für einen Detoxeffekt.

Drehe dich dann zurück zur Mitte.

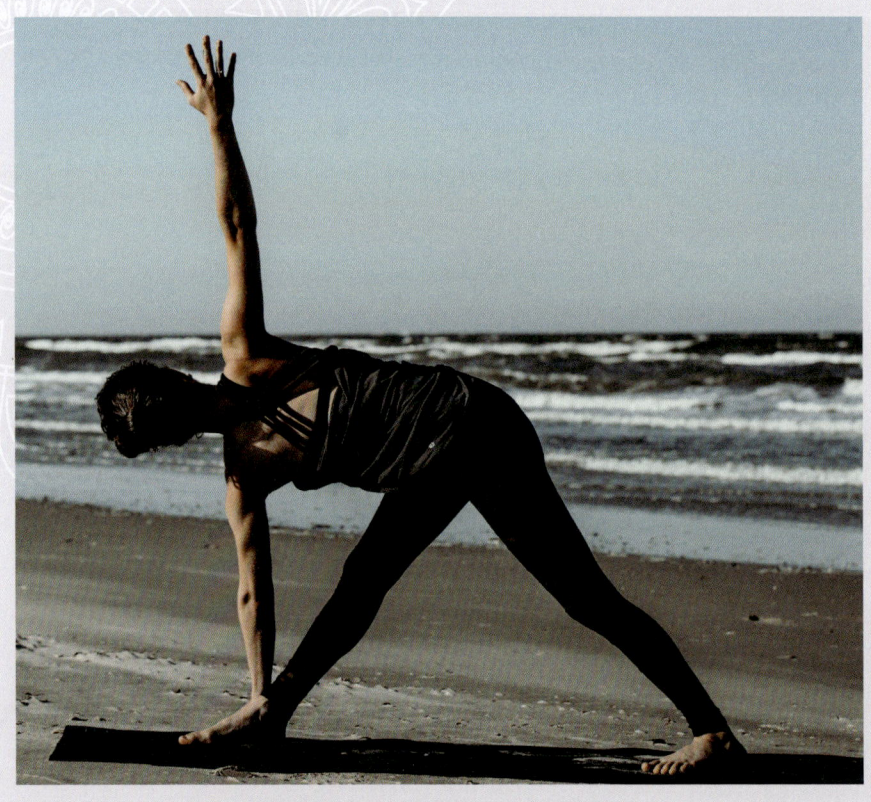

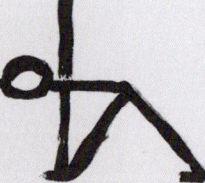

7. Schritt nach vorn in die Stuhlposition

2. Seite der Haltungen dieser Sequenz

DRITTE SEQUENZ: FOKUS ENTLASTUNG

Diese Sequenz beginnt genauso wie die zweite Sequenz.

1. Stuhl

2. Gedrehte Stuhlposition

3. Stehender Spagat mit Crunches

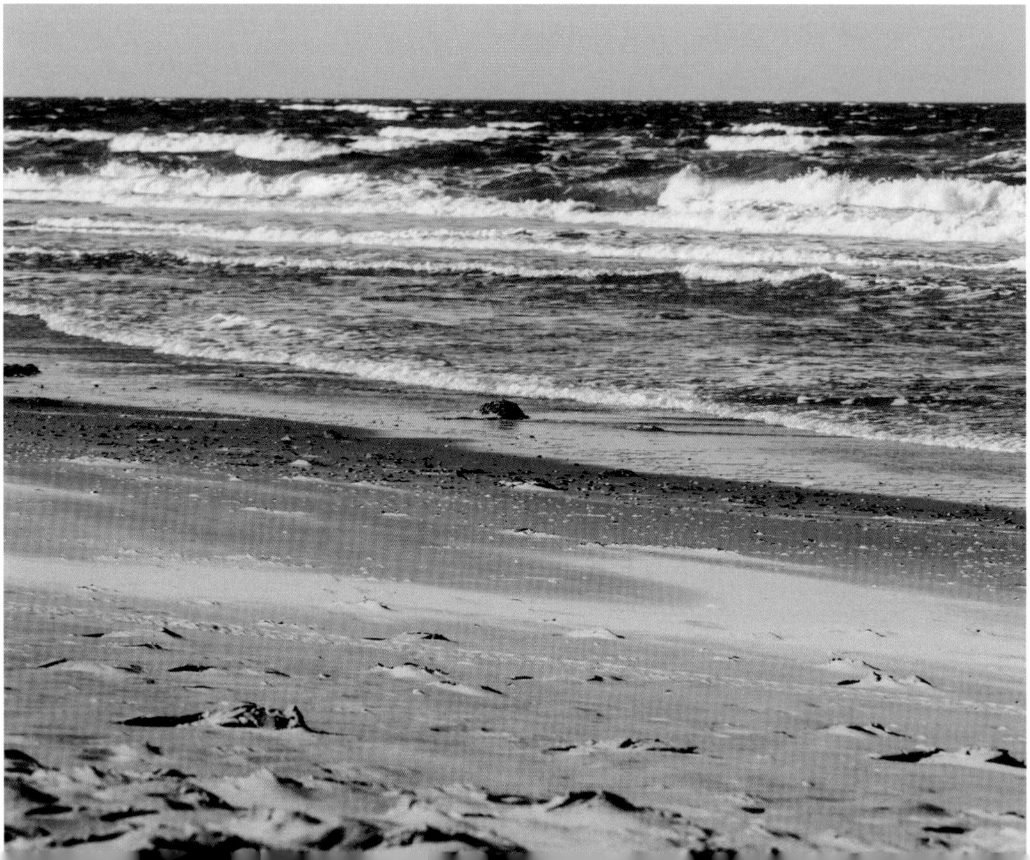

4. Aufgehender Mond

Setze das hintere rechte Knie auf dem Boden ab. Beuge das vordere Knie über dem Fußgelenk.
Hebe die Arme lang nach oben und genieße einige tiefe Atemzüge hier.

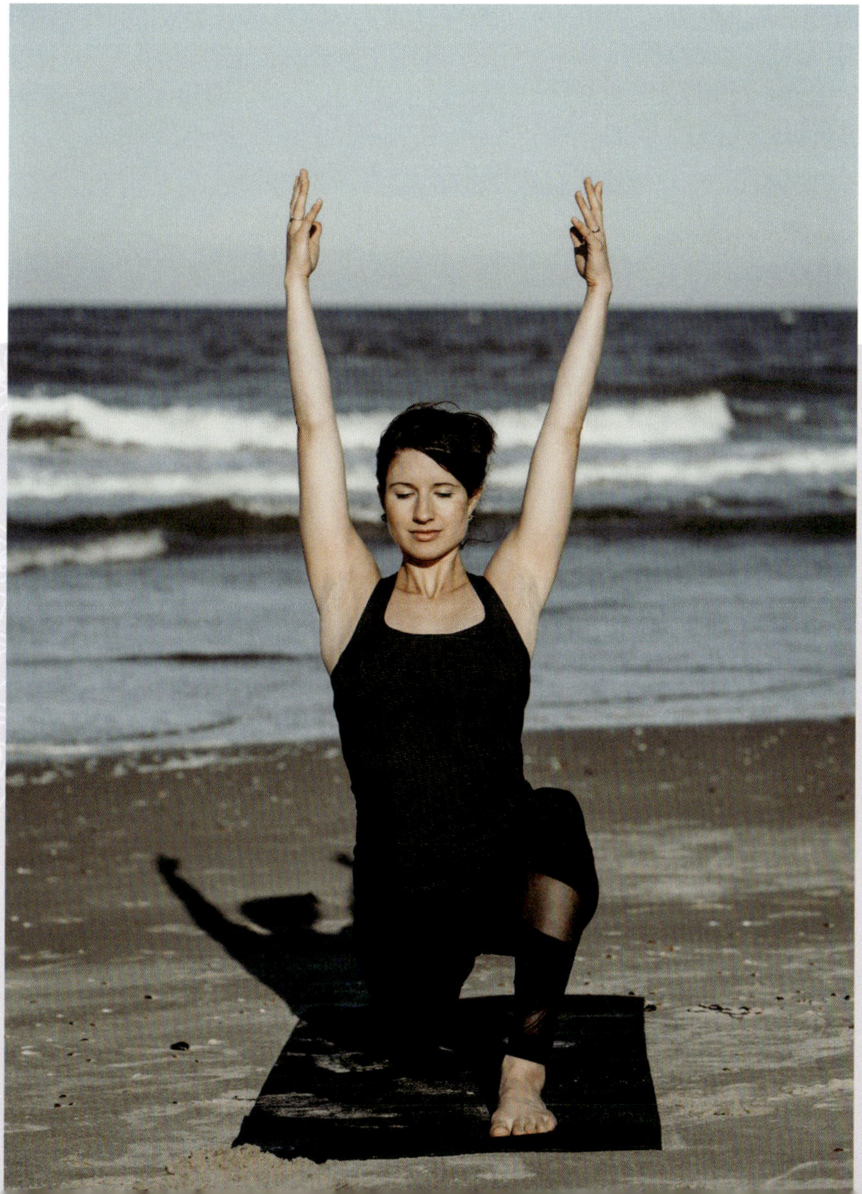

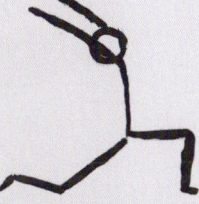

5. Oberschenkelstretch

Setze deine Hände innen an deinem linken Fuß auf den Boden. Hebe den linken Arm nach oben an und greife mit der Hand nach dem hinteren rechten Fuß für eine Oberschenkeldehnung.

Atme tief ein und strecke den Rücken, atme aus und drehe den Oberkörper seitlich auf.

Wenn du tiefer gehen möchtest, kannst du den vorderen Fuß auf die Außenkante legen und auf den rechten Unterarm kommen.

Fünf lange, leerende Atemzüge hier. Dann komme zurück zur Mitte.

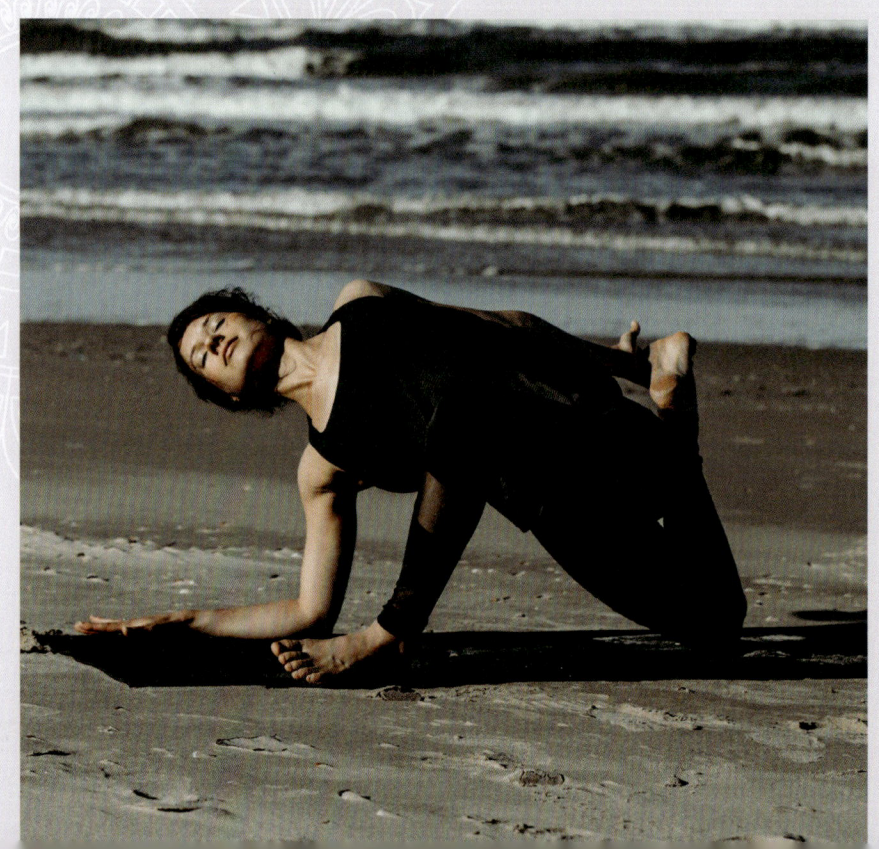

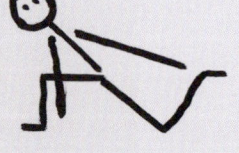

6. Halber Spagat mit Twist

Strecke das vordere linke Bein aus und bringe dein Becken über das rechte Knie für den *halben Spagat*. Setz deine rechte Hand auf den Boden und hebe den linken Arm nach oben für einen *Twist*. Verweile auch hier nochmals für fünf Atemzüge.

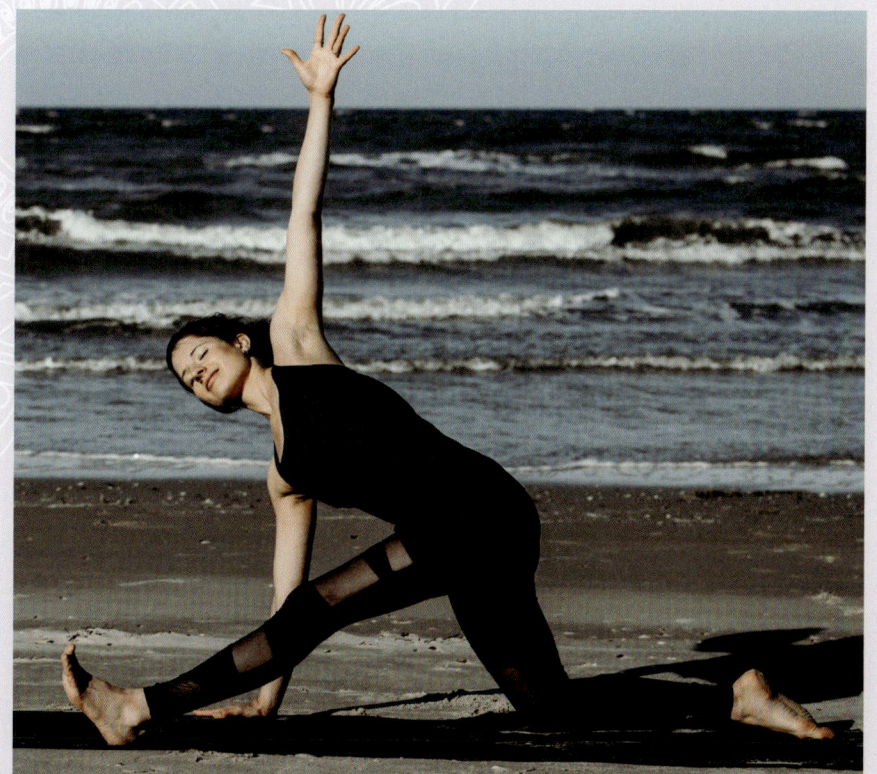

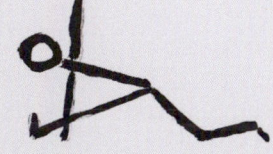

7. Schritt nach vorn in die Stuhlposition

2. Seite der Haltungen dieser Sequenz

8. Kindeshaltung

Löse die Position sanft auf und komme zurück in eine *Kindeshaltung*. Genieße die Pause. Atme tief in die Fülle ein und atme vollständig in die klärende Leere aus.

Komme dann zum Anfang der Matte zurück und wiederhole die Sequenz auf der anderen Seite ab Position 3.

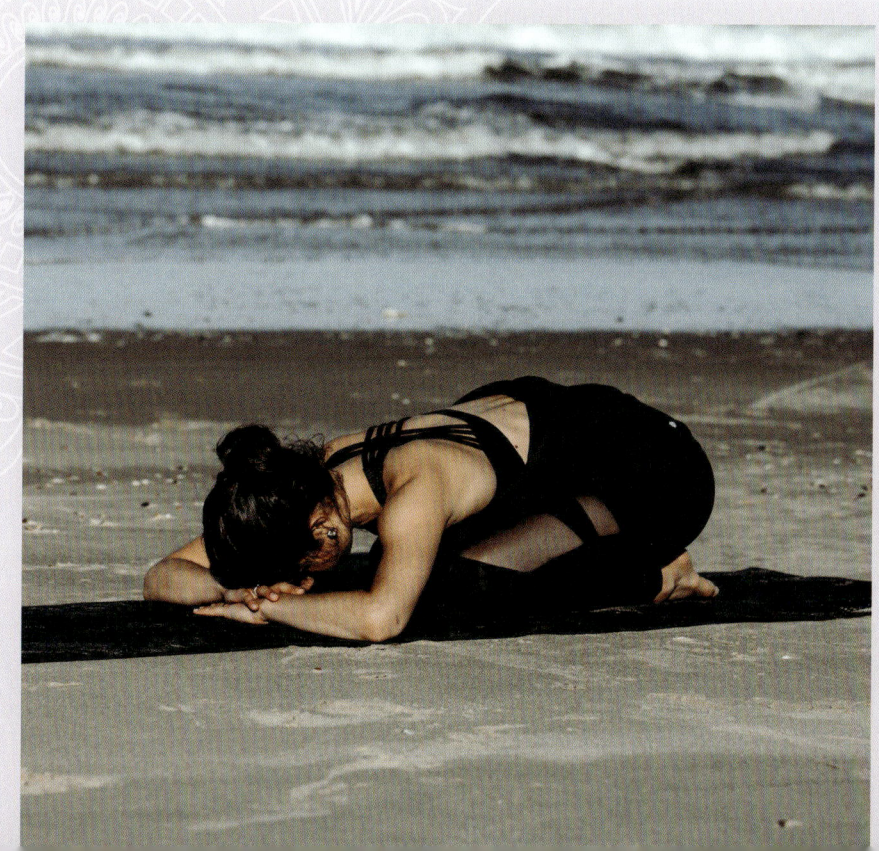

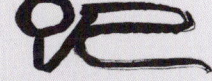

9. Gedrehte Krähe

Wenn du dich fordern möchtest und Spaß an Armbalancen hast, kannst du die *gedrehte Krähe* ausprobieren. Diese Position ist ein wunderbarer *Twist* für deine Mitte und die Wirbelsäule, bringt Leichtigkeit und kräftigt den Körper.

Beginne wieder in einer Hocke. Drehe dich dann nach links, verhake deine Arme außen am rechten Oberschenkel und bringe die Hände schulterweit zum Boden. Hebe etwas das Gesäß, sodass du deine Oberschenkel gestapelt auf die Oberarme legen kannst. Verlagere das Gewicht weit nach vorne, sodass sich vielleicht deine Beine heben.

Probiere die Position auch auf der anderen Seite aus.

Lasse dir Zeit mit den komplexen und fortgeschrittenen Haltungen. Nimm allen Ehrgeiz raus. Wenn es dir Freude bereitet, diese Positionen zu üben, dann übe sie. Wenn Unmut aufkommt und die Haltungen dich weg von dir selbst bringen, dann übe sie nicht.

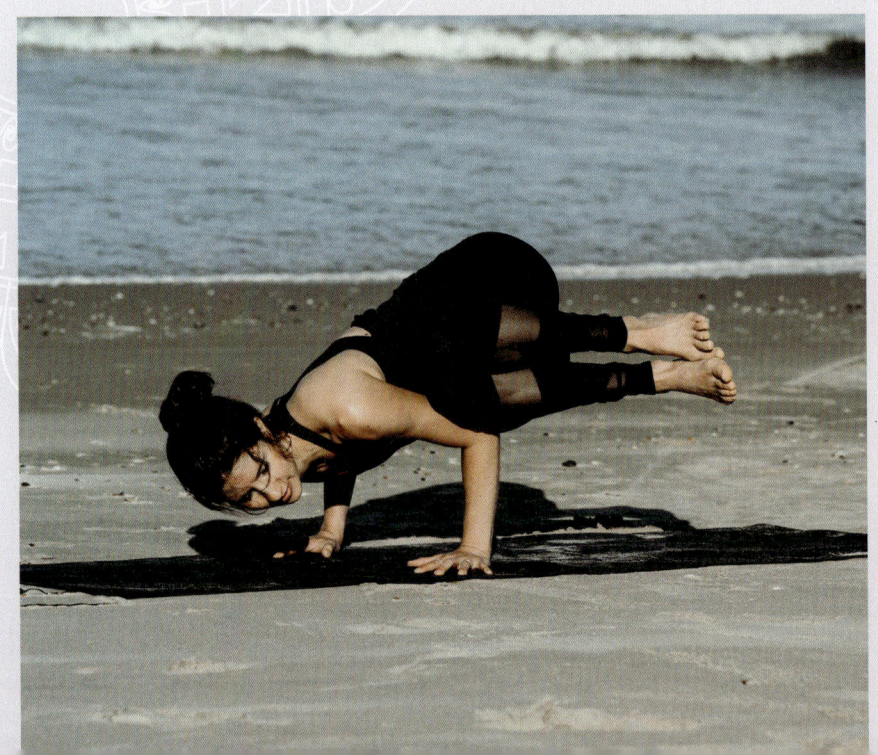

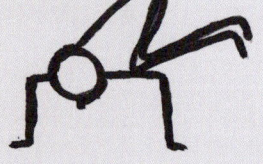

10. Liegende Drehung

Beende die Sequenz in Rückenlage. Strecke dein rechtes Bein am Boden aus und ziehe das linke Knie zu dir heran. Deine rechte Hand bleibt am Knie, strecke den linken Arm seitlich aus. Die rechte Hand zieht das linke Knie über den Körper in Richtung Boden. Gerne bleibe hier und atme. Schließe die Augen und entspanne dich.

Für eine Vertiefung kannst du das linke Bein strecken und mit der rechten Hand den Fuß fassen. Das rechte Bein kannst du beugen und ebenfalls den Fuß fassen, sodass der Oberschenkel gedehnt wird.

Kehre Atemzug für Atemzug deine Sinne mehr nach innen. Fokussiere dich auf eine lange Ausatmung, die klärend und beruhigend wirkt.

Wiederhole die Übung dann auf der anderen Seite.

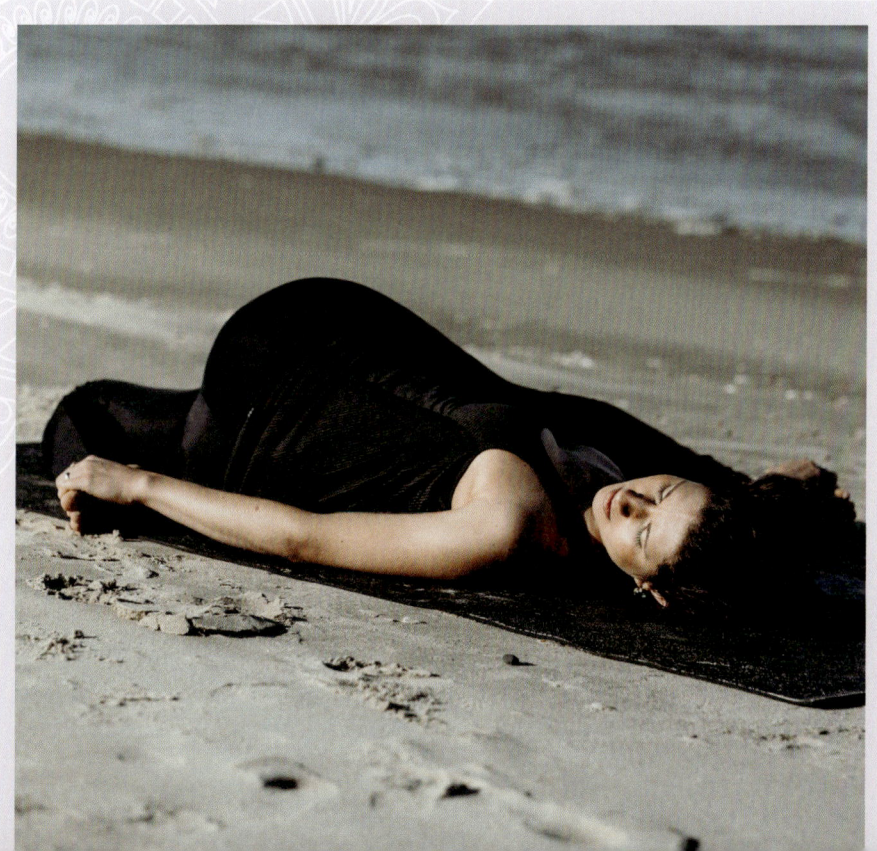

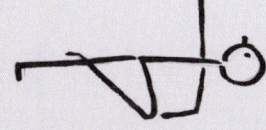

PRAXIS: DEN KÖRPER KLÄREN

Erste Sequenz: Fokus Bauch

1. Zehenstand
   2-3 Atemzüge

2. Herabschauender Hund
   5 AZ

3. Dreibeiniger Hund
   und Knie zur Brust
   E - A
   5 x wiederholen
   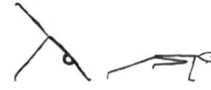

4. Taube
   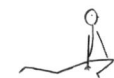

5. Twist-Taube
   E - A
   5 x
   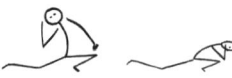

6. Bootsposition
   5 AZ

7. Halbes Boot
   5 x Boot - halbes Boot

8. Krähe

Wiederholen mit 2. Bein
ab Position 2

Zweite Sequenz: Fokus Twist

1. Stuhlposition
   3 AZ
   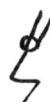

2. Gedrehte Stuhlposition
   3 AZ + 2. Seite

3. Stehender Spagat
   mit Crunches
   E - A
   5 x
   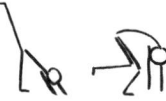

4. Ausfallschritt
   E

5. Variante Pyramide
   A
   5 x dynamisch wechseln

6. Gedrehtes Dreieck
   5 AZ

7. Schritt nach vorn und
   2. Seite aller Haltungen

Dritte Sequenz: Fokus Entlastung

1. Stuhlposition
   3 AZ

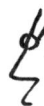

2. Gedrehte Stuhlposition
   3 AZ + 2. Seite

3. Stehender Spagat
   mit Crunches
   E - A
   5 x

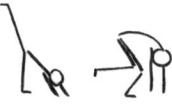

4. Aufgehender Mond
   E

5. Oberschenkelstretch
   5 AZ

6. Halber Spagat mit Twist
   5 AZ

7. Schritt nach vorn und
   2. Seite aller Haltungen

8. Kindeshaltung
   Einige Atemzüge, dann 2. Seite

9. Gedrehte Krähe
   Beide Seiten

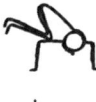

10. Liegende Drehung

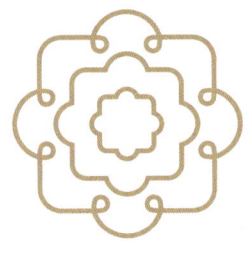

FREIES HERZ

6

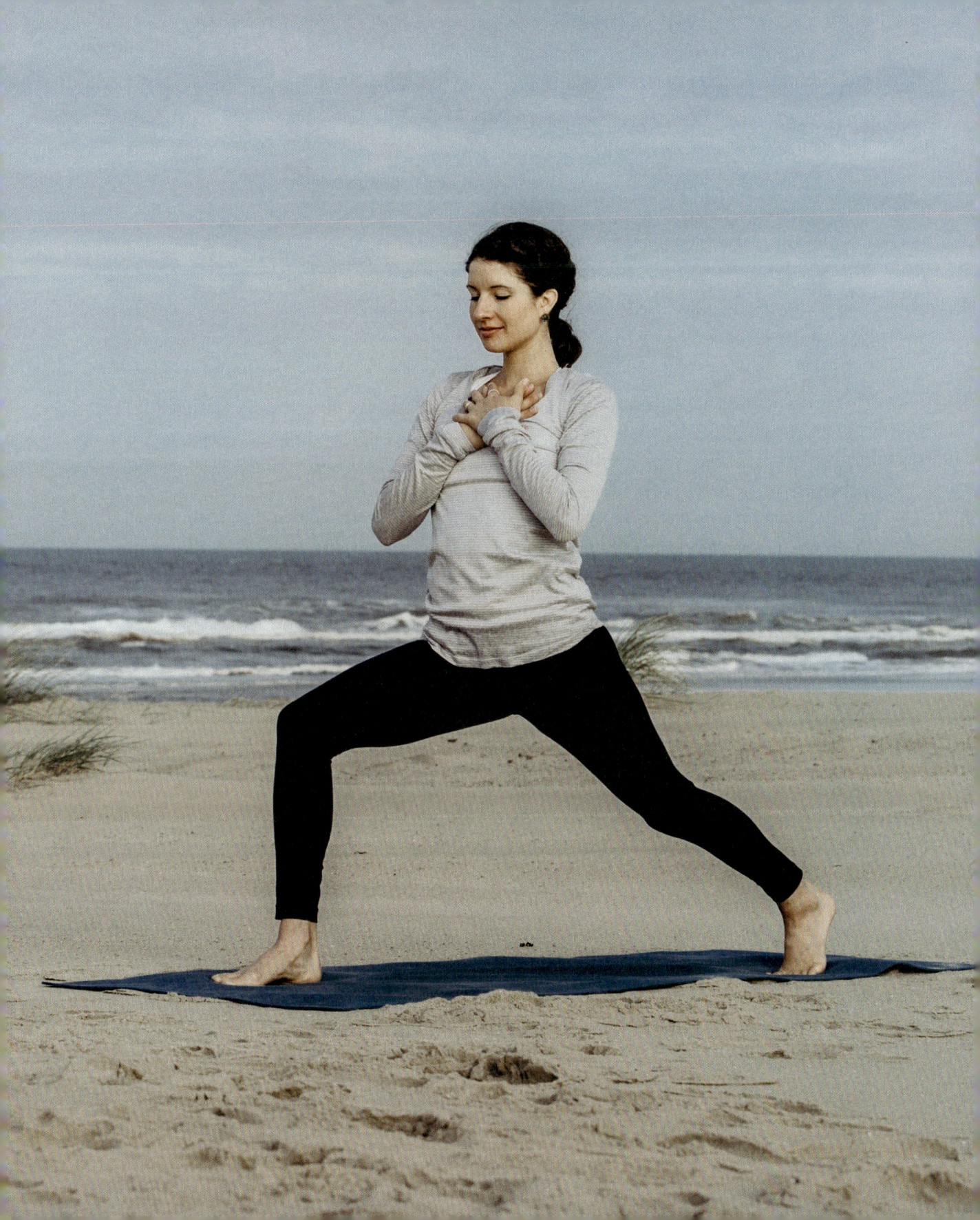

6.1 Einstimmung: Keji-Lake-Meditation

Suche dir einen ruhigen Ort, an dem du ungestört bist. Setze dich bequem auf ein Meditationskissen oder einen Stuhl. Achte darauf, dass du für einige Zeit aufrecht und bequem zugleich sitzen kannst.

Du kannst die nachfolgende Meditation Abschnitt für Abschnitt leise für dich lesen. Immer, wenn du einen Abschnitt gelesen hast, schließe deine Augen und lasse das Gelesene vor deinem inneren Auge erscheinen und in deinem Herzen wirken.

Alternativ kannst du auch jemanden bitten, dir die Meditation vorzulesen.

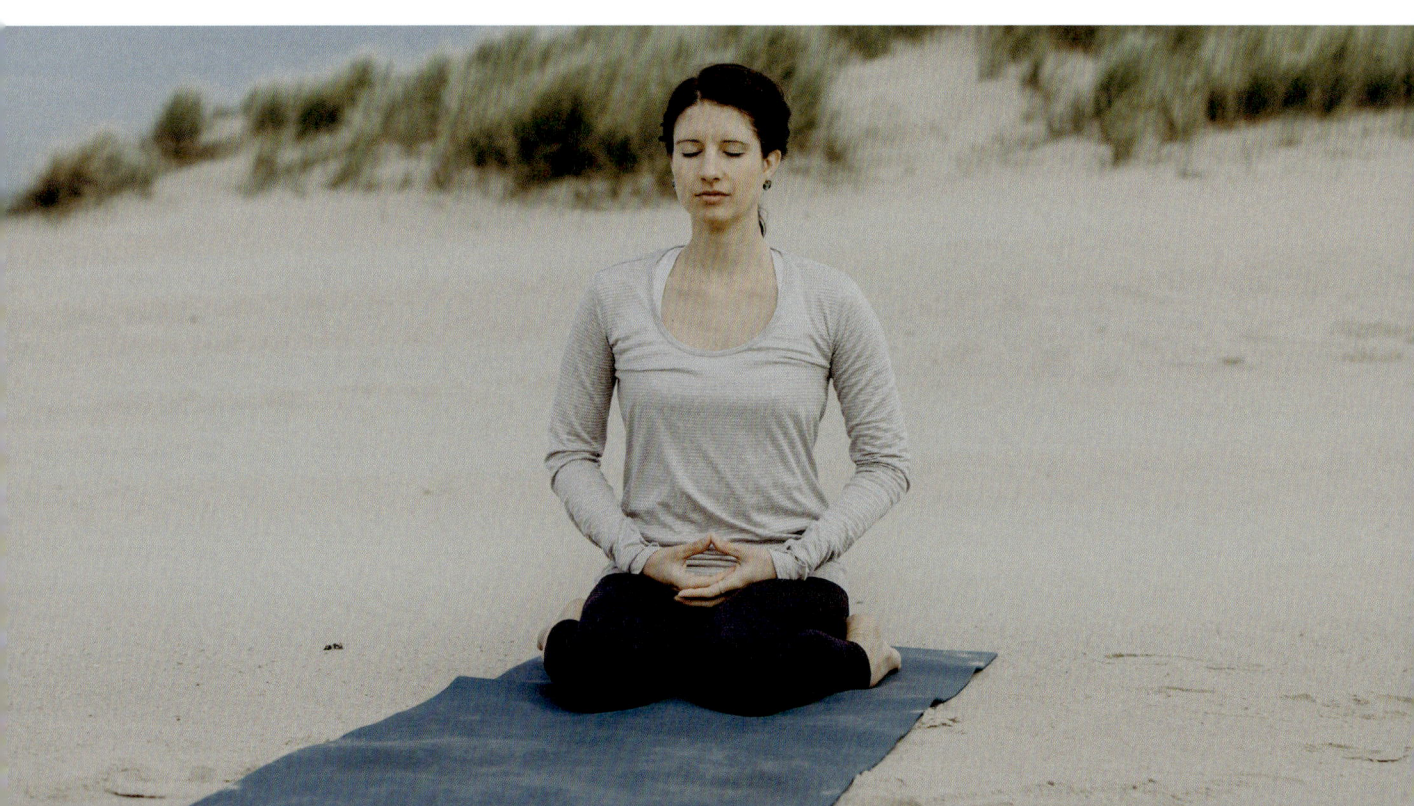

Schließe nun deine Augen.

Beobachte, wie dein Atem ein- und ausströmt. Mit jeder Einatmung hebt sich der Brustkorb.
Du erfährst Weite im Herzen. Mit der Ausatmung senkt sich die Brust. Das Herz entspannt.

Fokussiere dich für einige Atemzüge auf diese Herzatmung.
Nimm wahr, ob Spannung oder Enge im Herzbereich fühlbar sind. Atme weiter tief ein und aus
– unabhängig davon, was du erfährst. Beobachte gelassen deine Empfindungen.

Wenn du bereit bist, fahre fort.

Tauche mit deiner Achtsamkeit tief in den Herzraum hinein.
Stelle dir vor, dass dein Herzraum einem glatten See gleicht. Der See ist weit, ruhig
und Sonne spiegelt sich in seiner Oberfläche. Kleine Inseln liegen im See.

Nimm dir einen Moment Zeit, um deinen inneren Herz-See zu sehen.

Nun nähere dich einer der Inseln an. Diese Insel trägt den Namen „Vergangenheit". Auf ihr
leben Erinnerungen, Träume, vergangene Beziehungen, alter Schmerz und Kindheit. Erlaube dir,
einen Moment lang Assoziationen zu diesen Themen zu spüren. Woran erinnerst du dich gerne?
Welche Gefühle stehen in Zusammenhang mit Vergangenheit? Spürst du ab und zu in deine
Vergangenheit hinein oder bist du abgeschnitten von ihr?

Nimm alles wahr. Atme in deine Erinnerungen und Empfindungen hinein. Nimm sie gelassen
aus deinem starken Herzen heraus an.

Löse dich nach einiger Zeit wieder von deiner Vergangenheit.
Werde dir bewusst, dass du nur zu Besuch auf dieser Insel bist.

Du ziehst weiter, gleitest über den wundervollen,
unergründlichen und gleichzeitig vertrauten See.

Die nächste Insel auf deiner Reise nennt sich „Gegenwart".
An Land warten Eindrücke deines derzeitigen Lebens auf dich: geliebte Menschen,
Arbeit, Freizeit, Wohnort und aktuelle Probleme und Ereignisse.

Auch hier nimm dir Zeit, um die Gegenwart zu spüren. Wie erlebst du deine Gegenwart?
Wie fühlt sich dein Leben gerade an?
Wo gibt es Erfüllung und wo ist manchmal Leere zu empfinden?

Erlaube dir, alles wahrzunehmen, ohne etwas zu erwarten. Atme tief weiter, unabhängig davon,
ob du Freude oder Leid erfährst. Gehe stark durch Gedanken und Empfindungen hindurch.

Dann ist es Zeit, weiterzuziehen. Verschließe dein Herz in Bezug auf die Insel der Gegenwart
wieder. Es ist nun um eine Erfahrung reicher.

Deine Reise durch den See deines Herzraums führt dich auf die letzte Insel namens „Zukunft".
Diese Insel ist riesig und verändert dauerhaft ihr Erscheinungsbild. Sie ist nicht fest und
gestaltet sich mit deinen Entscheidungen. Betrachte die Insel mit ihren Visionen, Ideen,
Idealbildern, Trugbildern und dem unerschöpflichen Potenzial. Wer willst du sein? Wie möchtest
du leben? Wie möchtest du dich fühlen?

Nimm wieder wahr, ohne ein Ziel zu haben. Lasse Bilder und Gefühle frei kommen und gehen.

In deiner Zeit verabschiede dich von diesen Eindrücken.

Betrachte noch einmal deinen weiten inneren See mit seinen Inseln, der Sonne und der Ruhe.

Und dann verlasse auch dieses Bild. Komme zurück ins Hier und Jetzt.
Nimm wahr, wie du atmend dasitzt.

Öffne sanft die Augen.

6.2   Yoga – Anbindung an das freie Herz

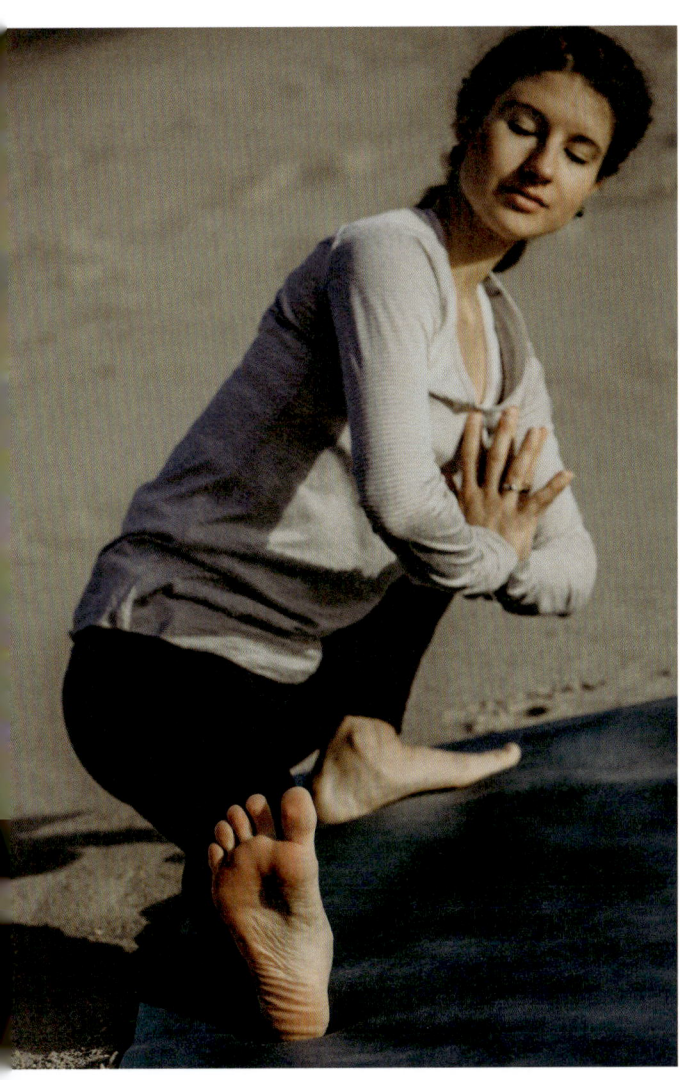

Fokus und Klarheit sind nicht nur Kategorien für Geist, Innenwelt und Außenwelt und Körper. Ein klarer Bezug zum eigenen Herzen ist ebenso bedeutsam und kann uns große Freiheit schenken. Meiner Erfahrung nach fällt es vielen Menschen schwer, im Alltag eine klare Anbindung an ihr Herz zu erhalten. Die meiste Zeit ist man eher kopfgesteuert.

Im Yoga schaffen wir den Zugang zur inneren Klarheit, Freiheit und Essenz durch den Kontakt zum Herzen. Diese innere, individuelle Essenz eines Jeden wird „Purusha" genannt. Sie liegt unter den oberflächlichlicheren Hüllen von Körper, Atem, Gefühlen und Geist. Im Grunde ist Purusha nicht mehr beschreibbar.

Daher widmet sich dieses Kapitel der Erkundung des Herzens, das eine Verbindung zu unserer Essenz, Purusha, ermöglicht.

FREIHEIT IST UNSERE ESSENZ.

Jeder Herzraum beherbergt kleinere, wechselnde Empfindungen, die ein Feedback über die aktuelle Situation oder die Tagesverfassung geben. Diese rasch vergehenden Gefühle sind zum Beispiel Neid, Angst oder Wut. Als wechselnde und negative Empfindungen werden sie im Yoga auch als Hindernisse auf unserem Weg angesehen.

Die große Kunst liegt darin, diese Gefühlsregungen im Alltag wahrzunehmen und ihnen einen angemessenen Stellenwert zu geben. Geben wir dem Neid allzu oft Raum in unserem Herzen, verfallen wir in Selbstzweifel und mindern unseren Wert bis hin zum Verblassen.

Wenn Angst in uns einzieht, scheuen wir uns davor, ein volles Leben zu gestalten und kraftvoll unseren Weg zu gehen. Taub, dumpf und abgeschnitten von allem, was schmerzhaft oder vergänglich ist, verstecken wir uns in der Angst.

Das andere Extrem ist die übertriebene Freude, der naive Wunsch, alles könne immer rosarot sein. Wir stürzen uns von Genuss zu Genuss, um möglichst viele Höhen zu erleben und die Tiefen zu vermeiden.

Doch eines fehlt uns in den wechselnden Empfindungen immer: der Zugang zum großen Lebensgefühl in unserem Herzraum, der Zugang zu unserer Essenz.

„Deine Seele oder Essenz schaut ruhig zu.
Sie verändert sich nie.
Sie ist heute dieselbe Seele wie als du
geboren wurdest,
als du an deinem Pult in der Schule saßt,
als du das erste Mal jemandem geholfen hast,
als du das erste Mal liebtest,
als du dich das erste Mal fragtest, was
deine Aufgabe im Leben ist und wie du sie
erfüllen würdest.
All diese Zeit über hat deine Seele ihre Anbindung an die Schöpfung behalten,
in der Gewissheit,
dass dieses Leben die größte aller Reisen ist.
Und das Leben ist es absolut wert, gefeiert
zu werden!"

Rod Stryker

Empfindung um Empfindung treibt uns – ob bewusst oder unbewusst – von A nach B. Der Kontakt zum tiefsten Inneren des Herzens, zu unserem Lebensgefühl, führt uns hingegen in eine tiefe Zufriedenheit, Klarheit und letztendlich in die Freiheit.

Man kann sich das Herz vorstellen wie einen Baum: Die kleinen Äste und Verzweigungen wachsen in alle Richtungen. Sie sind die alltäglichen, wechselhaften Empfindungen, die den Körper, wie im Wind, mal hierhin, mal dahin bewegen. In ihren Verästelungen ist es leicht, sich zu verlieren oder stecken zu bleiben. Andauernd konstruieren sie sich neu, sind befremdlich und teilweise unbenennbar.

Das große Ganze, der Baum an sich, das Lebensgefühl, jedoch wächst in die Weite, nach oben und in die Freiheit.

Der Weg hin zu mehr Gelassenheit in Bezug auf die alltäglichen Empfindungen und zu mehr Verbindung zu unserer Essenz geht nicht über den Kopf. Er führt uns durch den Körper in unser Herz.

Zum einen können wir uns im Alltag mehr Zeit für die positiven „Grundgefühle" nehmen. Diese haben eine nachhaltigere Wirkung auf unser Lebensgefühl.

Ein verständliches Beispiel ist hier die beständige Liebe zu Familie, Freunden oder einem Partner. Sie ist allzeit in uns, auch in Momenten, in denen wir uns ihrer nicht offensichtlich bewusst sind. Diese Liebe schützt uns vor Einsamkeit.

Wenn ein Herz von Mitgefühl erfüllt ist, hat Neid keinen Platz mehr darin. Vertrauen ist eine sehr erdende Empfindung, die über Ängste hinweg trägt. Und wer den Tag mit einem Gefühl von Dankbarkeit für all das Positive im Leben beenden kann, wird mehr Zufriedenheit erfahren.

Neben der Fokussierung auf positive „Grundgefühle", bringt uns auch körperliche Bewegung in Kontakt mit mehr als nur unserem Geist oder negativen Empfindungen. Das Bewusstsein wird tiefer gelenkt und auf den gesamten Körper ausgedehnt. Auch die Atmung wird spürbar.

Yoga bedeutet aus dem Sanskrit übersetzt *Joch*, *anjochen* oder *verbinden*. Für mich ist es immer wieder ein Vereinen von scheinbar getrennten Komponenten: Kopf und Herz, Körper und Seele, klar und bewusst im Alltag leben und dennoch frei sein.

6.3 Fünfte Yogapraxis: Klarer, freier und kraftvoller Herzraum

Die nachfolgende Praxis führt dich über den Körper ins Fühlen des Herzraums. Sie besteht aus mehreren Sequenzen, die aufeinander aufbauen. Übe wieder erst Stück für Stück die einzelnen Positionen und Abfolgen. Wenn du diese gut beherrscht, kannst du die Abfolge in ihrer Gänze üben.

Im Yoga praktizieren wir oftmals *Herzöffner* oder auch *Rückbeugen* genannt, um in Kontakt mit unseren Gefühlen zu treten. In diesen Positionen geht es darum, die Körpervorderseite zu dehnen. Speziell der Herzraum wird geöffnet. Hierbei ist es wichtig, ganz achtsam zu üben. Da intensive Rückbeugen für unsere Körper sehr ungewohnt sind, braucht es Kraft und Übungspraxis, bis man die Positionen in ihrem vollen Umfang genießen kann. Gehe immer nur so weit in die Haltungen hinein, dass du keinen Schmerz im Rücken fühlst.

Auch der Atem kann dir in den Asanas helfen. Verlängere mit jeder Einatmung die Wirbelsäule und die Körperseiten. Mit jeder Ausatmung aktiviere die Bauchmuskeln.

Selbst wenn du nicht die gesamte Sequenz üben solltest, praktiziere bitte die ausgleichenden Übungen aus der fünften Sequenz.

Am Ende des Kapitels findest du wieder einen Spickzettel, den du dir neben die Matte legen kannst, wenn du vertrauter mit der Übungsabfolge geworden bist.

ERSTE SEQUENZ:
DEN KÖRPER FÜHLEN UND ÖFFNEN

1. Seitneigen

Komme in einen aufrechten Stand. Die Füße stehen etwa beckenknochenweit auseinander. Das Steißbein ist lang. Hebe die Arme nach oben und greife mit der linken Hand dein rechtes Handgelenk. Atme ein und ziehe die Wirbelsäule lang, atme aus und neige dich nach links. Verankere hierbei den rechten Fuß fest im Boden. Nimm einige volle Atemzüge hier und wechsle dann die Seite.

Komme danach zurück in die Mitte.

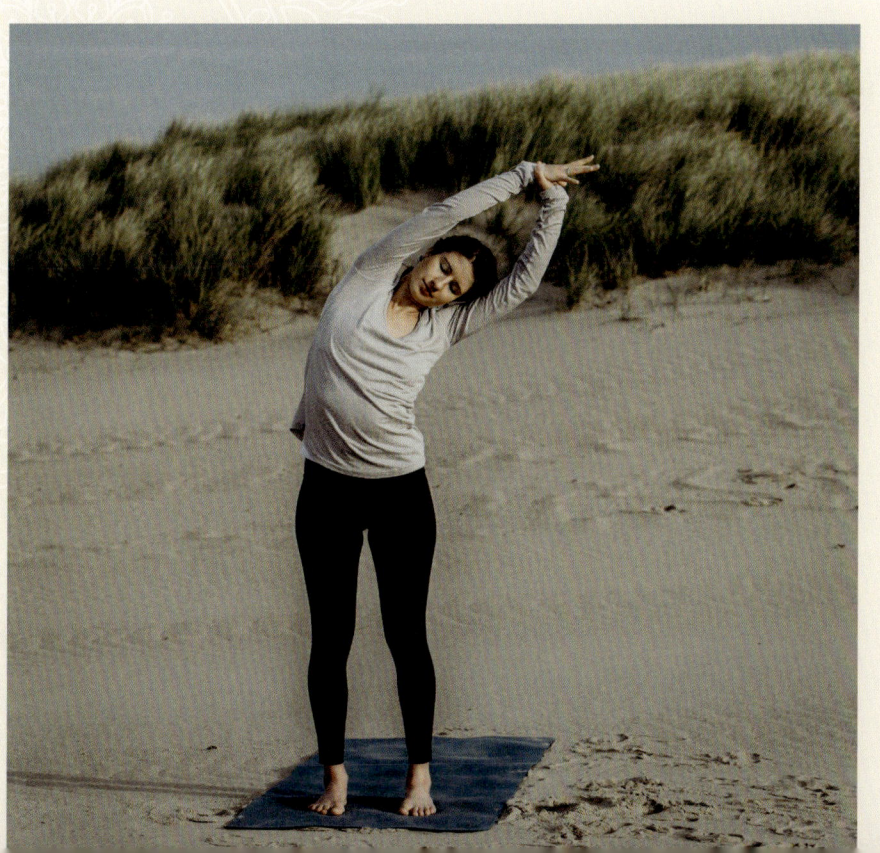

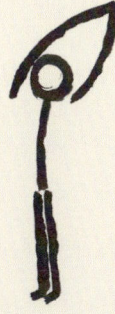

2. Ganze Vorbeuge mit Schulterdehnung

Atme aus und komme mit gebeugten Knien und geradem Rücken in eine *stehende Vorwärtsbeuge.*
Greife hier die Hände über deinem Gesäß ineinander. Beuge dein rechtes Knie und strecke dein
linkes Bein. Drehe den Oberkörper nach links auf. Vielleicht kann deine rechte Schulter auf dem
rechten Oberschenkel liegen. Ziehe die obere linke Schulter zurück und atme.

Wechsle dann einige Male die Seiten.

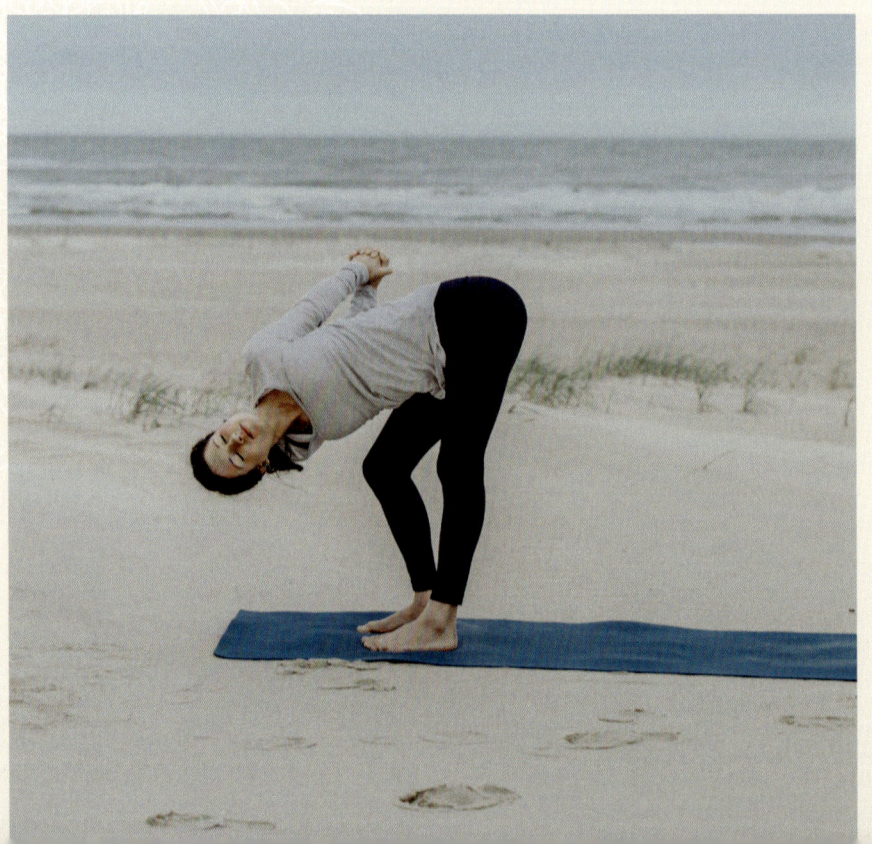

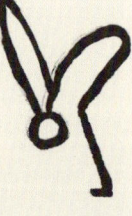

3. Halbe Vorbeuge

Aus der *Vorbeuge* heraus ziehe die Wirbelsäule lang für eine *halbe Vorbeuge*. Deine Hände können auf dem Boden sein oder auf deinen Schienbeinen – je nach Flexibilität deiner Beinrückseiten. Der Fokus ist hier die Länge des Rückens und nicht der Streckungsgrad der Beine.

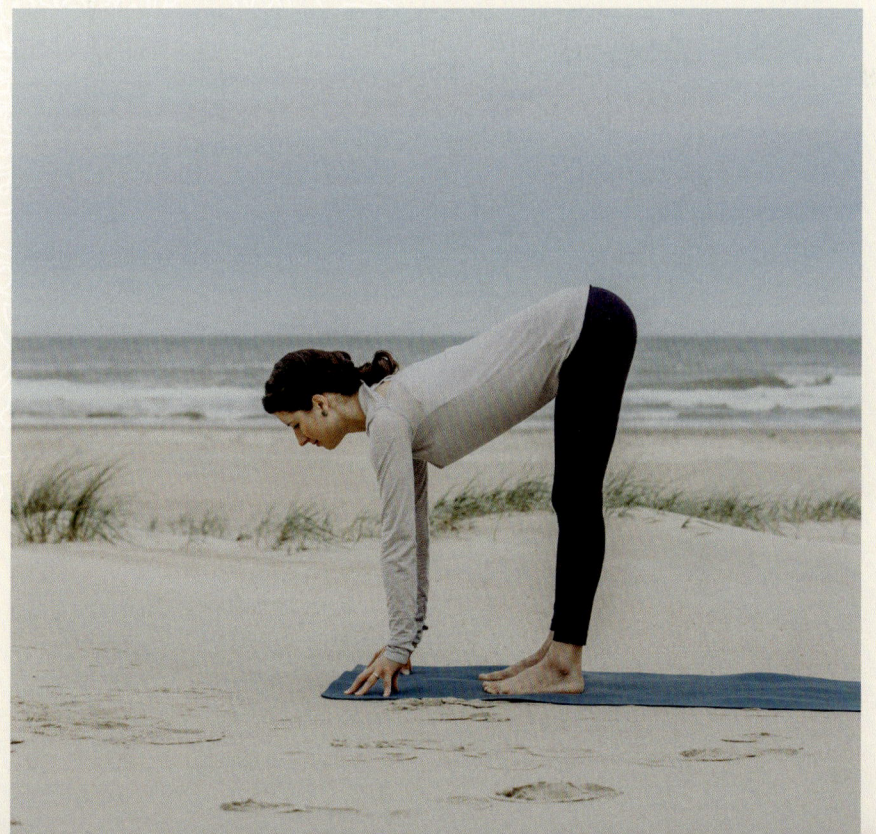

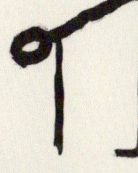

4. Ausfallschritt

Setze das linke Bein zurück in einen *großen Ausfallschritt*. Der Rücken bleibt lang. Die Hände sind auf dem Boden. Ziehe den Rücken einatmend nochmals lang und hebe ausatmend den rechten Arm nach oben in Richtung Himmel für eine Drehung. Ziehe die Schulterblätter sanft auf dem Rücken zueinander. Hier kannst du dich zurücklehnen und in die Weite im Brustbereich atmen.

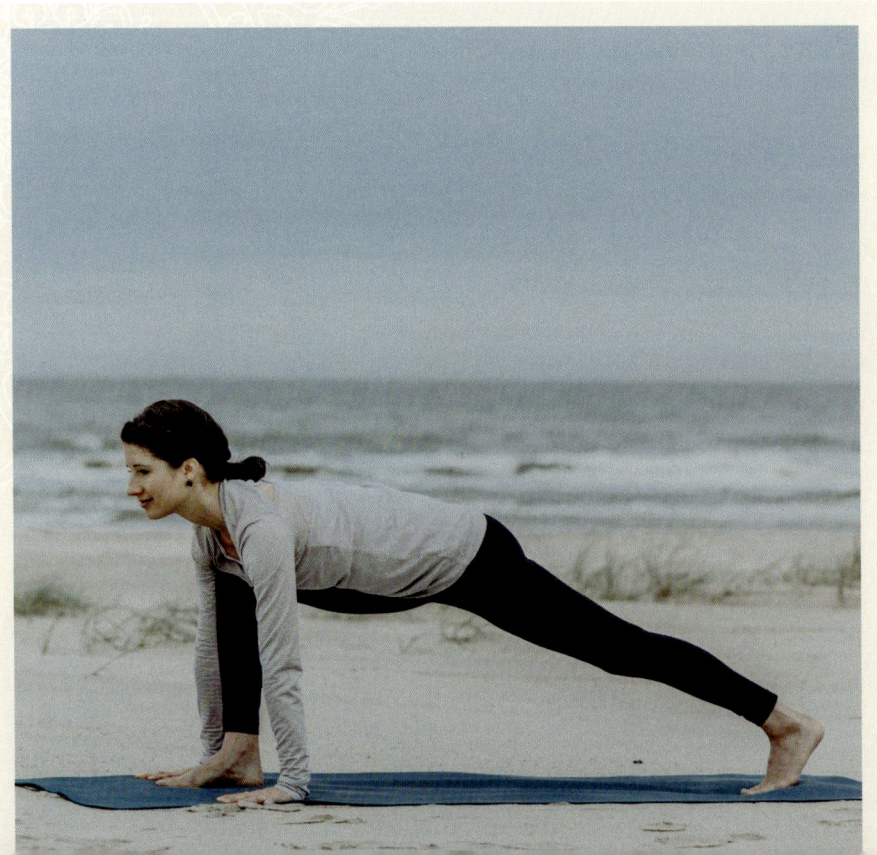

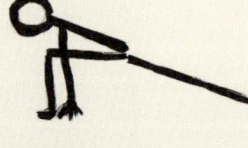

5. Oberschenkelstretch

Lege das hintere linke Knie zum Boden ab. Der rechte Arm bleibt gehoben und der Oberkörper gedreht. Hebe den linken Fuß vom Boden hoch und greife mit der rechten Hand den Fuß hinter dir für einen *Oberschenkelstretch*. Nimm einige tiefe Atemzüge und nimm wahr, wie sich der Körper immer mehr öffnet.

Dann löse die Position auf.

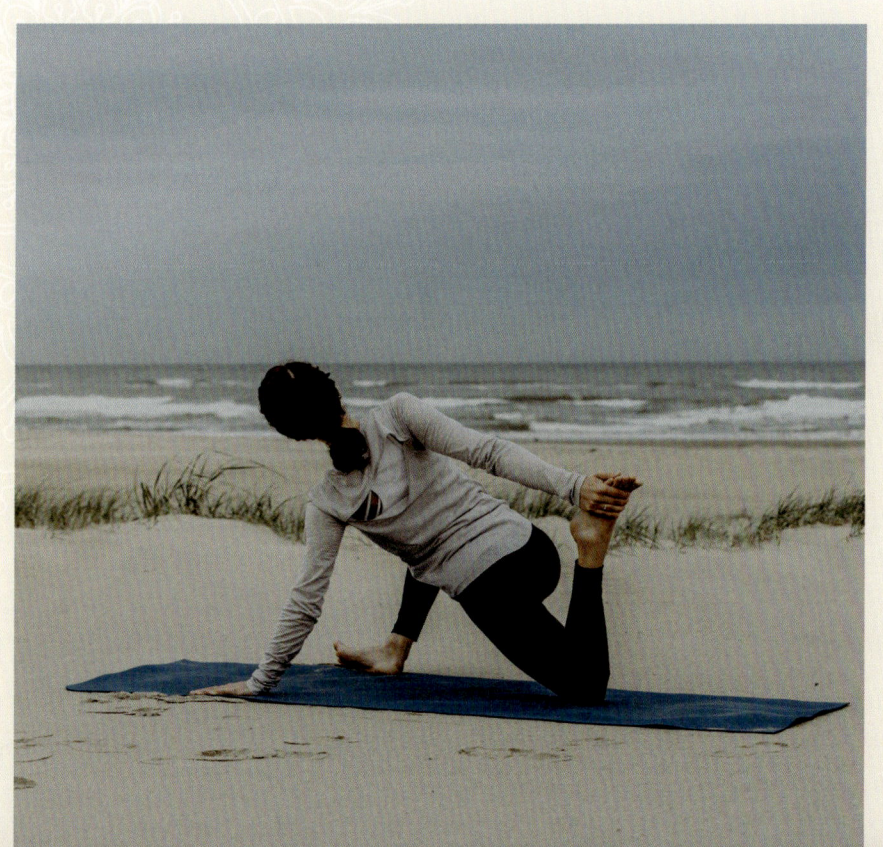

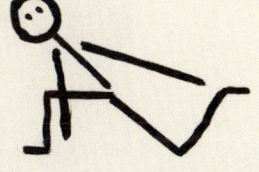

6. Bretthaltung

Atme aus und tritt zurück in die *Bretthaltung*. Die Hände stehen unter den Schultern. Die Finger sind gespreizt und du presst die Hände aktiv in den Boden. Ziehe den Bauch nach innen und lasse den Rücken nicht durchhängen. Der Blick geht zur Nasenspitze.

Atme hier nochmals ein.

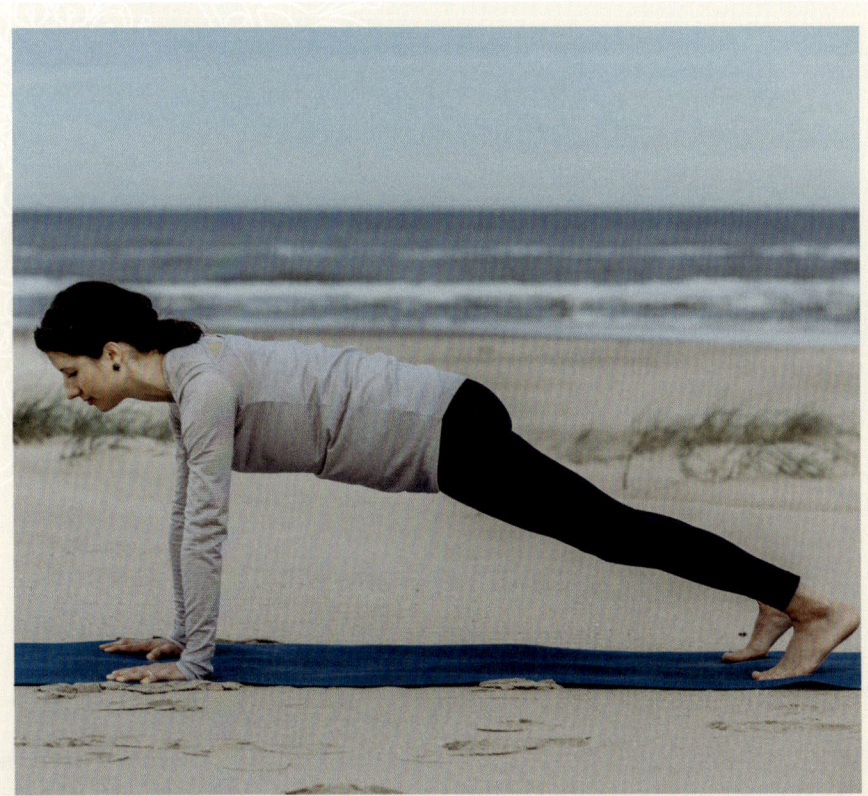

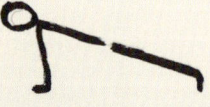

7. Chaturanga Dandasana

Deine Beine sind aktiv und der Bauch ist fest. Dein Rücken ist lang. Deine gespreizten Hände liegen neben der Brust auf und die Ellbogen haben einen rechten Winkel. Hebe die Schultern weg vom Boden und verlängere den Nacken.

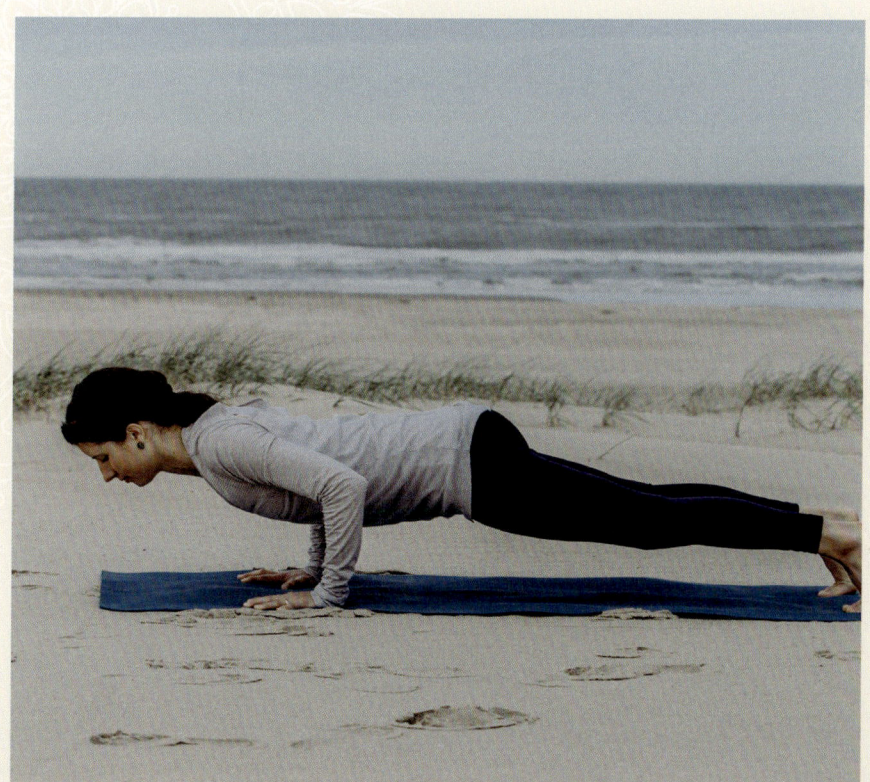

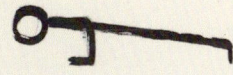

8. Fluide Kobra

Komme in die Bauchlage. Setze hier die Hände neben der Matte auf Brusthöhe auf dem Boden ab. Du kannst auch auf die Fingerspitzen kommen. Presse die Fußrücken in die Erde und verlängere das Steißbein. Atme ein und hebe den Brustbereich an, atme aus und schaue über deine linke Schulter. Von hier aus beginne, den Herzraum frei zu bewegen und zu schlängeln. Hier geht es nicht darum, die Übung perfekt auszuführen, sondern darum, zu spüren, in welche Richtung du dich heute bewegen und dehnen möchtest. Schaffe Weite, wo es eng ist.

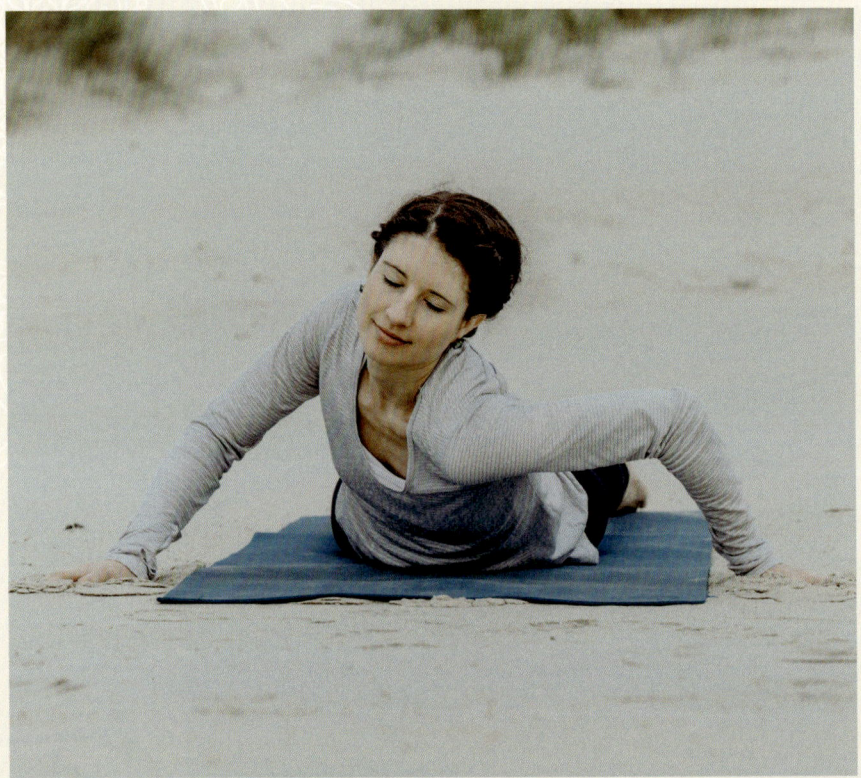

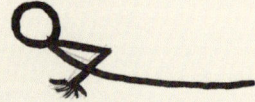

9. Herabschauender Hund

Komme in den *herabschauenden Hund*. Deine Hände stehen schulterweit und du ziehst die Schultern weit weg von den Ohren. Schiebe die Sitzbeinknochen nach hinten und oben. Wenn der Rücken sich nicht gut strecken lässt, beuge deine Knie, sodass du das Becken besser nach hinten und oben schieben kannst.

Atme einige Male tief ein und aus.

Wandere dann mit den Füßen zum Anfang deiner Yogamatte zurück und wiederhole die Sequenz mit dem anderen Bein.

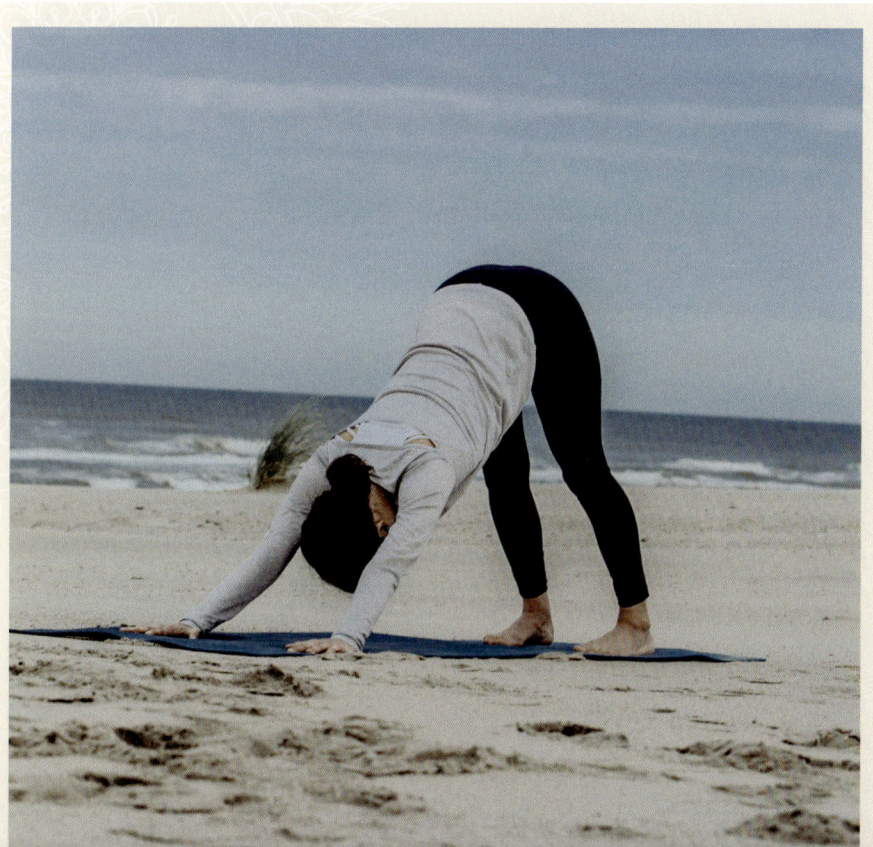

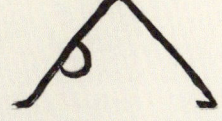

ZWEITE SEQUENZ: DEN KÖRPER BEFREIEN

Diese Sequenz beginnt genauso wie die erste Sequenz.

1. Seitneigen

2. Ganze Vorbeuge mit Schulterdehnung

3. Halbe Vorbeuge

4. Ausfallschritt

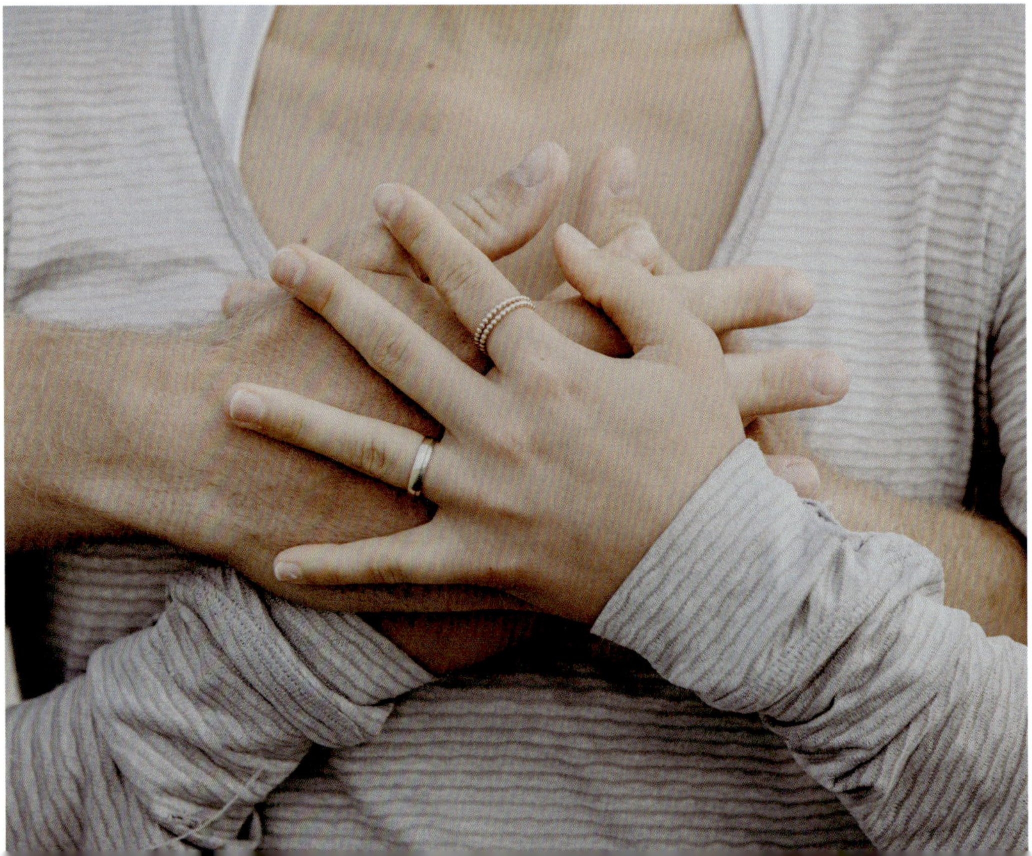

5. Hoher Ausfallschritt

Setze das linke Bein zurück in einen *großen Ausfallschritt*. Der Rücken bleibt lang. Hebe Arme und Oberkörper nach oben in den hohen Ausfallschritt. Mit jeder Einatmung strecke Rücken und Arme mehr nach oben, mit jeder Ausatmung verwurzle nochmals deine Füße in den Boden. Spüre Kraft in den Beinen und Leichtigkeit im Oberkörper in einem.

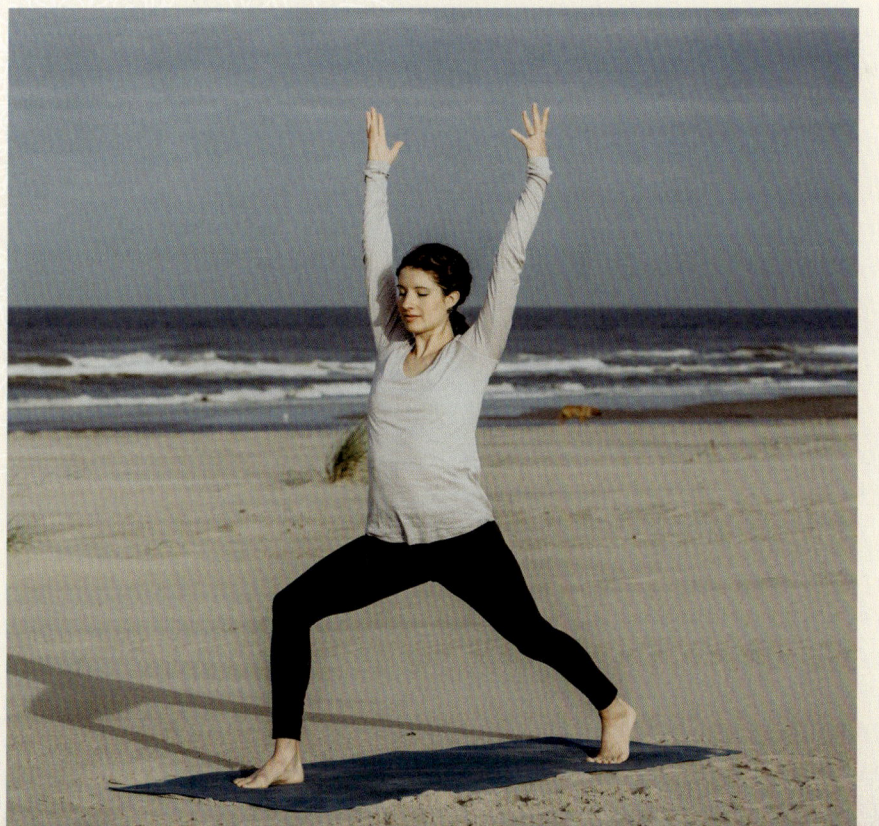

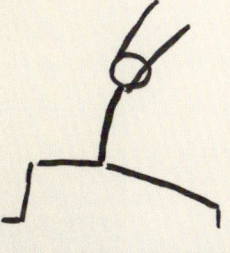

6. Ausfallschritt mit Händen zum Herz

Du stehst immer noch im *hohen Ausfallschritt*. Ziehe deine Handflächen vor dein Herz und lege sie auf die Mitte der Brust. Atme in die Hände hinein. Nimm die Wärme der Hände auf dem Herzen wahr, spüre deinen Herzschlag und höre dem Herzen zu. Lasse dir Zeit.

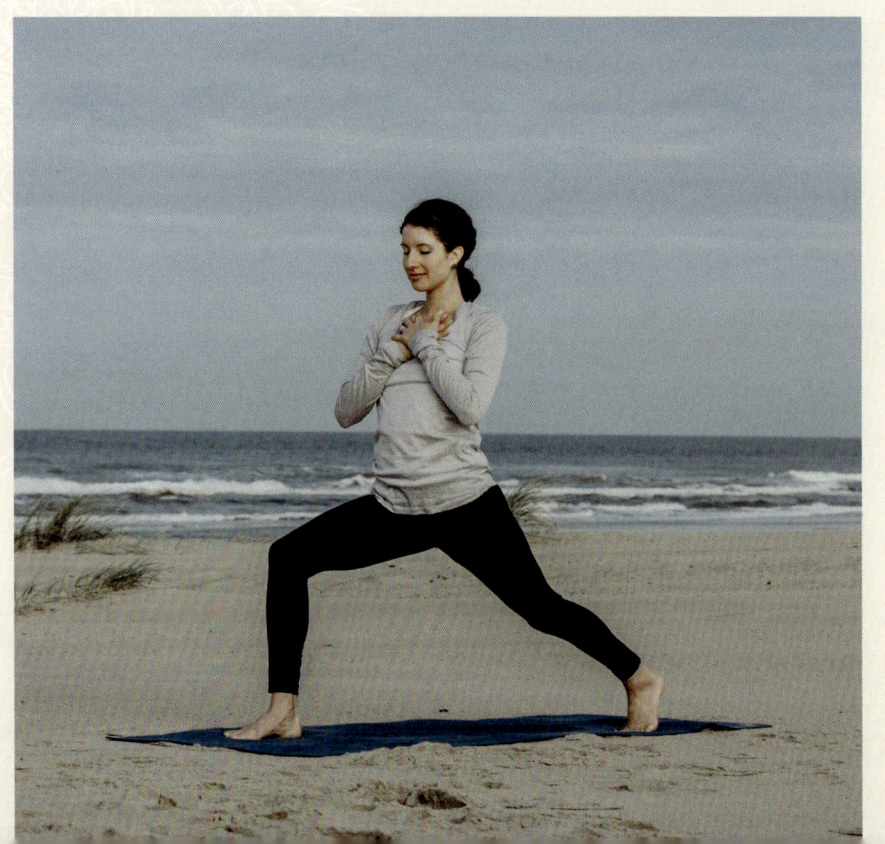

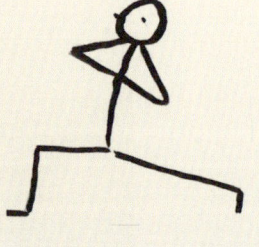

7. Eidechse

Bringe die Hände zum Boden. Die Arme sind beide innen vom rechten Bein abgesetzt, sodass du die Hüften dehnen kannst. Wenn du viel Freiheit in deinem Becken hast, kannst du auch auf die Unterarme kommen. Atme tief ein ins Becken und lasse mit der Ausatmung Spannungen los.

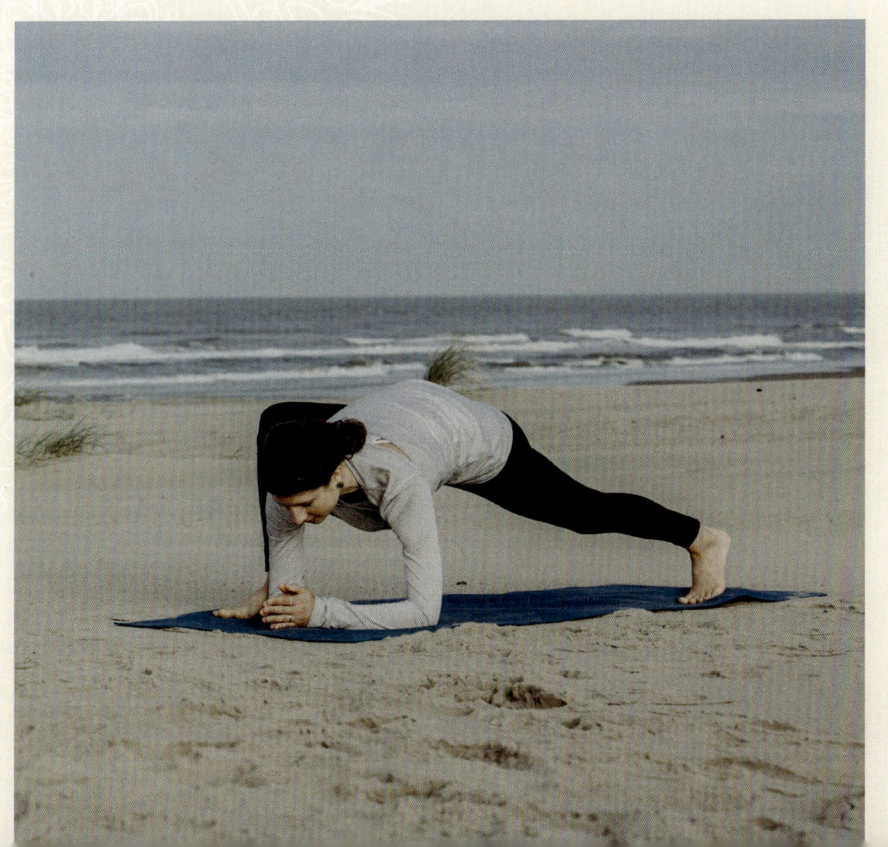

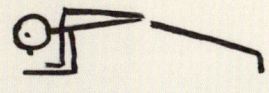

8. Skandasana

Aus der *Eidechse* kommend, verlagere das Gewicht vom vorderen rechten Fuß in den hinteren linken Fuß. Drehe die linken Zehen leicht nach außen und beuge das linke Knie. Strecke dabei das rechte Bein und flexe den Fuß. Nur die rechte Ferse ist noch im Kontakt mit dem Boden, die Zehen zeigen in Richtung Decke. Richte die Wirbelsäule auf.

Du kannst die Fingerspitzen am Boden lassen oder die Hände vor dein Herz nehmen.

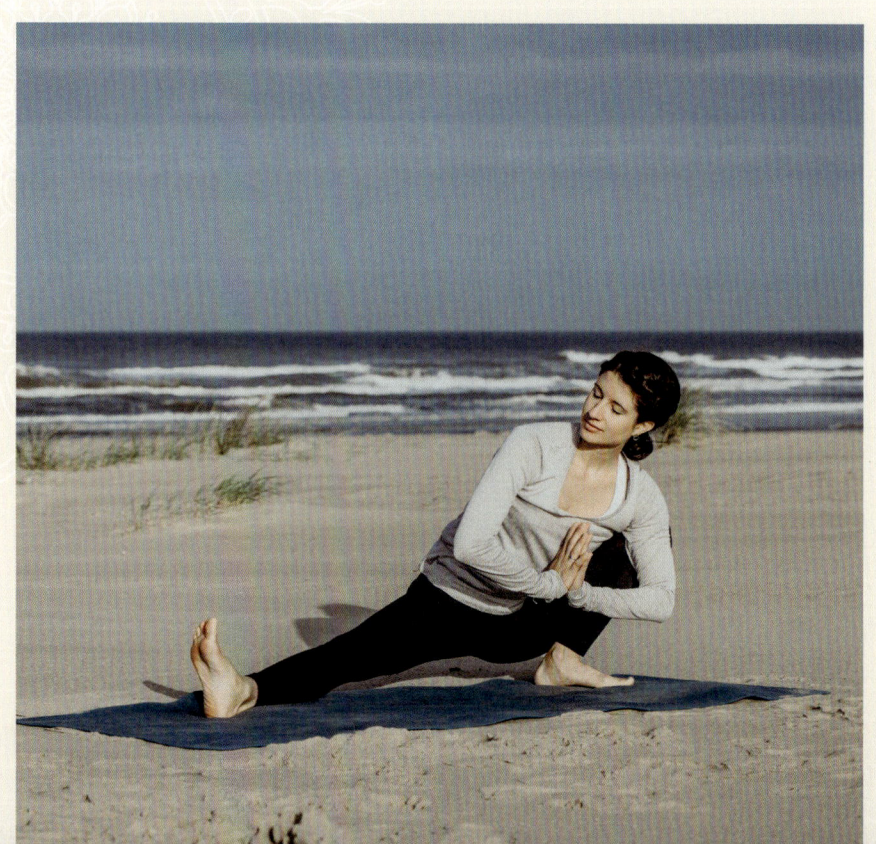

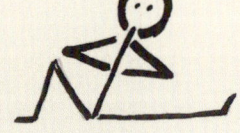

9. Herabschauender Hund

Komme zurück in den *herabschauenden Hund*.

Wandere dann mit den Füßen zum Anfang deiner Yogamatte zurück und wiederhole die Sequenz mit dem anderen Bein.

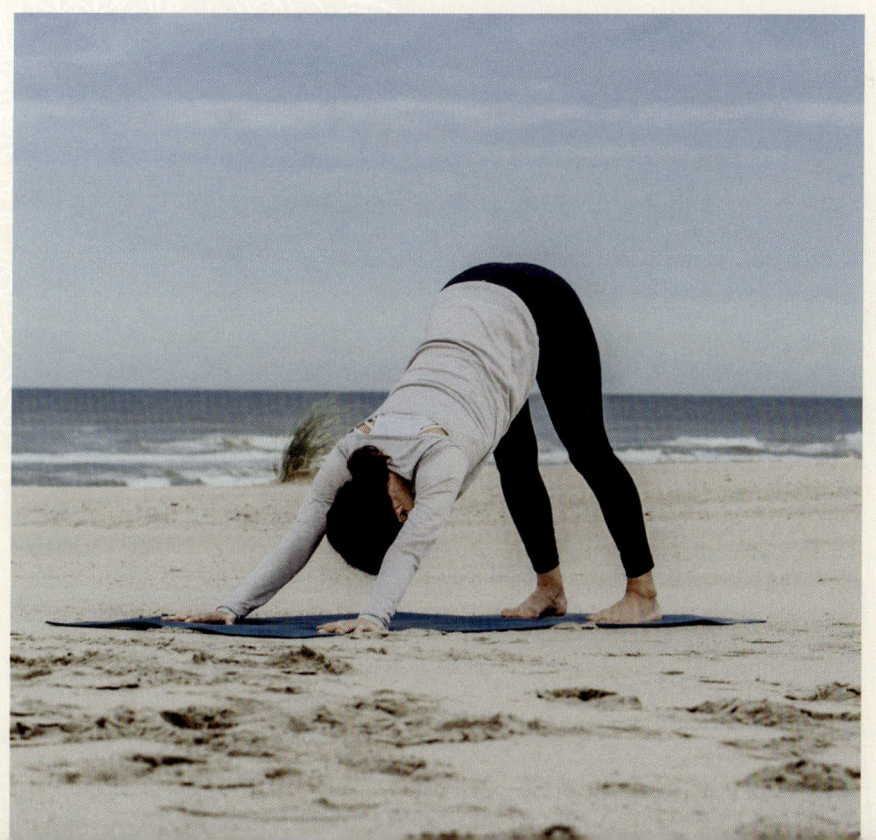

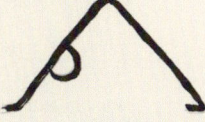

DRITTE SEQUENZ: DEN KÖRPER STÄRKEN

1. Herabschauender Hund ins Brett

Beginne diese Sequenz im *herabschauenden Hund*. Verlagere das Gewicht nach vorne und komme somit in die Bretthaltung. Achte darauf, dass deine Hände aktiv sind. Die Finger sind gespreizt.

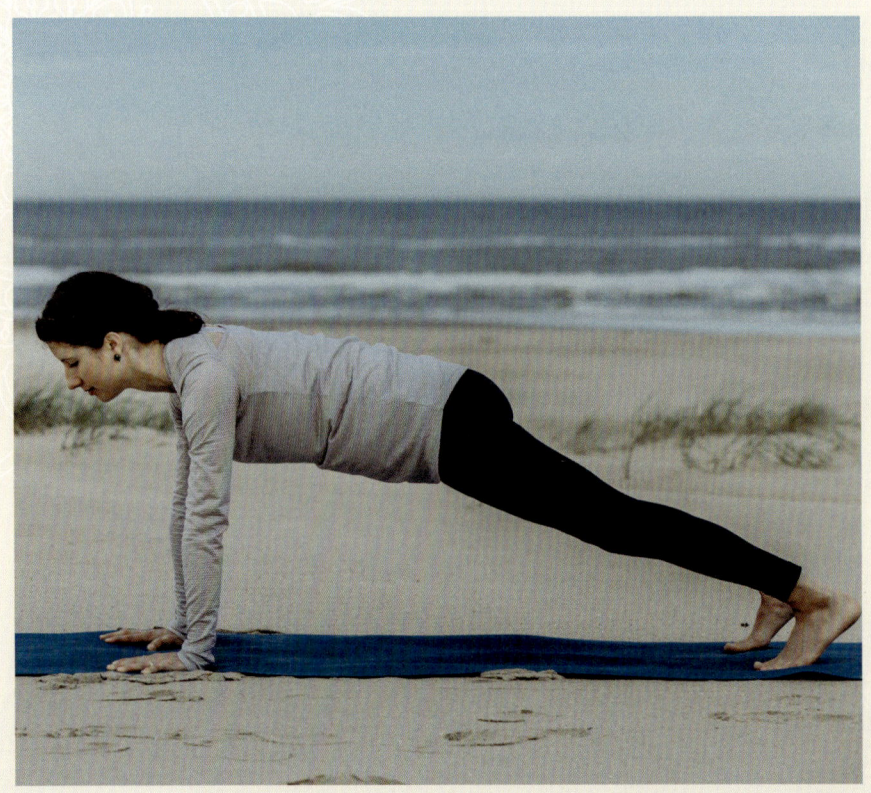

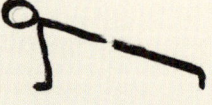

2. Seitstütz

Für den *Seitstütz* verlagere das Gewicht in deine rechte Hand und in deine rechte Fußaußenkante. Ziehe den linken Arm in Richtung Himmel. Baue viel Körperspannung auf. Presse dich aus der Standhand und dem Standfuß nach oben.

Wenn du etwas mehr Spiel in diese Haltung bringen möchtest, dann ziehe den linken Arm über dein linkes Ohr hinaus. Hierdurch spürst du eine Dehnung in der Flanke.

Setze dann die linke Hand zurück zum Boden und wechsle die Seite.

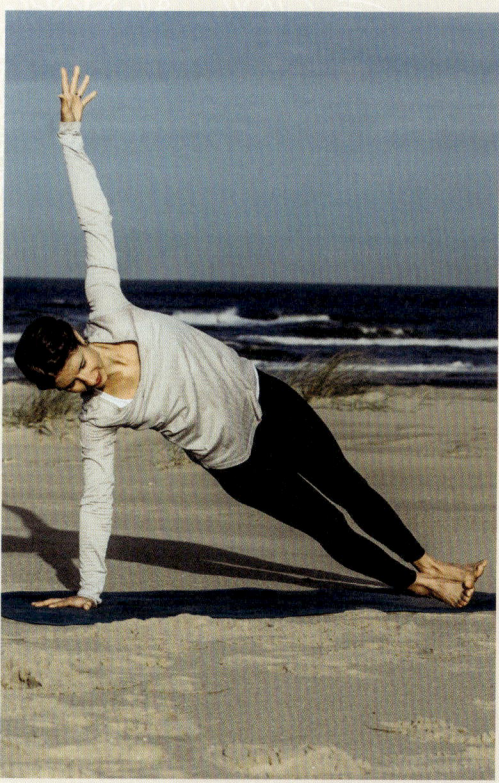

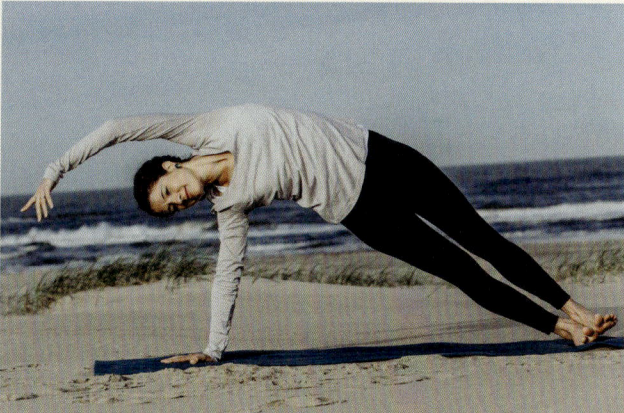

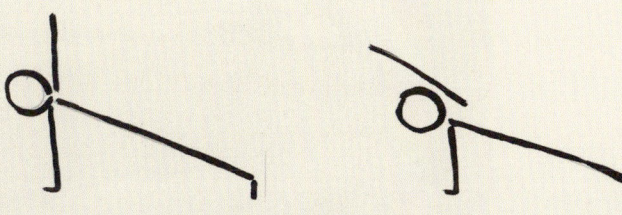

3. Dreibeiniger, herabschauender Hund mit geöffneter Hüfte

Richte dich nochmals im *herabschauenden Hund* ein. Hebe dann das rechte Bein nach hinten und oben in den *dreibeinigen Hund*. Beuge das Knie in der Luft, lasse die Ferse zum Gesäß fallen und öffne das Becken.

Atme einige Male tief ein und aus.

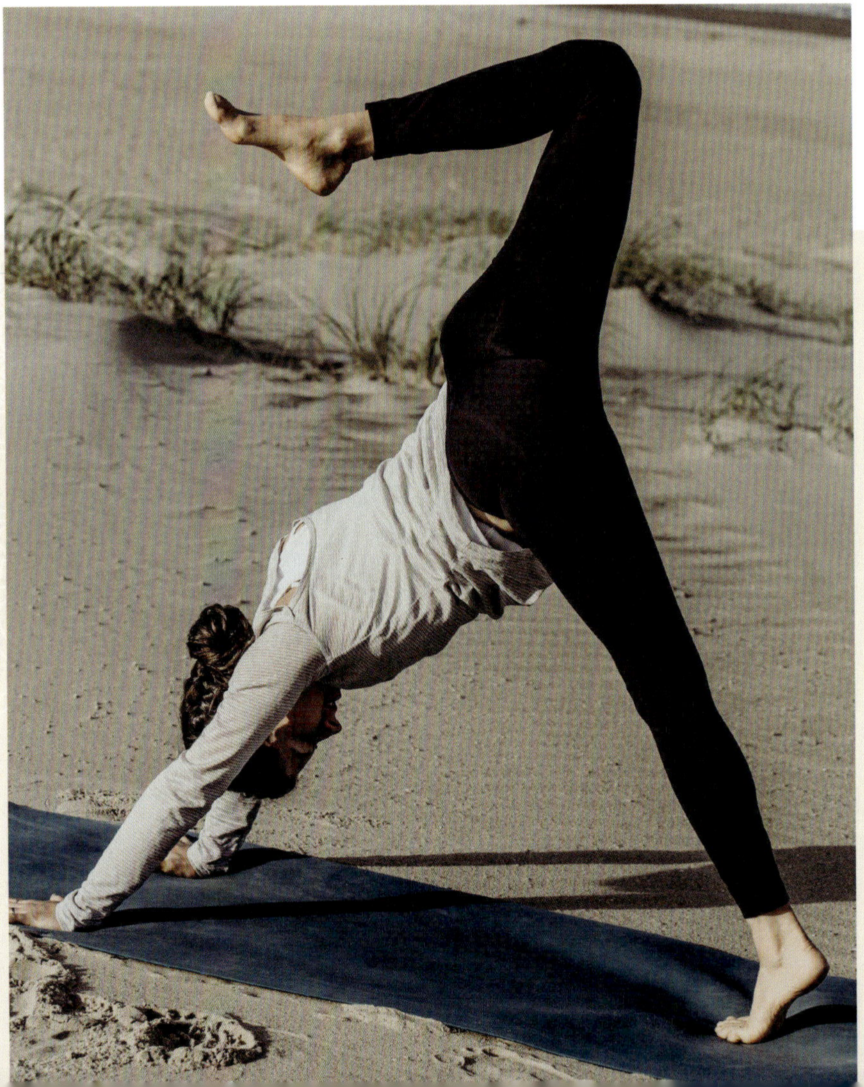

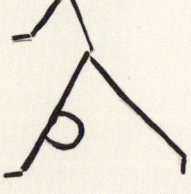

4. Wild Thing

Für eine kraftvolle und befreiende Position namens *Wild Thing* startest du im beschriebenen *dreibeinigen Hund*. Schaue unter deiner linken Achselhöhle durch. Lasse deinen rechten Fuß links von der Matte zu Boden kommen. Der Oberkörper dreht sich zum Himmel auf. Die linke Hand ist Standhand. Die rechte Hand kannst du an den Hinterkopf bringen. Das rechte Knie ist gebeugt, das linke Bein ist gestreckt und du presst die linke Fußaußenkante in die Matte. Je mehr du Standhand und Fuß nach unten in die Erde schiebst, umso mehr kannst du Weite im Oberkörper erzeugen.

Genieße für einige Atemzüge und komme dann zurück in den *herabschauenden Hund*.

Übe die andere Seite.

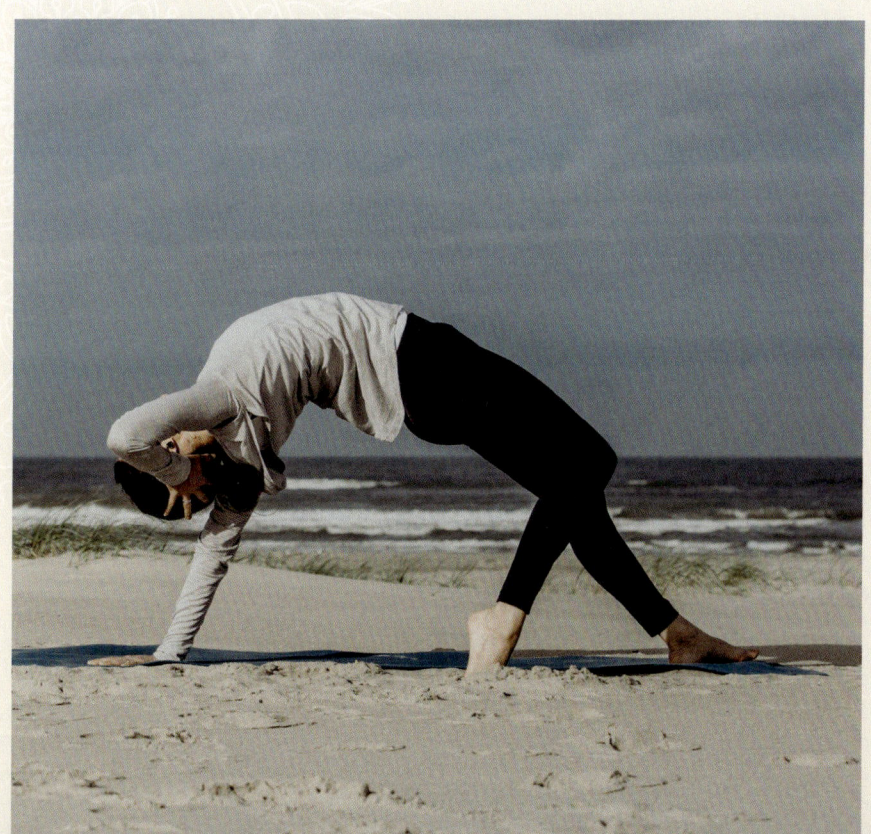

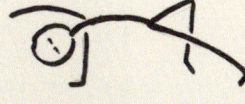

5. Kindeshaltung

Nachdem du in den dynamischen Sequenzen den Körper erfühlt, geöffnet, befreit und gestärkt hast, pausiere. Lege deine Knie zum Boden ab, das Gesäß kommt zu den Fersen. Lege den Oberkörper auf den Oberschenkeln ab. Ziehe dich zurück und spüre nach. Was zeigt sich in der Ruhe nach diesen öffnenden Positionen?

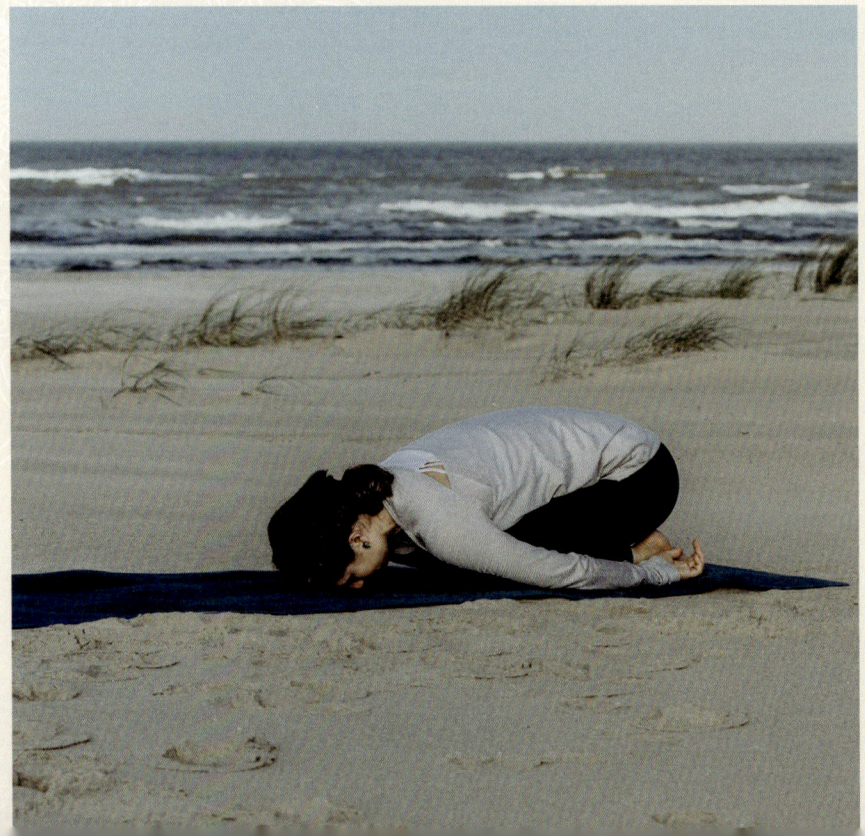

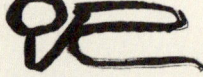

VIERTE SEQUENZ: DAS BEWUSSTSEIN AUSDEHNEN

1. Kamel

Für das *Kamel* beginnst du in einem Kniestand. Deine Knie sind hüftweit auseinander und die Zehen können untergesetzt sein. Lege die Hände an den unteren Rücken und schiebe mithilfe der Hände den unteren Rücken in die Länge nach unten in Richtung Matte. Spanne den Beckenboden und den Bauch an.

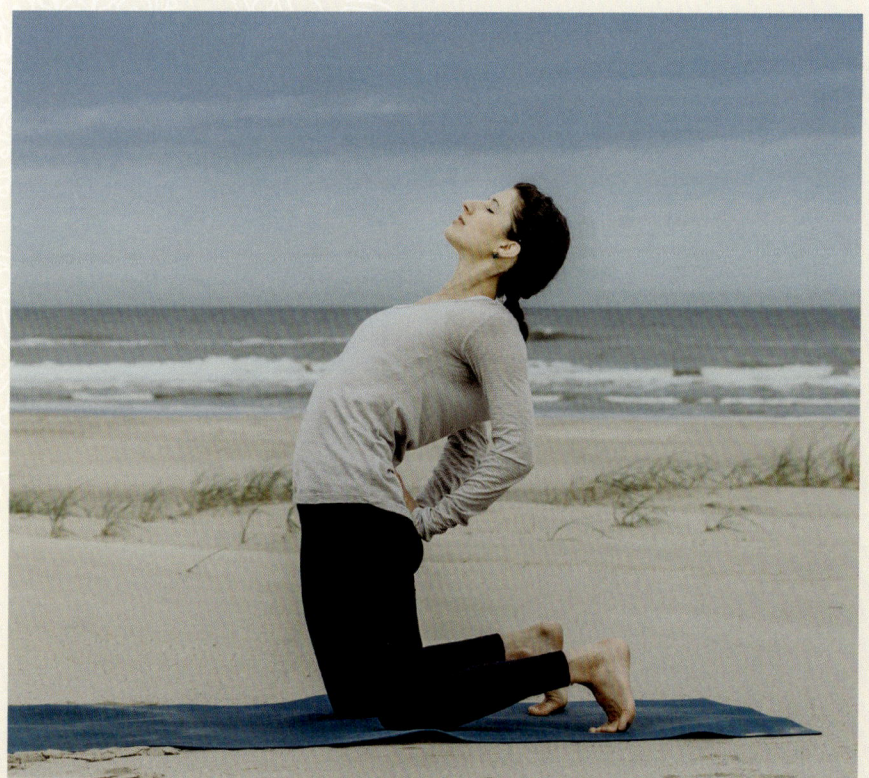

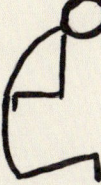

Atme ein und hebe dein Herz nach oben, ziehe die Schultern etwas zurück. Atme aus und festige den Bauch. Mit jeder Einatmung kannst du die Brustwirbelsäule mehr in Richtung Himmel schieben, mit jeder Ausatmung die Haltung stabilisieren.

Gehe nur so weit, dass es sich gut und befreiend anfühlt. Wenn Beklemmung auftritt, ist es zu viel.

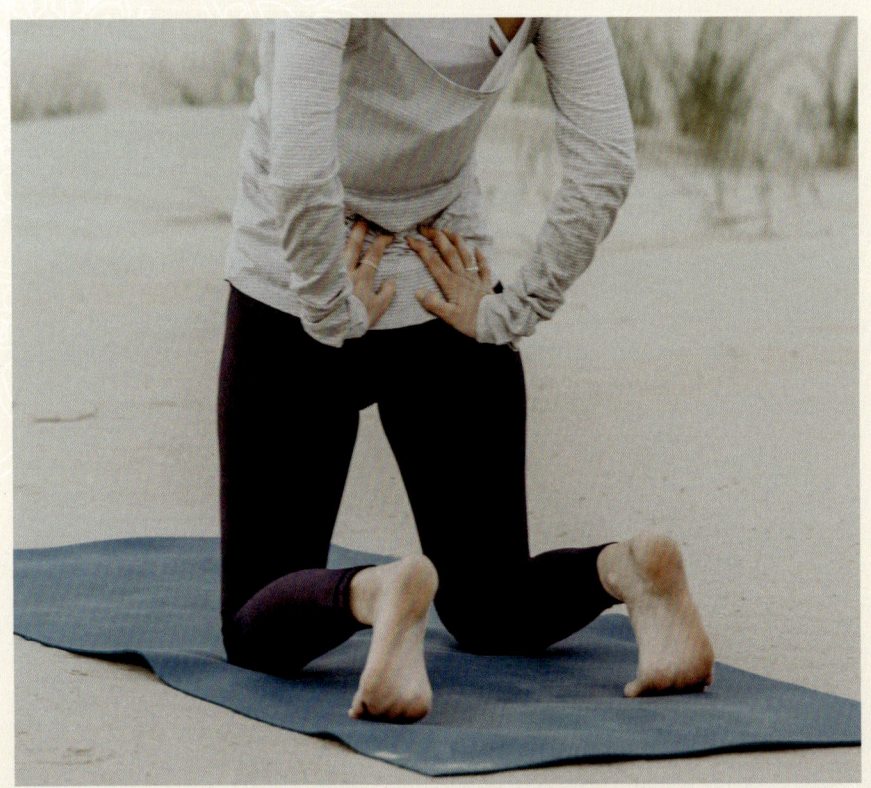

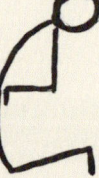

Fortgeschrittene Übende können die Hände auf die Fersen legen und den gesamten Herzraum öffnen und sich somit ausdehnen.

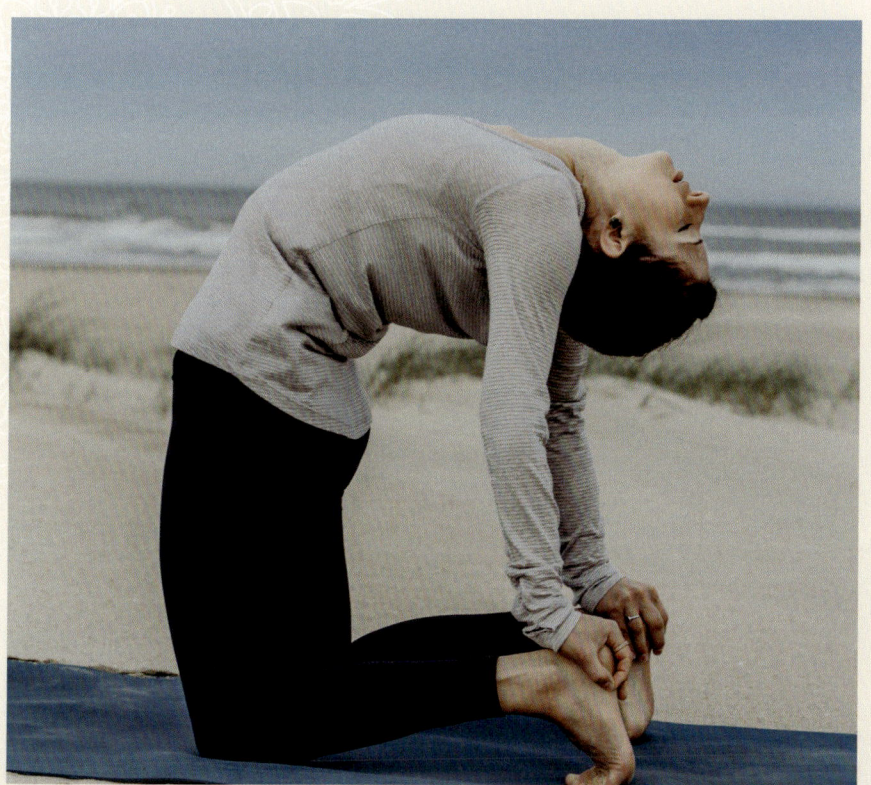

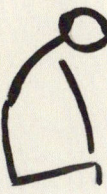

2. Schulterbrücke oder ganzes Rad

Lege dich auf den Rücken. Setze die Füße hüftweit auseinander und nah am Gesäß auf. Die Füße stehen gerade.

Wenn du etwas sanfter praktizieren möchtest, übe die *Schulterbrücke*. Hierfür lege die Hände neben dem Becken ab. Hebe mit der Einatmung das Becken und den Brustkorb nach oben. Die Schultern sind am Boden und der Nacken ist lang. Wandere die gestreckten Arme unter den Körper und falte die Hände ineinander.

Arbeite wieder mit dem Atem. Jede Einatmung ist ein Ausdehnen des Brustkorbs, jede Ausatmung ist ein Stabilisieren der Füße und des Bauchs.

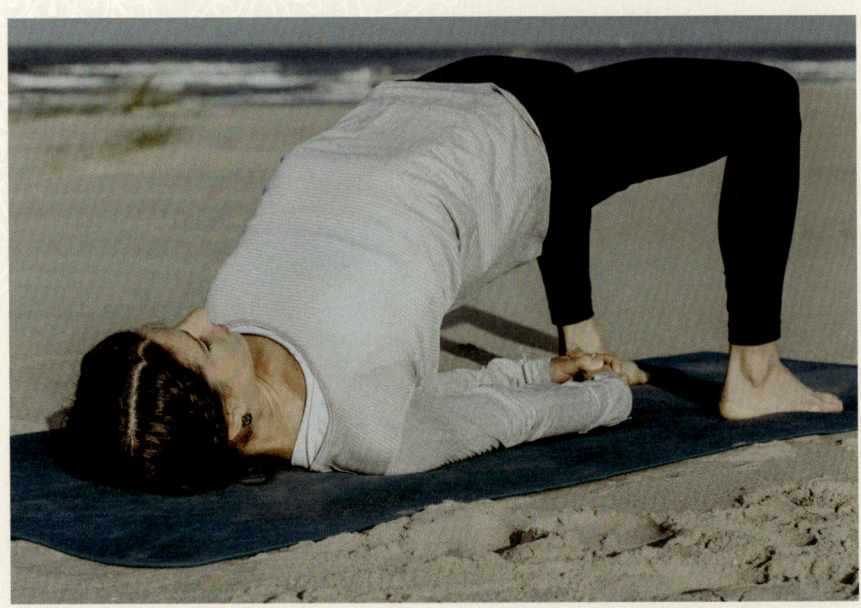

Wenn du kraftvoller üben möchtest, dann setze die Hände neben den Ohren auf dem Boden ab. Die Fingerspitzen zeigen in Richtung Füße. Drücke die Hände aktiv in die Matte. Hebe das Becken an und festige hier bereits den Bauch. Verlängere das Steißbein in Richtung Knie. Atme ein und hebe die Schultern und den Kopf. Lege die Kopfkrone auf der Erde ab. Ziehe hier die Ellbogen mehr aufeinander zu, schiebe die Oberarmköpfe ins Gelenk und öffne den Herzraum in Richtung Rückseite der Matte. Strecke dann die Arme mit einer weiteren Einatmung vollkommen. Der Kopf verlässt den Boden und hängt locker.

Fokussiere dich auf einen tiefen Atem in den Herzraum hinein.

Um aus der Haltung herauszukommen, ziehe das Kinn zur Brust und lege dich vorsichtig wieder ab. Spüre nach. Diese Position wirkt manchmal wie ein Kettensprengen für unseren Herzraum.

Folge der fünften Sequenz „Anbindung schaffen", um der Wirbelsäule einen Ausgleich nach den intensiven Rückbeugen zu schenken.

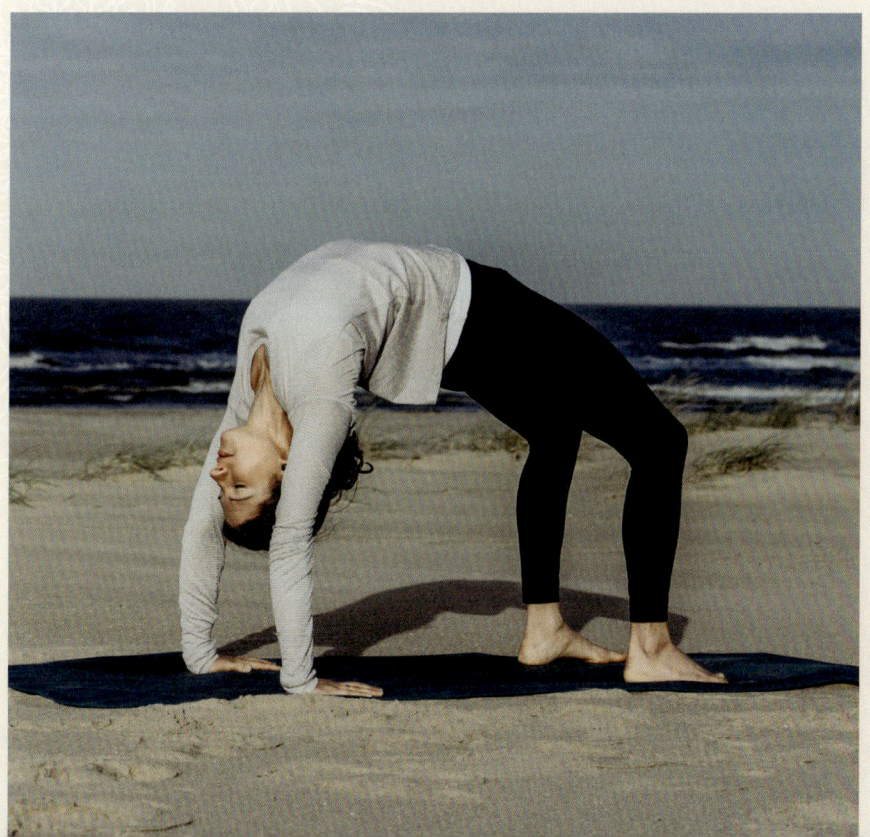

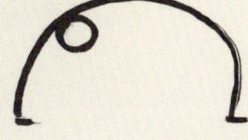

FÜNFTE SEQUENZ: ANBINDUNG SCHAFFEN

1. Rückenlage mit Knie zur Brust

Nach den intensiven Rückbeugen ist es immer angenehm, die Gegenbewegungen zu üben. Ziehe die Knie zu deinem Brustkorb heran und umarme deine Unterschenkel. Schließe die Augen und spüre die Verbindung zu dir selbst. Vielleicht möchtest du ein bisschen von rechts nach links auf dem Rücken hin- und herschaukeln. Das massiert den Rücken.

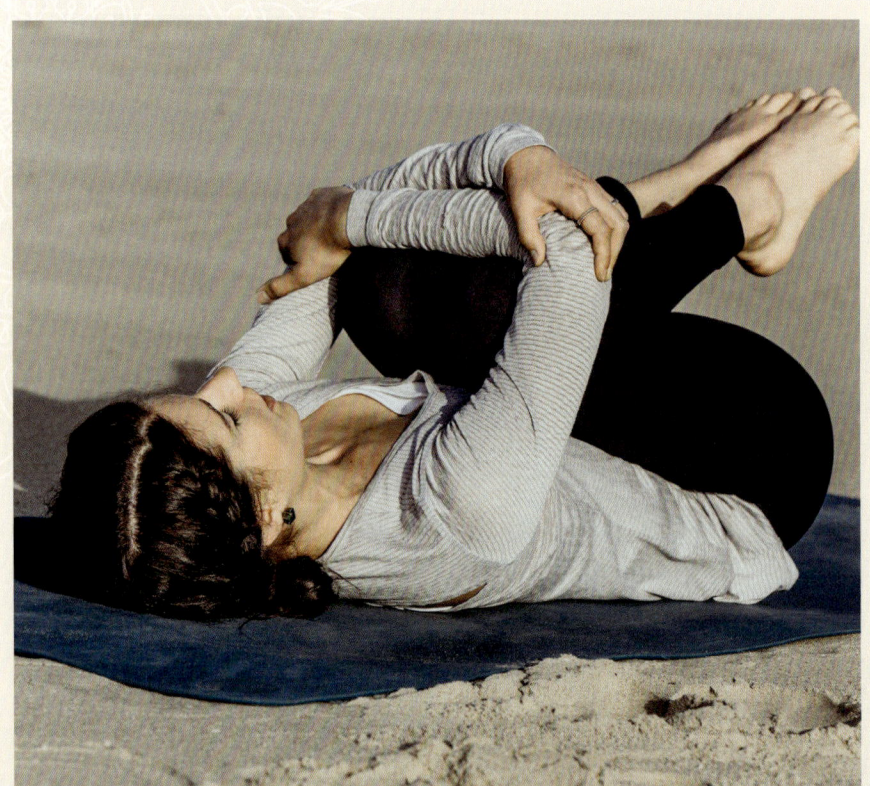

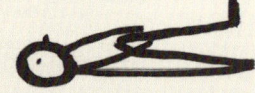

2. Liegende Drehung

Staple die Knie über deinen Hüften. Strecke die Arme wie Flügel weit zu den Seiten auf Schulterhöhe aus. Lasse die Knie nach rechts sinken. Du kannst deine rechte Hand auf die Beine legen, um noch mehr zu erden. Wenn der Nacken es erlaubt, drehe den Kopf nach links.

Atme einige Male tief in das Becken ein und aus. Du kannst so lange in der Position bleiben, wie du möchtest.

Übe die liegende Drehung dann auch zur anderen Seite.

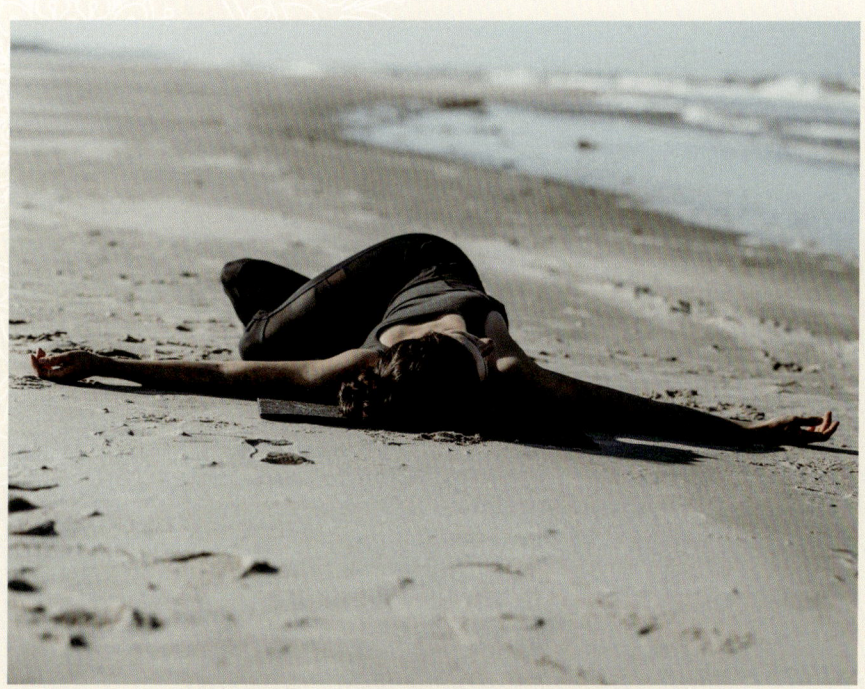

3. Stocksitz und ganze Vorbeuge

Komme wieder zum Sitzen nach oben. Strecke die Beine lang aus und flexe die Füße. Achte darauf, dass du die gesamte Wirbelsäule, auch den unteren Rücken, lang aufrichten kannst. Eventuell musst du hierfür die Knie beugen. Setze die Hände neben dem Becken ab. Mit jeder Einatmung strecke die Wirbelsäule nochmals lang. Mit jeder Ausatmung ziehe den Bauchnabel sanft nach innen.

Du kannst in dieser Position bleiben. Hier kommt die Wirbelsäule wieder in eine neutrale Haltung und die herzöffnenden Positionen werden ausgeglichen und integriert. Alternativ kannst du auch weiter in die ganze Vorbeuge gehen.

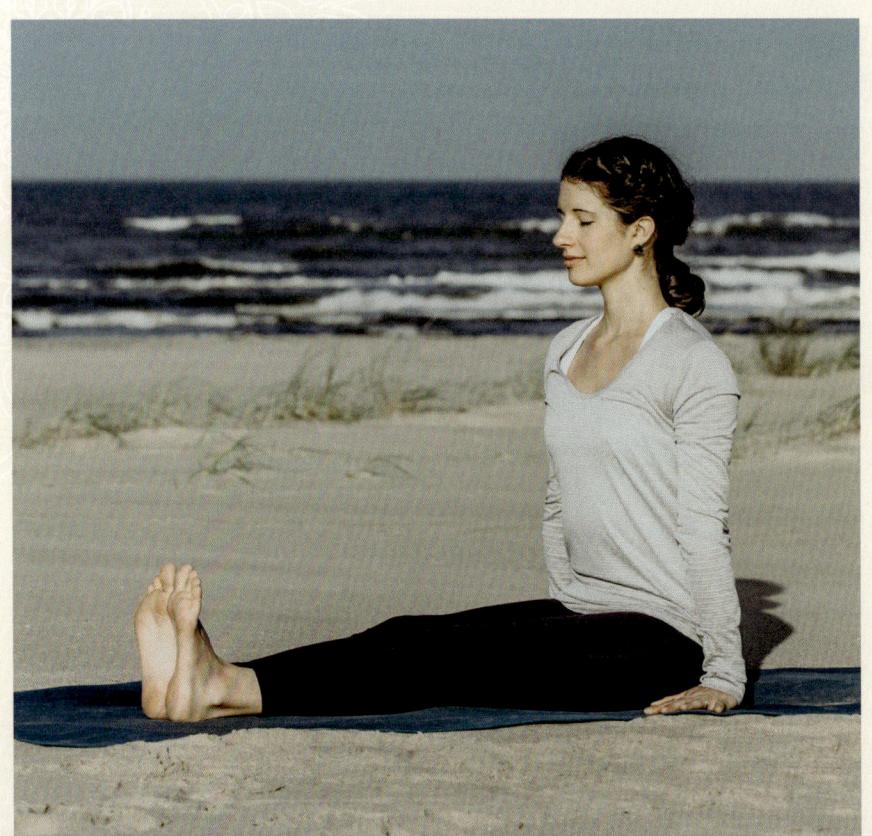

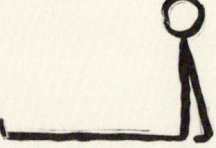

Hierfür atmest du ein, streckst dich und ausatmend legst du den Oberkörper lang nach vorne ab. Die Hände können zu den Schienbeinen oder Füßen kommen. Hierbei geht es vor allem um Länge in deinem Rücken und nicht darum, deinen Kopf auf die Knie zu legen. Denke den Rücken mit jedem Einatmen nochmals in die Länge, auch wenn physisch nicht mehr so viel passiert.

Genieße einige tiefe Atemzüge in diesen ausgleichenden Haltungen. Bleibe mit der Achtsamkeit im Herzraum und spüre die Verbindung zu dir selbst.

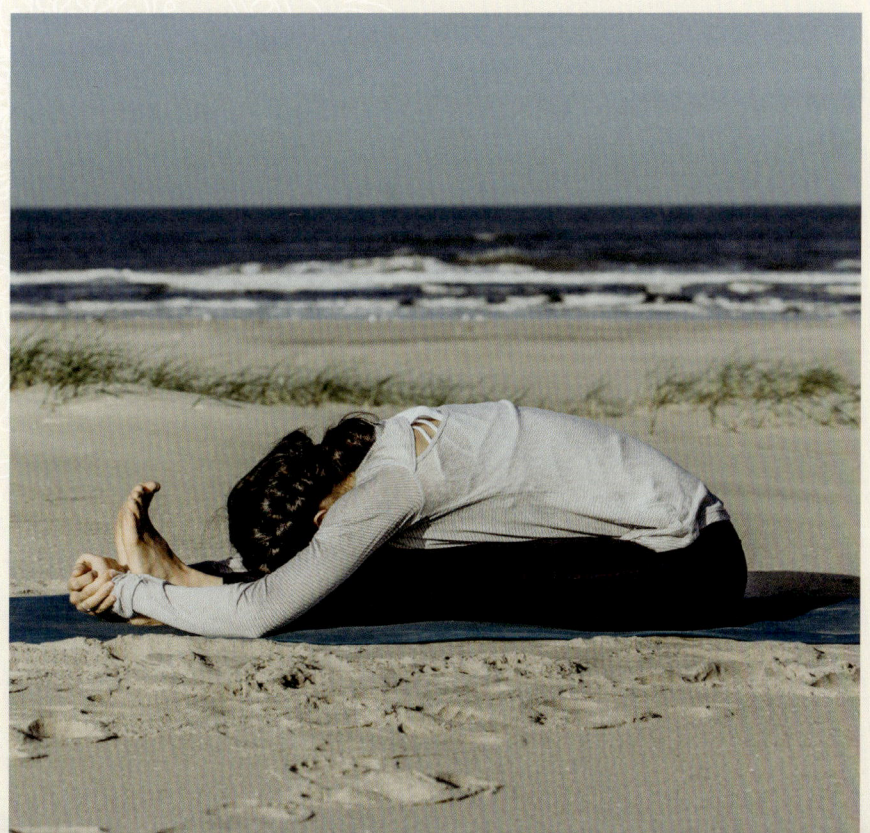

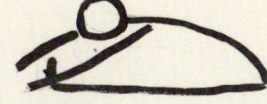

4. Heldensitz

Setze dich aufrecht in einen Fersensitz. Wenn es für deine Knie möglich ist, setze dich zwischen deine Fersen. Lege die Hände in den Schoß und spüre zu deinem Herzen hin.

- Wie fühlst du dich jetzt nach der Praxis?

- Kannst du mehr Anbindung an dich selbst wahrnehmen?

- Spürst du mehr Freiheit in dir und in deinem Körper?

Freiheit ist deine Essenz.

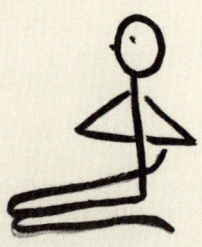

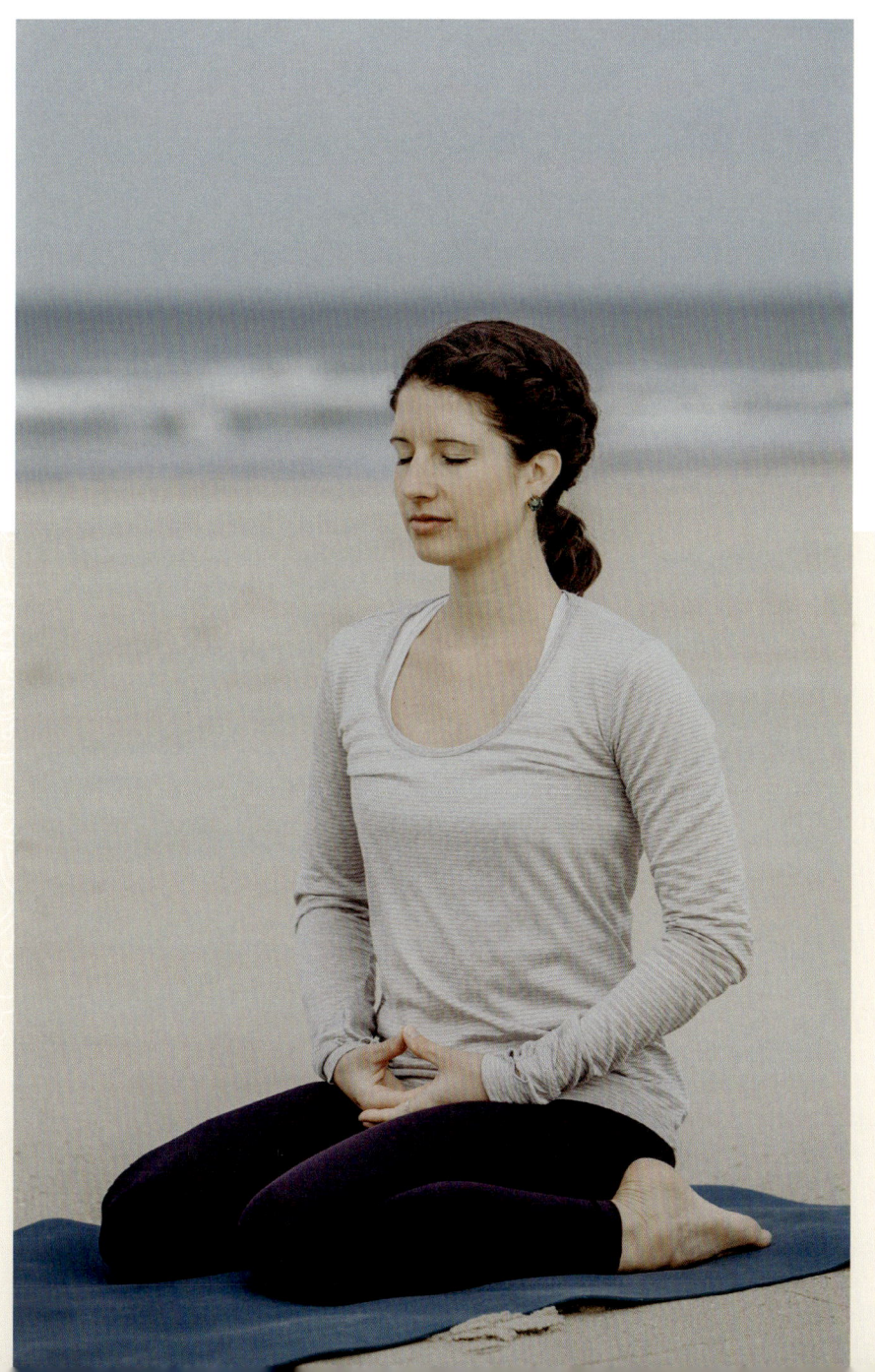

PRAXIS: KLARER, FREIER UND KRAFTVOLLE

Erste Sequenz: Den Körper fühlen und öffnen

1. Seitneigen
Je einige Atemzüge dynamisch
zwischen den Seiten hin und
her bewegen

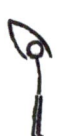

2. Ganze Vorbeuge
mit Schulterdehnung

3. Halbe Vorbeuge
E

4. Ausfallschritt
A

5. Oberschenkelstretch
5 AZ

6. Bretthaltung
A - E

7. Chaturanga Dandasana
A

8. Fluide Kobra
E

9. Herabschauender Hund
5 AZ

Zweite Sequenz: Den Körper befreien

1. Seitneigen
Je einige Atemzüge dynamisch
zwischen den Seiten hin und
her bewegen

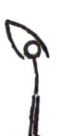

2. Ganze Vorbeuge
mit Schulterdrehung

3. Halbe Vorbeuge
E

4. Ausfallschritt
A

5. Hoher Ausfallschritt
E

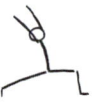

6. Ausfallschritt mit Händen zum Herz
A – Zeit nehmen

7. Eidechse
3-5 AZ

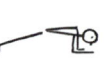

8. Skandasana
3-5 AZ

9. Herabschauender Hund

Sequenz auf der 2. Seite wiederholen

ERZRAUM

Dritte Sequenz: Den Körper stärken

1. Herabschauender Hund
   ins Brett
   3 AZ

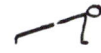

2. Seitstütz
   3 AZ+ 2. Seite

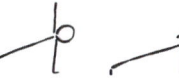

3. Dreibeiniger, herabschauender
   Hund mit geöffneter Hüfte
   3 AZ

4. Wild Thing
   3 AZ + 2. Seite

5. Kindeshaltung
   5-10 AZ

Vierte Sequenz: Das Bewusstsein ausdehnen

1. Kamel
   5 AZ

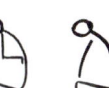

2. Schulterbrücke oder
   ganzes Rad
   5 AZ

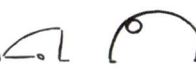

Fünfte Sequenz: Anbindung schaffen

1. Rückenlage mit
   Knie zur Brust

2. Liegende Drehung

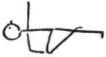

3. Stocksitz und
   ganze Vorbeuge
   je 5-10 AZ

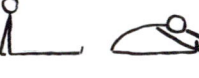

4. Heldensitz

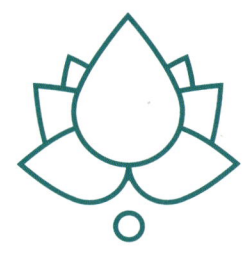

FOKUS DES LEBENS

7

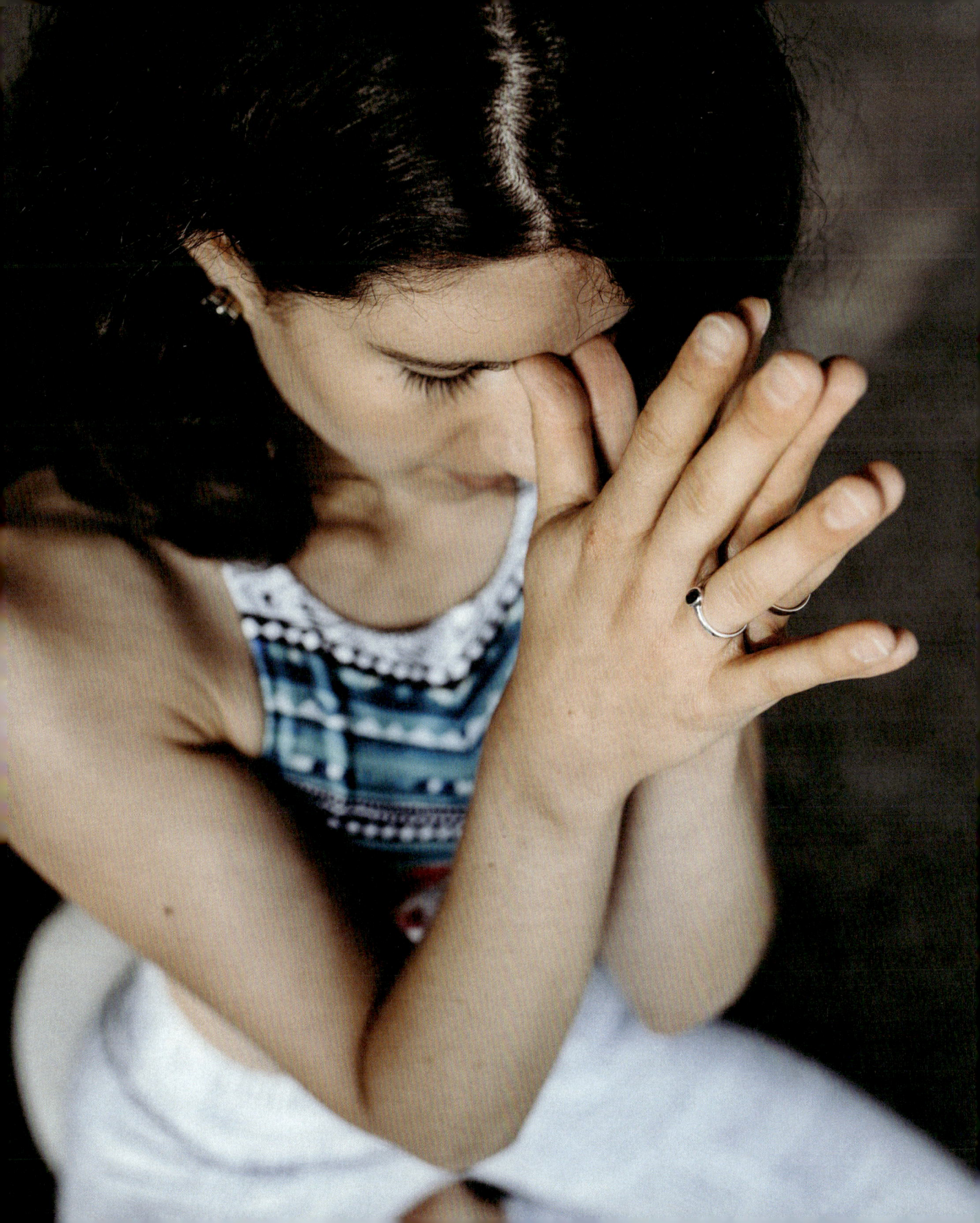

7.1 Einstimmung

VIPARITA KARANI

Platziere deine Yogamatte an einer Wand. Lege ein Kissen auf die Matte direkt an die Wand. Dann bringe dein Gesäß auf das Kissen, den Oberkörper auf den Boden und lehne die gestreckten Beine an die Wand. Falte deine Hände in Anjali Mudra und lege deine Daumenwurzeln zwischen deine Augenbrauen. Schließe deine Augen.

Dein Blick wendet sich nach innen. Lasse die Atmung natürlich kommen und gehen. Beobachte vorbeiziehende Gedanken, beobachte den Atem, beobachte Empfindungen des Körpers. Lasse alles sein, wie es ist. Entspanne dich in den Moment hinein.
Es gibt jetzt nichts Wichtigeres als die Entspannung in dieser Haltung.

Verweile 2-5 Minuten lang. Vermutlich werden deine Füße sich im Laufe dieser Zeit kühler anfühlen oder kribbeln. Dein Blut fließt in Viparita Karani aus den Beinen zurück zum Herzen. Das wirkt entlastend für deine Beine, Venen und das Lymphsystem. Wenn es zu unangenehm wird, kannst du deine Knie einfach zum Brustkorb heranziehen.

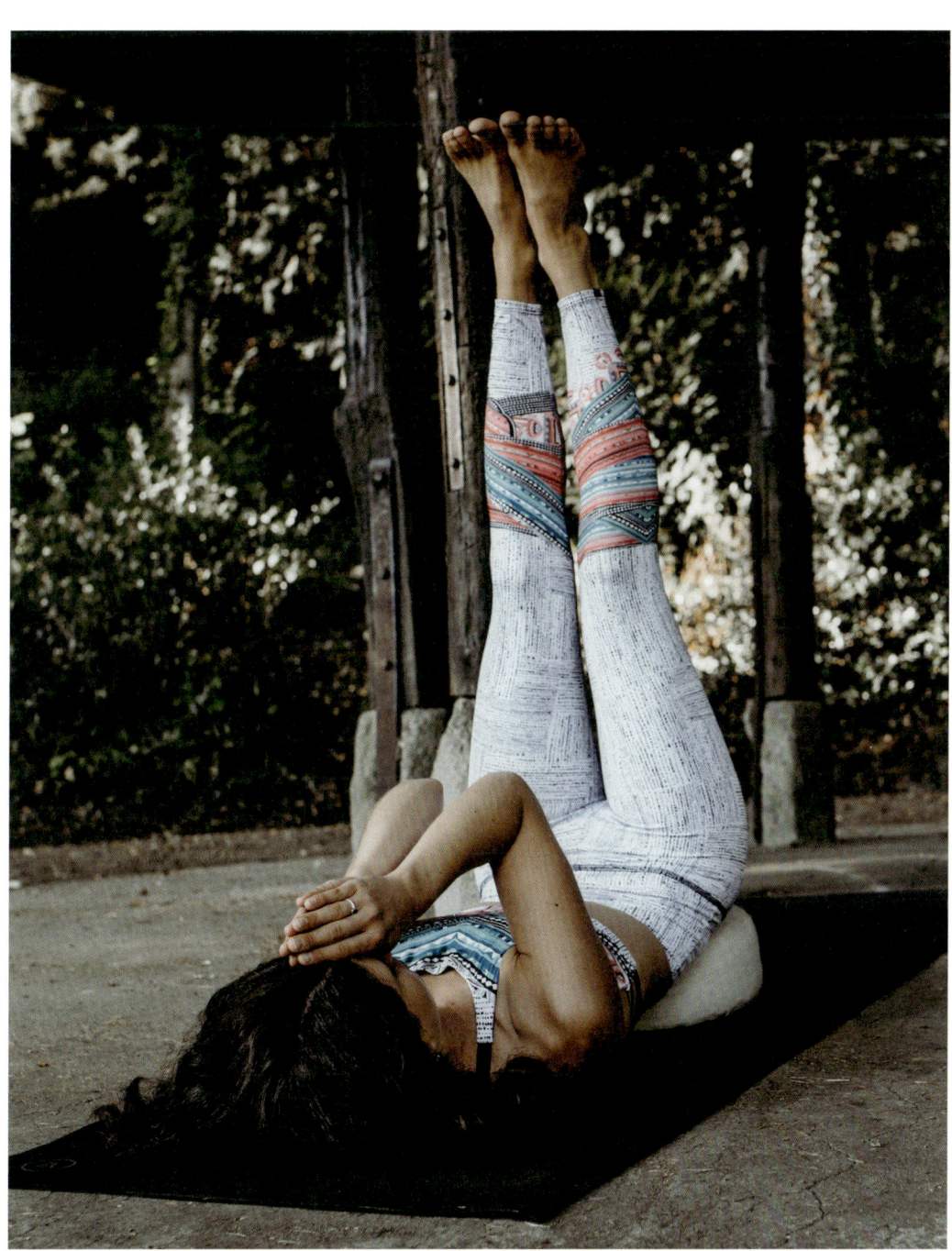

7.2 Vision und Sinnhaftigkeit

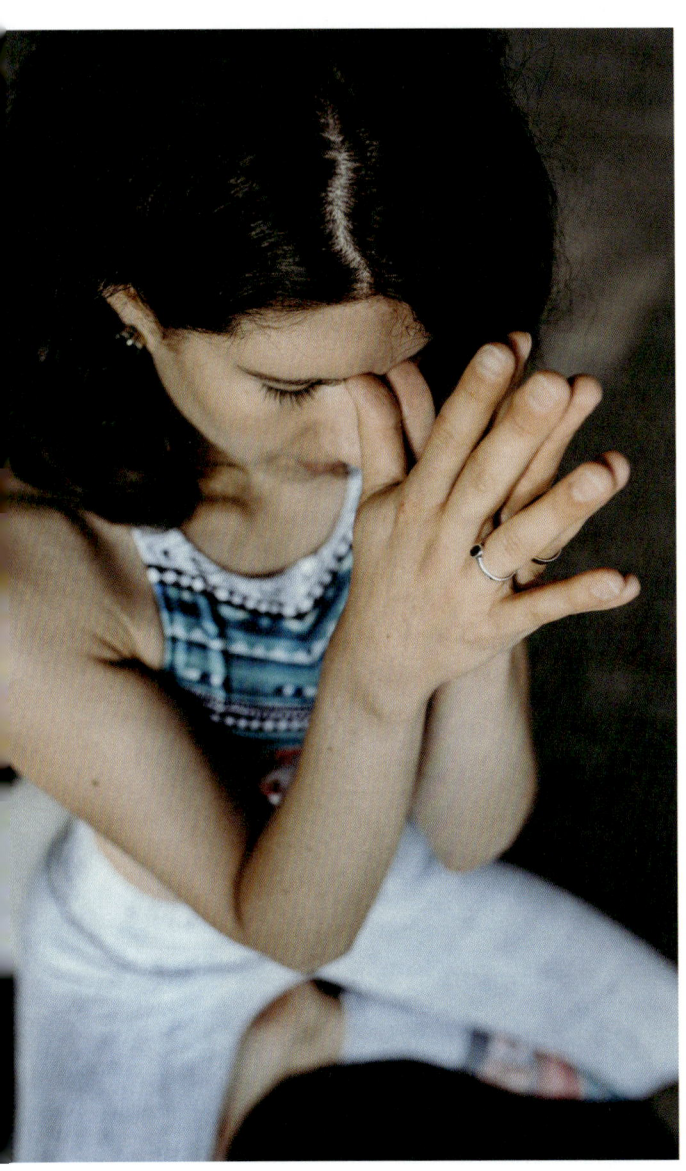

In der Einleitung habe ich geschrieben, dass ein Leben in Fokus und Klarheit ein Leben in der inneren Mitte bedeutet. Es ist das stetige, bewusste Ausrichten des Selbst hin zum eigenen Lebensfokus.

In diesem Kapitel geht es daher darum, zu verstehen, was unsere *Vision* ist und welche Intention wir in unserem Leben verfolgen. Beide sind zunächst einmal übergeordnete Kategorien. Im Laufe des Lebens ändern sie sich immer wieder.

Im Yoga erlaubt uns unsere Vision eine Orientierung hin zum Sinn unseres Lebens. Dahinter liegt die Überzeugung, dass jede Seele eine Aufgabe, ein *Dharma*, auf dieser Erde hat. Doch auch wenn man sich mit dieser Vorstellung nicht identifizieren kann, so suchen doch die meisten Menschen ein Gefühl von Sinnhaftigkeit in ihrem Leben. Genau diese entsteht, wenn wir gemäß unserer Vision leben.

All unsere Träume, Wünsche, Hoffnungen, Ziele und Vorstellungen von der Zukunft verbergen sich hinter dem Wort *Vision*. Meist sind es kraftvolle, kreative Ideen und Überzeugungen, wie wir unser Leben und das Leben anderer besser machen können.

Vision ist die Energie hinter der Motivation. Es ist das, was uns antreibt, was uns wachsen lässt und Veränderungen bewirkt.

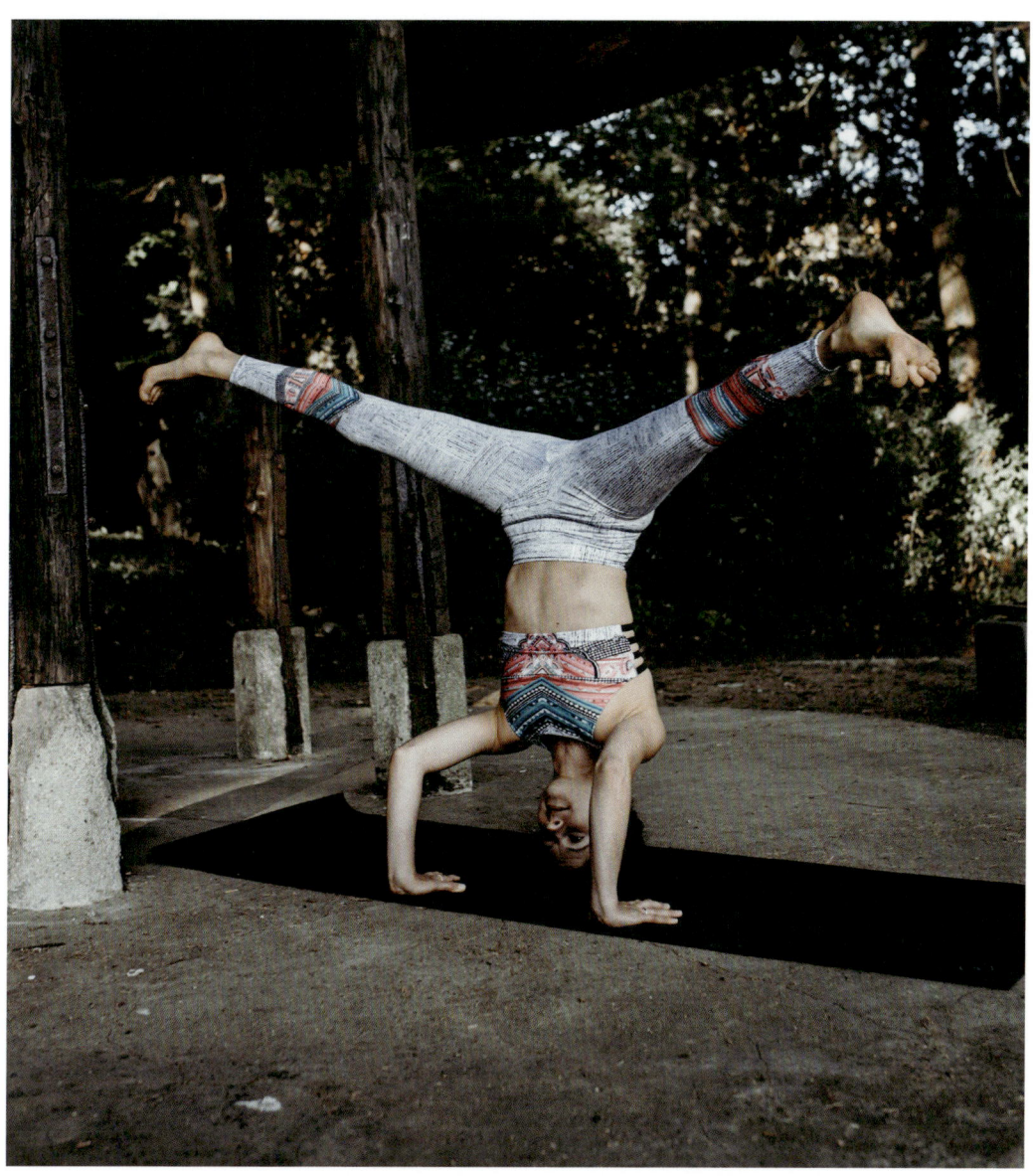

Vor allem in Phasen des Umbruchs hinterfragen wir unser Leben und prüfen, ob wir in Ausrichtung auf unsere Vision und unseren (Lebens-)Sinn leben. Je mehr wir uns an unser Leben gewöhnen, uns häuslich einrichten und in der Außenwelt ankommen, umso weniger denken wir über die Fragen des Lebens nach. Jedes Hinterfragen bedarf auch immer viel Mut, Mühe und Zeitaufwand, wenn der Ist-Zustand nicht mehr der ursprünglichen Lebensidee entspricht.

Für mich persönlich ist meine Vision eine unerschöpfliche Quelle von Energie und Motivation. Die Idee, Menschen helfen zu können, einen gesunden Kontakt zu sich selbst, mehr Bewegung, Klarheit und Fokus zu finden, ist unglaublich kraftvoll. In einem gewissen Maße ist sie sogar nicht verhandelbar, sie ist nicht wirtschaftlich und existiert aus sich selbst heraus. Solange Zellerneuerung in jedem einzelnen Menschen kontinuierlich stattfindet, ist ein sinnhaftes, gesundes Leben in Fokus und Klarheit möglich.

> „DIE VITALITÄT SELBST IST DAS RESULTAT EINER VISION. WENN ES KEINE VISION MEHR GIBT VON ETWAS GROSSEM, SCHÖNEM, WICHTIGEM, DANN REDUZIERT SICH DIE VITALITÄT UND DER MENSCH WIRD LEBENSSCHWÄCHER."
> ERICH FROMM: HABEN ODER SEIN

Vielleicht ist unsere Vision Teil eines jugendlichen Idealismus, den wir im Laufe der Jahre vergessen. Doch wenn wir es schaffen, unsere Vision aufrecht und klar zu erhalten, schenkt sie uns Energie und Sinn.

Betrachtet man die Yogaphilosophie sehr genau, fällt ein Widerspruch oder ein Hindernis im Umgang mit Visionen auf. Zum einen gilt es, das Leben hin zu innerer Freiheit und *Dharma* auszurichten. Zum anderen soll jede Anhaftung vermieden werden. Der Grat zwischen einer klaren

Vision und einem auszehrenden Ziel ist daher sehr schmal. Manche unserer Ziele und Wünsche sind nicht unbedingt heilsam und glückbringend. Gerade materielle Wünsche oder Sehnsüchte nach einem gewissen Status gilt es, auf ihren wahren Wert für das eigene Leben zu prüfen.

Nimm dir Zeit, um über folgende Fragen nachzudenken und Notizen zu machen:

- Was gibt mir scheinbar unerschöpfliche Energie?

- Welche Vision habe ich von meinem Leben und mir selbst?

- Was ist meine tiefste Überzeugung?

- Welche Energie verbirgt sich hinter meiner Grundmotivation oder Lebensmotivation?

- Was ist der Fokus meines Lebens?

- Lebe ich in Ausrichtung auf diesen Fokus meines Lebens?

- Was kann ich tun, um diesen Fokus präsent und lebendig zu halten?

TIPP

Svadhyaya – Selbstreflexion

Betrachte alle sechs Monate dein Leben in Bezug auf deine persönliche Vision und den Fokus deines Lebens:

- Hast du deine Entscheidungen gemäß dieser Idee getroffen?

- Hat sich die Vision verändert?

- Was kannst du tun, um im Bewusstsein deines Lebensfokus zu bleiben?

7.3 Sechste Yogapraxis: Umkehrhaltungen und Kopfstand

Um unsere Vision zu stärken, üben wir im Yoga verschiedene Umkehrhaltungen. *Umkehrhaltungen* sind alle Positionen, in denen Herz, Becken und Füße näher am Himmel sind als der Kopf.

Diese Positionen verleihen uns eine andere Sicht auf die Außenwelt und lassen uns die Innenwelt in einem anderen Verhältnis zur Schwerkraft erfahren.

Umkehrhaltungen erfordern meistens Mut von uns, um umgesetzt werden zu können – ganz ähnlich wie die Fokussierung auf unsere Vision.

Auf der rein physischen Ebene sind Umkehrhaltungen kräftigend für Arme, Schultern und Körpermitte. Sie entlasten das Herz-Kreislauf-System und helfen dem Lymphsystem.

Während der Menstruation wird von extremen Umkehrhaltungen in der Regel abgeraten.

1. Kindeshaltung mit Händen in Namasté

Du beginnst diese Praxis in der *Kindeshaltung*. Dein Gesäß ruht auf den Fersen und der Oberkörper ist auf den Oberschenkeln abgelegt. Lege die Stirn auf der Matte ab. Strecke deine Arme aus, bringe die Handflächen zusammen und beuge die Arme, sodass die Hände in deinem Nacken liegen.

Atme hier für einige Zeit tief ein und aus, komme in Kontakt mit deiner Ujjayi-Atmung.

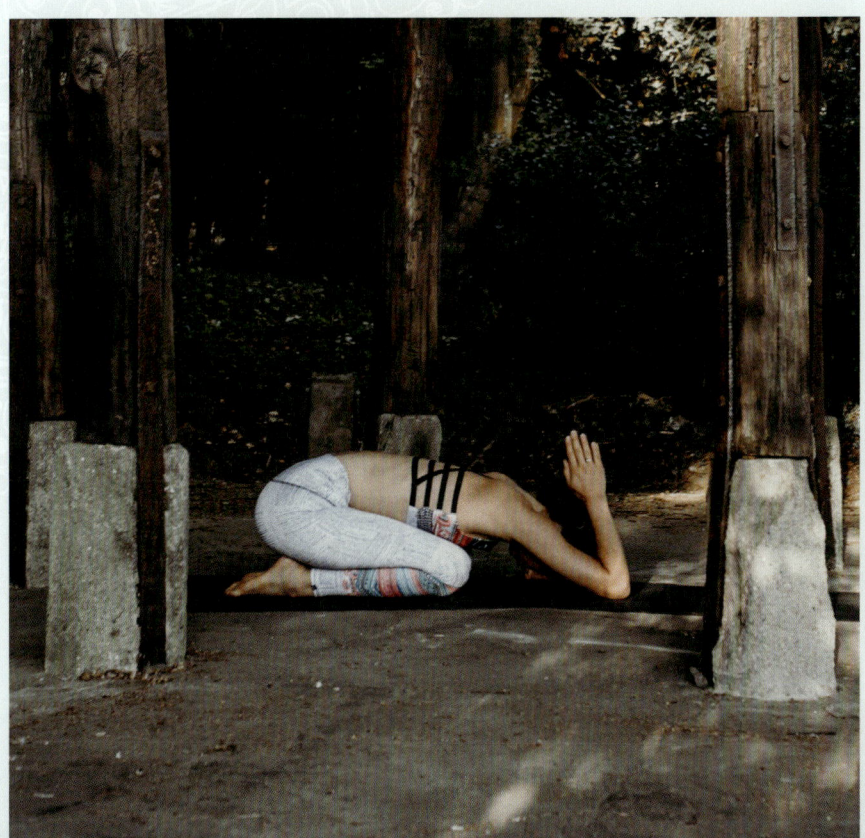

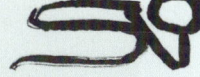

2. Katze und Kuh

Komme in den *Vierfußstand*. Deine Hände sind unter den Schultern und deine Knie unter den Hüften. Spreize deine Finger weit auf.

Atme ein und hebe dein Steißbein, Brustbein und den Blick. Du bist in einer sanften Rückbeuge, der *Kuh*.

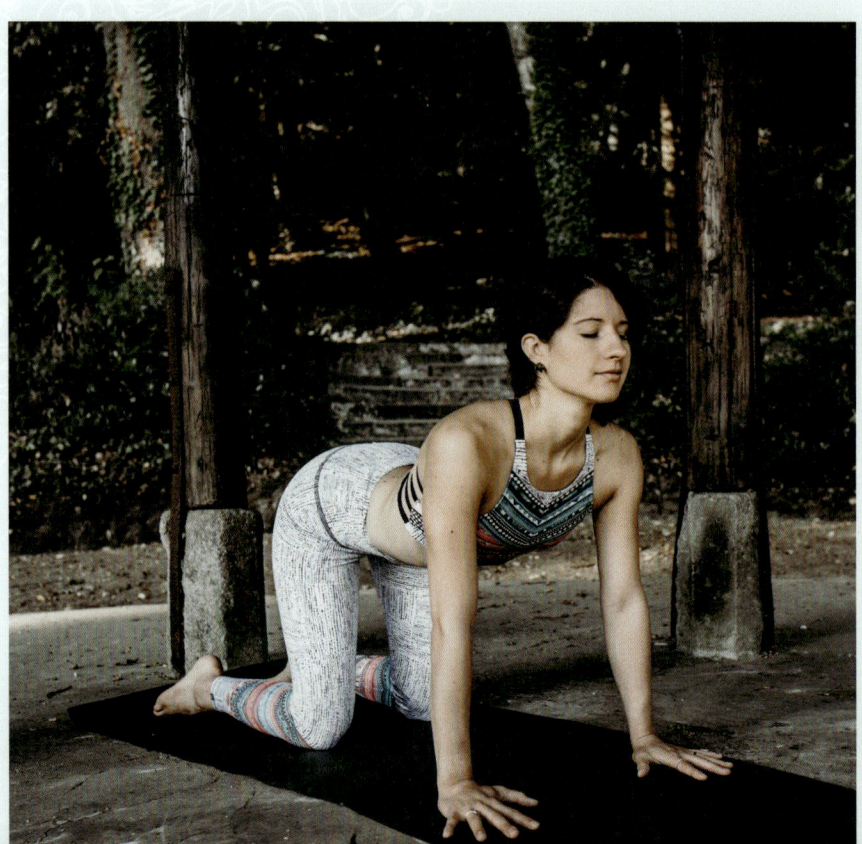

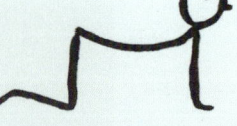

Atme aus und runde den Rücken aktiv. Presse hierfür deine Hände in den Boden und ziehe den Bauchnabel zur Wirbelsäule. Dies ist die *Katze*.

Wiederhole die beiden Bewegungen einige Male fließend, bis die Schultern und die Wirbelsäule sich beweglicher anfühlen.

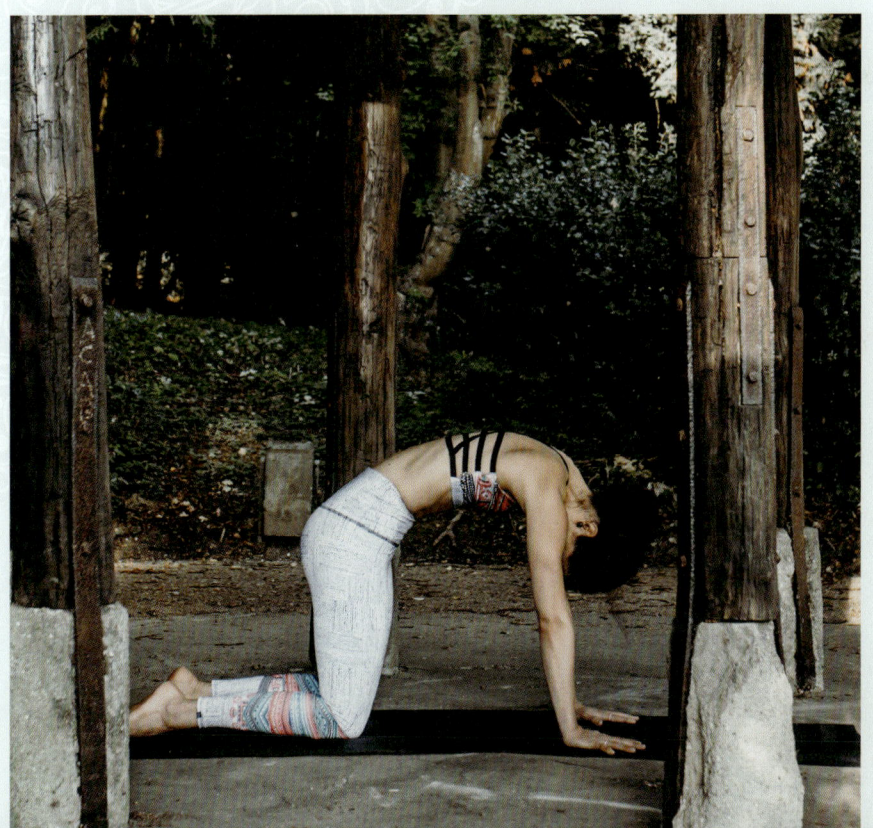

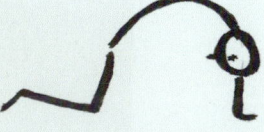

3. Herzöffner

Wandere aus dem *Vierfußstand* deine Hände lang nach vorne. Das Becken bleibt über den Knien. Lasse den Brustraum in Richtung Matte nach unten sinken. Du kannst hier deine Stirn oder dein Kinn ablegen. Bleibe aktiv in den Armen, indem du sie gestreckt hältst. Rotiere die Oberarme nach außen.

Bleibe für fünf tiefe Atemzüge.

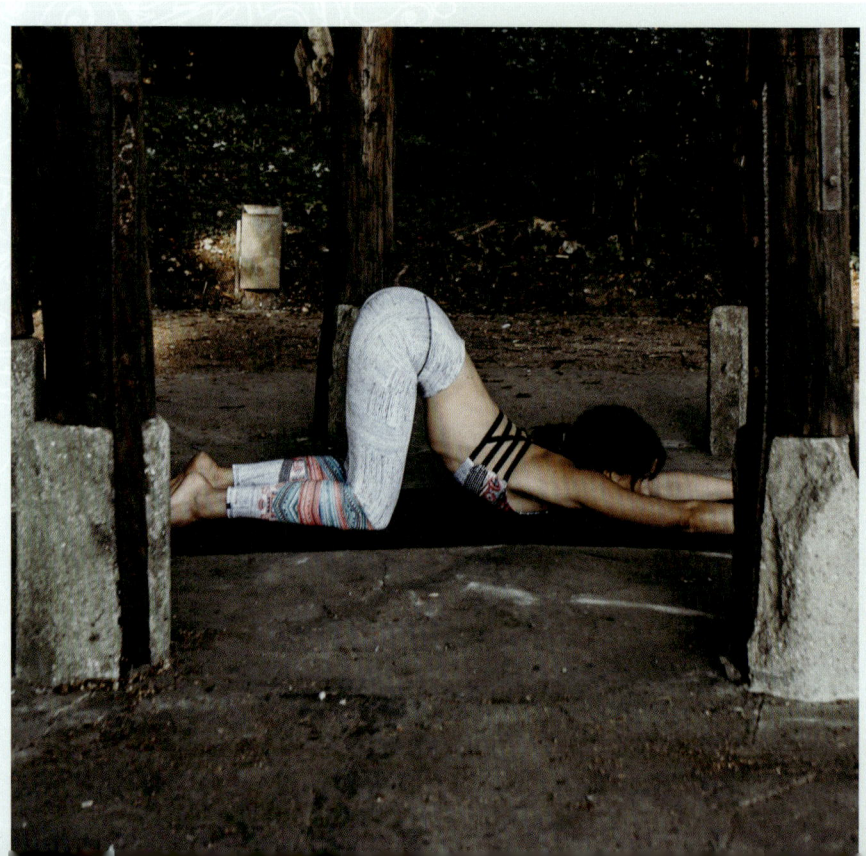

4. Unterarmstütz und Delfin

Ausgangsposition ist der *Vierfußstand*. Lege deine Unterarme auf dem Boden ab. Die Ellbogen sind unter den Schultern. Verschränke alle zehn Finger ineinander. Hebe nun die Knie vom Boden hoch und wandere die Füße zurück, sodass du in einem *Unterarmstütz* ankommst.

Halte diese kraftvolle Position für fünf-zehn Atemzüge.

Wandere die Füße aus dem Unterarmstütz zwei Schritte nach vorne. Hebe das Gesäß hierbei in Richtung Decke nach oben. Strecke den Rücken lang. Du bist im *Delfin*. Diese Position ist wie ein *herabschauender Hund*, aber auf den Unterarmen.

Verweile auch hier nochmals für fünf Atemzüge.

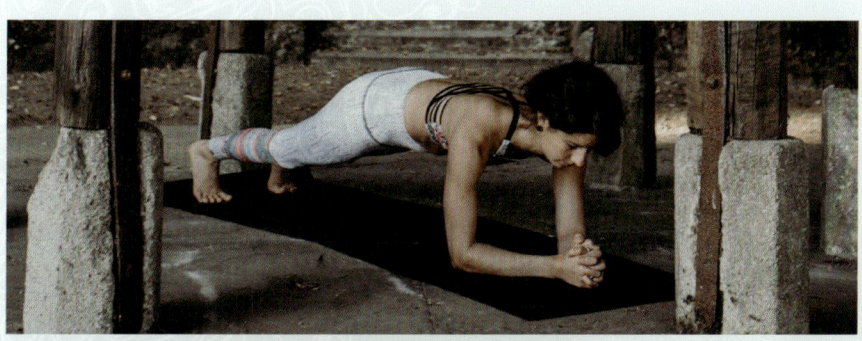

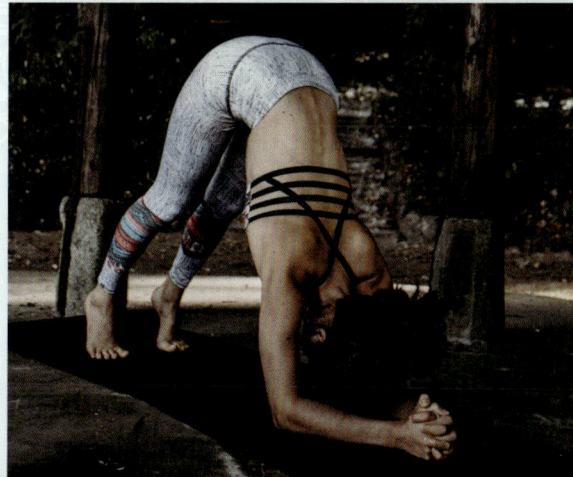

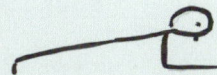

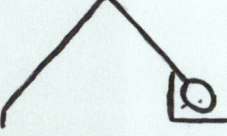

5. Herabschauender Hund

Komme in den *herabschauenden Hund*. Deine Hände stehen schulterweit und du ziehst die Schultern weit weg von den Ohren. Schiebe die Sitzbeinknochen nach hinten und oben. Wenn der Rücken sich nicht gut strecken lässt, beuge deine Knie, sodass du das Becken besser nach hinten und oben schieben kannst.

Atme einige Male tief ein und aus.

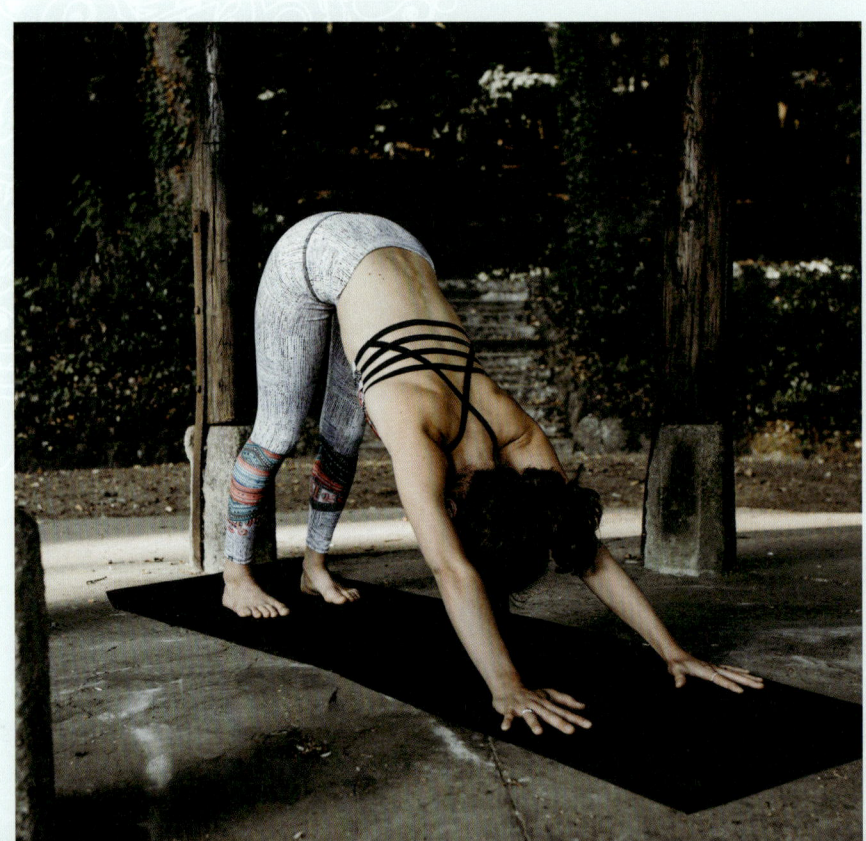

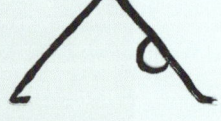

6. Halber Spagat

Setze deinen rechten Fuß nach vorne zwischen die Hände. Lege das hintere Knie auf dem Boden ab. Strecke das rechte Bein und flexe den Fuß. Setze die Hände neben deinem gestreckten Bein ab – gern auch auf Blöcke. Strecke mit jeder Einatmung den Rücken lang nach vorne. Mit jeder Ausatmung kann der Oberkörper eventuell etwas tiefer über das Bein sinken. Diese Position sollte die Beinrückseiten dehnen.

Bleibe für einige tiefe Atemzüge und wechsle dann die Seite.

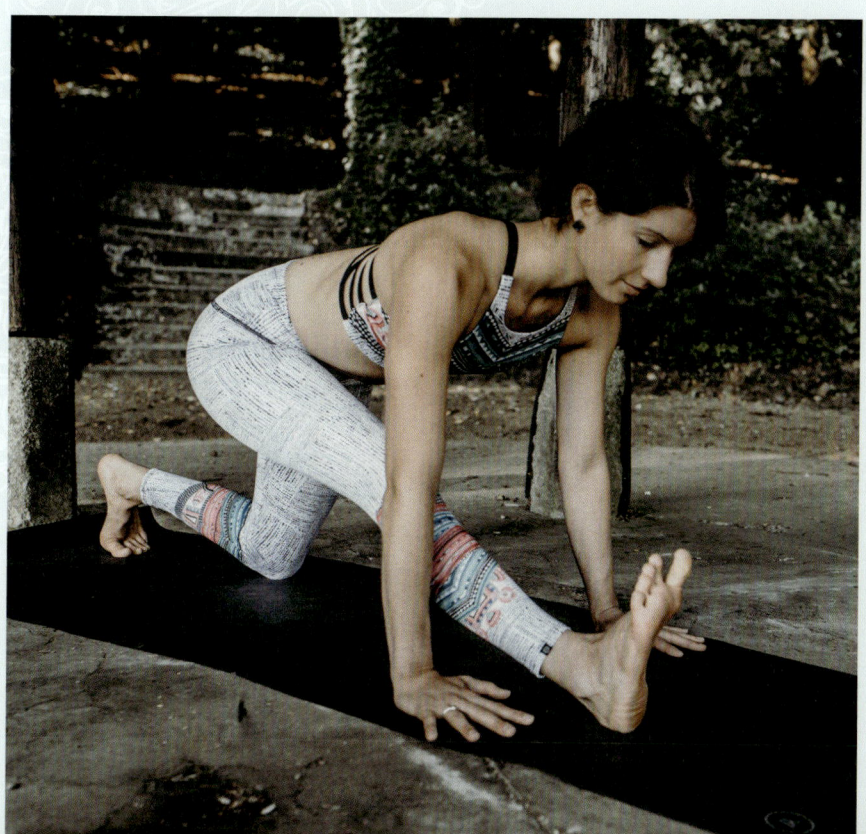

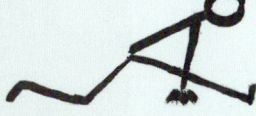

7. Kopfstand

Der *Kopfstand* sollte nur geübt werden, wenn dein Nacken und deine Halswirbelsäule gesund sind. Bitte gehe mit Kraft und nicht mit Schwung oder Sprung in diese Haltung hinein. Es empfiehlt sich, den Kopfstand erst von einem Lehrer zu erlernen.

Sollte deine Halswirbelsäule Probleme bereiten, kannst du entweder in *Viparita Karani* kommen (erste Übung des Kapitels) oder – wenn es dir Freude bereitet – Handstand üben.

Komme für den Kopfstand zunächst wieder in den *Vierfußstand*. Lege deine Unterarme erneut auf den Boden und verschränke die Hände ineinander. Deine Ellbogen sind unter deinen Schultern und bilden ein deutliches Dreieck zusammen mit den Händen. Deine Unterarme sind das Fundament für den Kopfstand. In der Position wird das meiste Gewicht durch die Arme getragen und nicht vom Kopf.

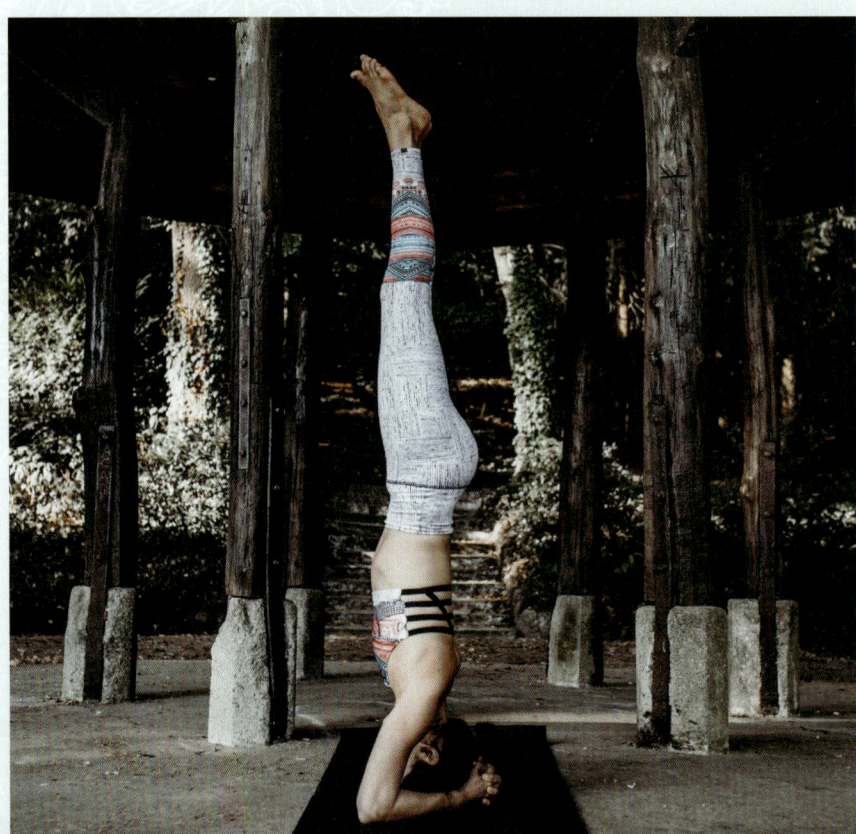

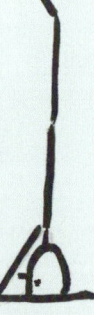

Lege die Kopfkrone vor deinen Händen auf dem Boden ab. Ziehe die Schultern weg von den Ohren.

Setze die Zehen unter und hebe die Knie vom Boden. Wandere dann die Füße immer näher zum Gesicht, bis dein Becken über den Schultern ist. Dann ziehe kontrolliert die Knie nacheinander zur Brust heran und die Fersen zum Gesäß. So kannst du dich aus der Bauchkraft heraus halten.

Wenn du hier die Balance gefunden hast, strecke langsam ein Bein nach dem anderen zur Decke.

Verweile für einige Atemzüge.

Komme dann genauso langsam und achtsam aus der Haltung hinaus, wie du hineingegangen bist.

Pausiere im Anschluss in der *Kindeshaltung*.

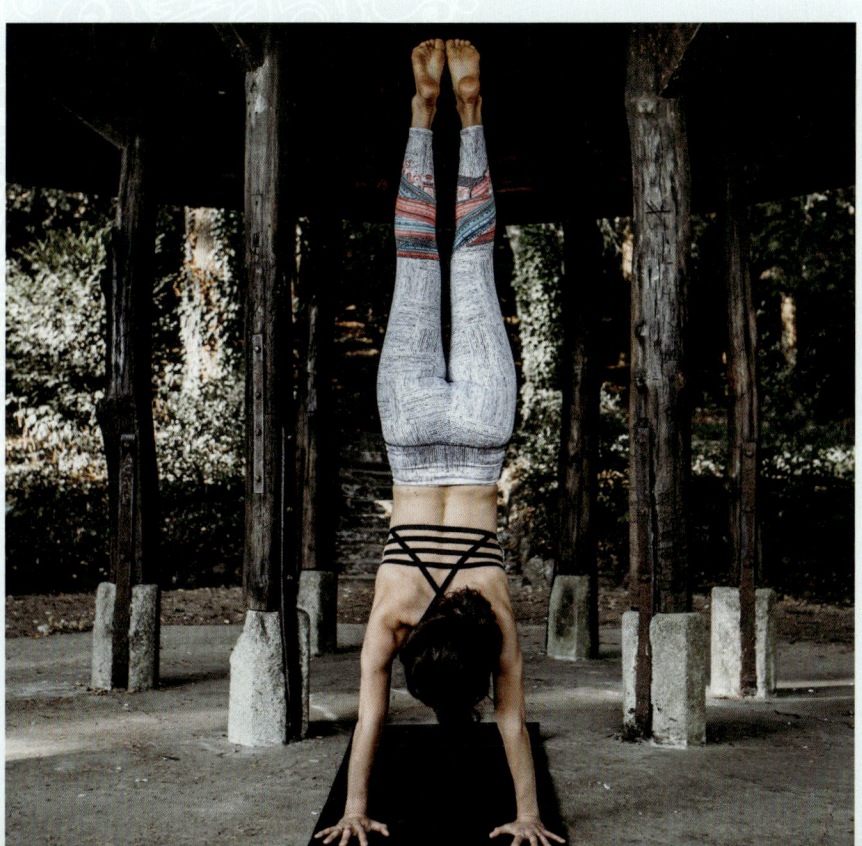

PRAXIS: UMKEHRHALTUNGEN UND KOPFSTAND

1. Kindeshaltung mit Händen in Namasté

2. Katze und Kuh
   E und A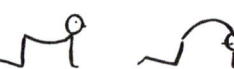

3. Herzöffner
   5 AZ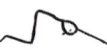

4. Unterarmstütz und Delfin
   Je 5 AZ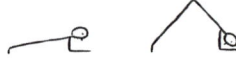

5. Herabschauender Hund
   3-5 AZ

6. Halber Spagat
   5 AZ

7. Kopfstand
   Alternativen:
   Delfin, Handstand oder Viparita Karani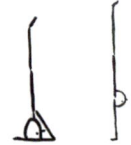

8. Kindeshaltung
   5-10 AZ

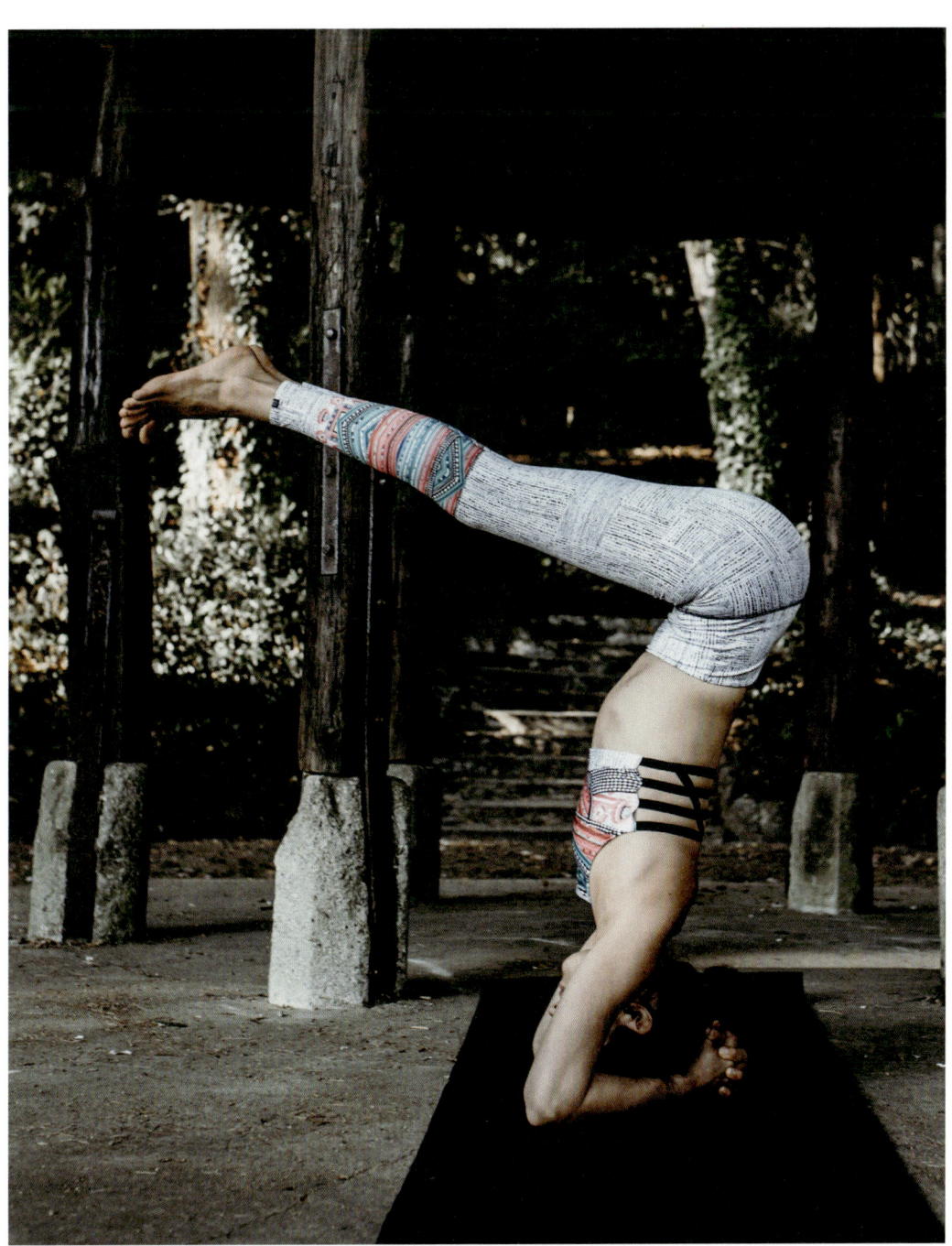

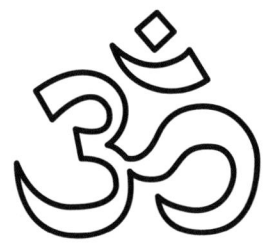

IN KLARHEIT RUHEN

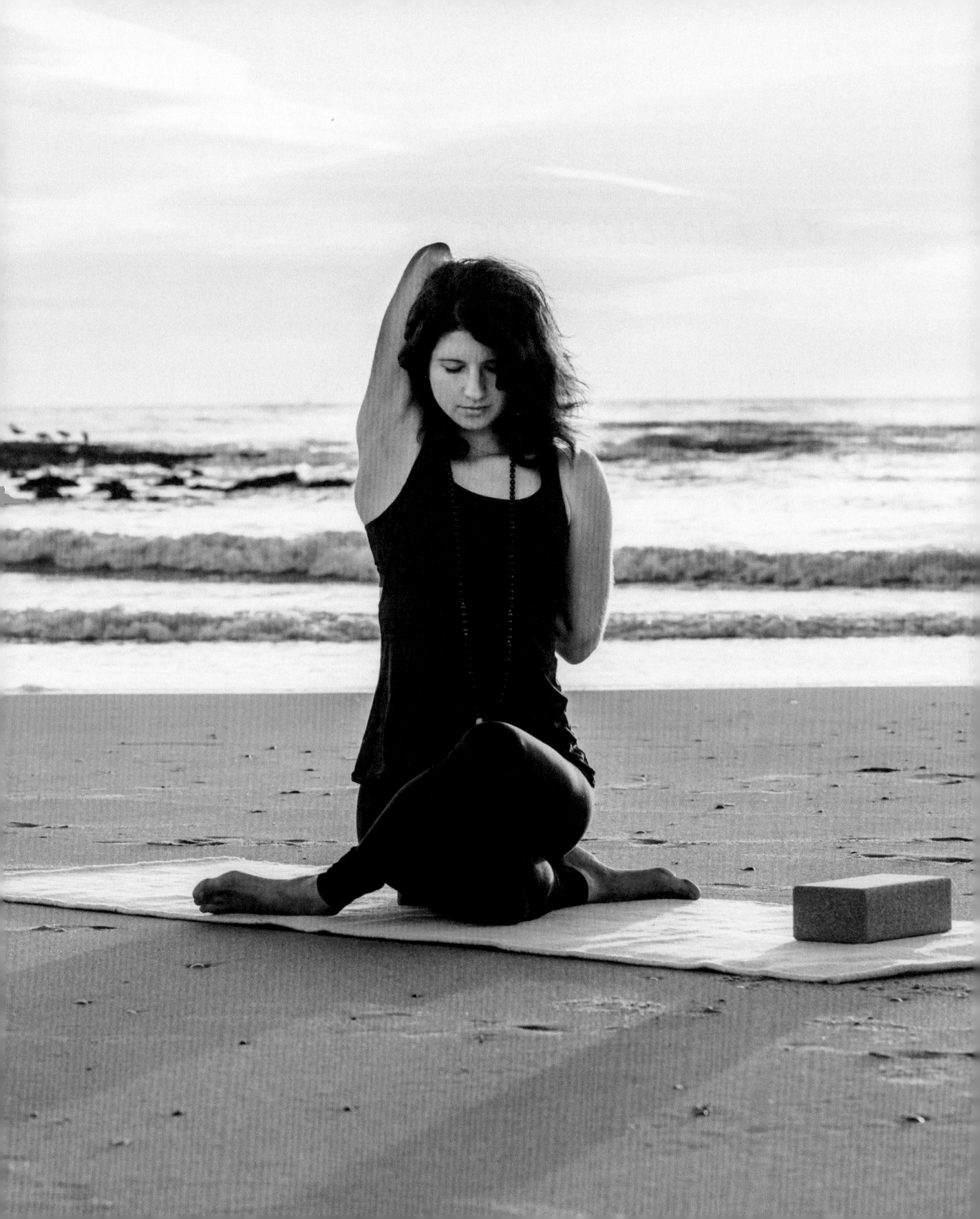

8.1 Einstimmung

GEDICHT VON RAINER MARIA RILKE

Ich lebe mein Leben in wachsenden Ringen,

die sich über die Dinge ziehn.

Ich werde den letzten wohl nicht vollbringen,

aber versuchen will ich ihn.

Ich kreise um Gott, um den uralten Turm,

und ich kreise jahrtausendelang;

und ich weiß noch nicht: bin ich ein Falke, ein Sturm

oder ein großer Gesang.

Rainer Maria Rilke: Das Stundenbuch.

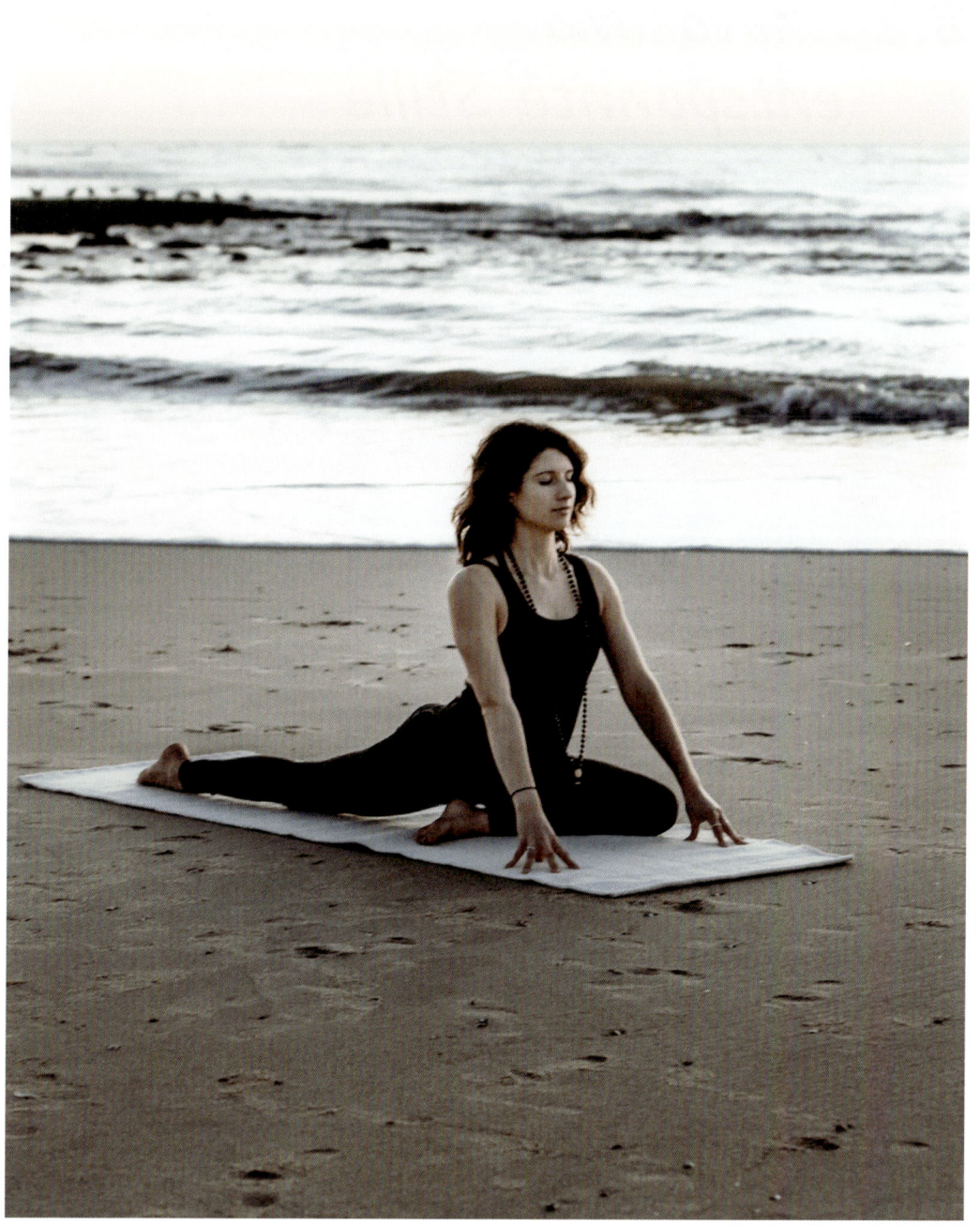

8.2 Shavasana – entspannte Stille

Shava ist der *tote Körper*. *Asana* ist die *Haltung*. *Shavasana* ist die *Totenstellung*, die am Ende der Yogapraxis als Ruhephase geübt wird. Ich habe über viele Yogapositionen Diskussionen gehört, Für und Wider werden abgewogen, neue Haltungen werden erfunden und traditionelle Asanas aussortiert.

Doch die meisten Traditionen und Lehrer sind sich einig, dass *Shavasana* von allen praktiziert werden sollte.

Was bedeutet es, *Shavasana* zu üben? Was erlernen wir aus dem stillen Daliegen und Nichtstun?

Shavasana ist Ruhen in Klarheit und Frieden. Indem wir uns in eine totengleiche Position begeben und für ein paar Minuten jede Kontrolle abgeben, entsteht ein Loslassen in den Tiefen des Seins. Von diesem Loslassen stellt man sich vor, dass es der Erlösung des Todes ähnelt.

Das mag radikal klingen oder beängstigend für diejenigen von uns, die große Furcht vor dem Tod empfinden. Oder es mag beruhigend sein für die rastlosen Seelen unter uns, die sich nach innerem Frieden sehnen.

Shavasana ist die Übungspraxis, in der wir in allem und in nichts aufgehen. Wir liegen einfach nur da, alle Hüllen und Rollen fallen von uns ab, wir sind einen Moment lang absolut frei, leer und klar. Jeder kann *Shavasana* üben und alle werden eine unterschiedliche Erfahrung in der Position machen – Tag für Tag. Zuweilen schlafen Schülerinnen und Schüler in dieser Position ein. Auch das ist in Ordnung, denn sie entspannen.

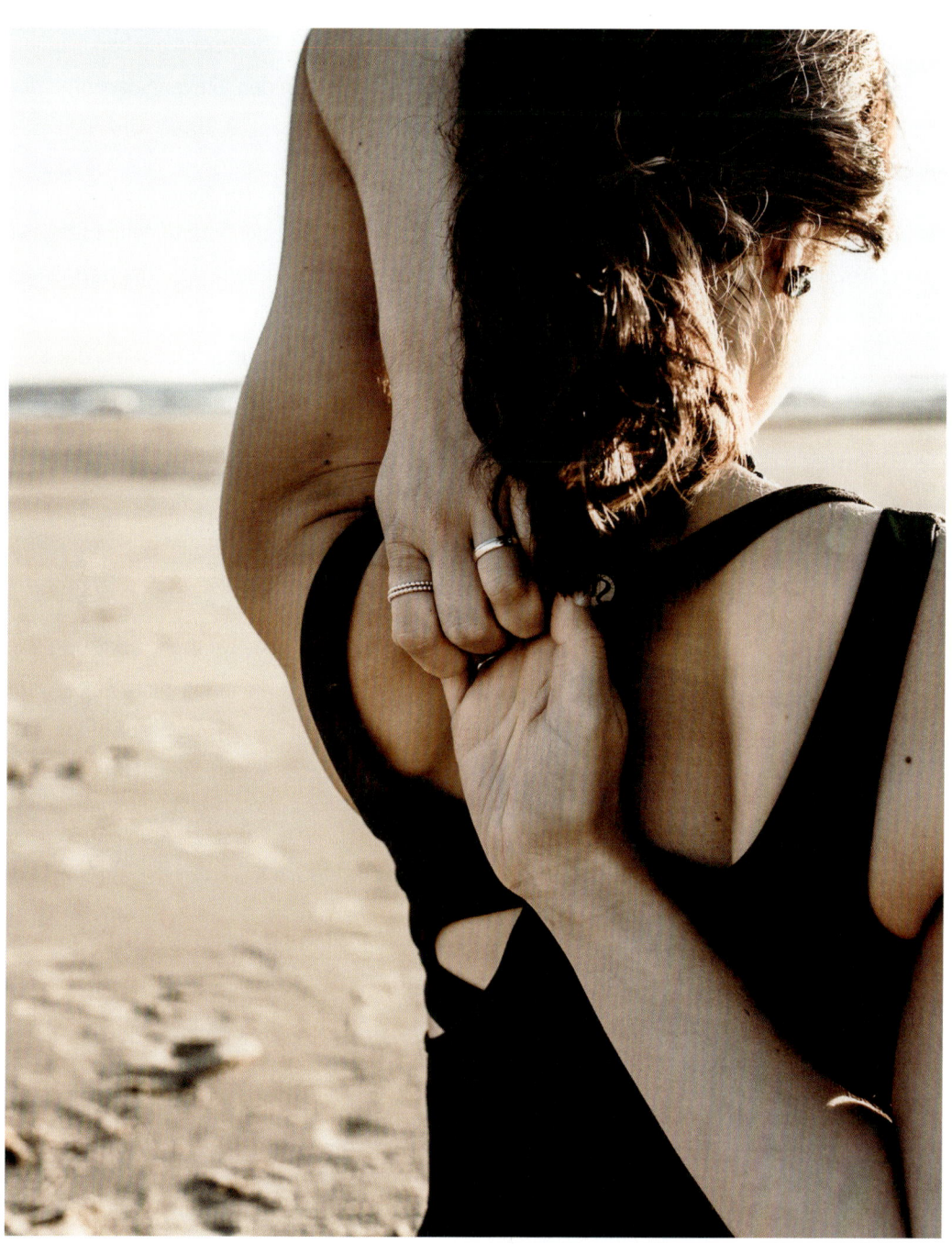

Doch möchten wir bewusst diese Essenz von Klarheit und Frieden in *Shavasana* erleben, können wir den Körper, den Geist, das Herz und die Seele vorbereiten. Neben den aktiven Sequenzen der vorausgegangenen Kapitel möchte ich dir in diesem Kapitel eine passive Praxis vorstellen: das *Yin Yoga*.

Yin Yoga ist ein eigener Yogastil, der, basierend auf den Meridianen der Traditionellen Chinesischen Medizin und der Faszienlehre, entstanden ist. Du brauchst die Theorie dahinter nicht bis in die Tiefen studiert zu haben, um die folgende Sequenz zu üben. Im Yin Yoga werden Positionen für mehrere Minuten gehalten, um wahrhaftig in die Tiefe vorzudringen: in die Tiefen des Körpergewebes und in die Tiefen des Bewusstseins.

Die Effektivität dieser Praxis liegt nicht nur darin, die Faszien zu dehnen und den Energiefluss im Körper zu verbessern, sondern auch darin, eine unterschätzte Gabe zu kultivieren: inneren Frieden und Klarheit. Yin Yoga ist also Bewusstseinsarbeit und Regeneration in einem – zumindest, wenn wir uns auf beide Aspekte einlassen.

Zu Anfang mag es uns sinnlos vorkommen, mehrere Minuten in einer Dehnung zu verweilen. Innere Widerstände, wie Ungeduld, Unruhe und Bewegungsdrang, kommen nicht selten auf. Hier gilt es, sich auch einmal in der Position aushalten zu können. Statt immer auf die Impulse des Körpers und des Geistes zu reagieren, bleibt man im Yin passiv und beobachtet, wie der Impuls wieder vergeht. Hilfreich ist es auch hier wieder, sich auf seinen Atem zu konzentrieren.

Vielleicht kannst du diese ruhige, passive Praxis auch nach und nach als Ort der entspannten Stille genießen.

TIPP

Mehr Shavasana

Selbst wenn du im Alltag keine Zeit oder Muße für eine ganze Yogapraxis hast, nimm dir Zeit für ein *Shavasana*. Wie der Name bereits sagt, ist auch dies eine *Yogahaltung*, ein *Asana*, und kann somit eine ganze Praxis sein. Nimm dir ca. 7-10 Minuten Zeit für dein *Shavasana*. Diese Zeit braucht das Nervensystem meist, um in einen Ruhemodus zu kommen.

Statte dich angenehm mit Hilfsmitteln aus. Lege eine Decke unter und über dich. Du kannst ein großes Kissen unter deine Knie legen, um den unteren Rücken zu entlasten. Oder du positionierst ein Kissen auf Becken und Bauch. Das Gewicht auf dem Bauch wirkt erdend. Ein Augenkissen hilft dir, die Sinne noch mehr nach innen zu ziehen. Stelle dir einen Wecker auf die von dir gewählte Zeit.

Anfänglich bist du hier vielleicht noch unruhig, hast viele Gedanken und Aufgaben im Kopf. Nach einer gewissen Zeit entspannt sich das System und du sinkst in einen passiven Zustand. Hier kannst du Abstand von deinem Alltag nehmen und Kraft tanken.

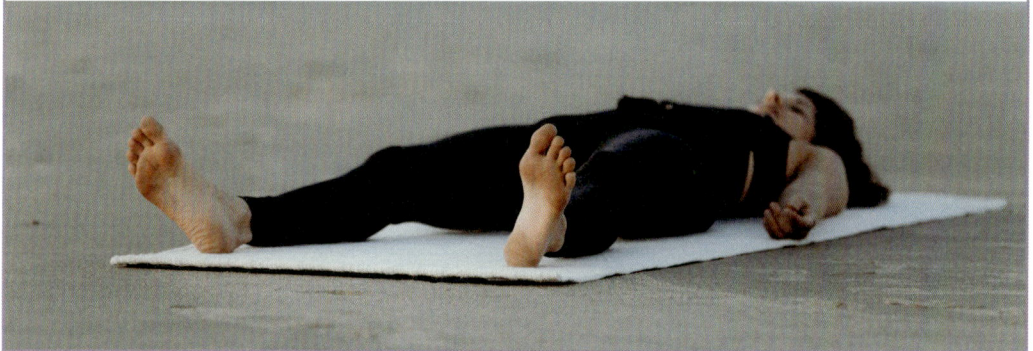

8.3 Siebte Yogapraxis: In Klarheit ruhen

Für die nachfolgende Sequenz brauchst du Hilfsmittel, wie Yogablöcke oder große Bücher, ein Yogabolster oder große Kissen, gerne eine weiche Unterlage und eine Decke zum Zudecken. Nimm dir auch eine Stoppuhr oder Sanduhr zur Hand, da die Haltungen über mehrere Minuten gehalten werden.

Setze so viele Hilfsmittel ein, wie du möchtest, um dich in einer Dehnung wohlzufühlen. Vermeide es, zu tief in die Haltungen hineinzugehen oder der Dehnung komplett auszuweichen. Finde das Mittelmaß zwischen zu viel und nicht genug.

Lege dir dieses Buch neben die Matte und lies den Text zu jeder Übung, kurz bevor du in die Haltung hineingehst. Jede Position hat einen mentalen Anker, eine Inspiration oder Frage für dich zur Reflektion, während du in der Haltung verweilst.

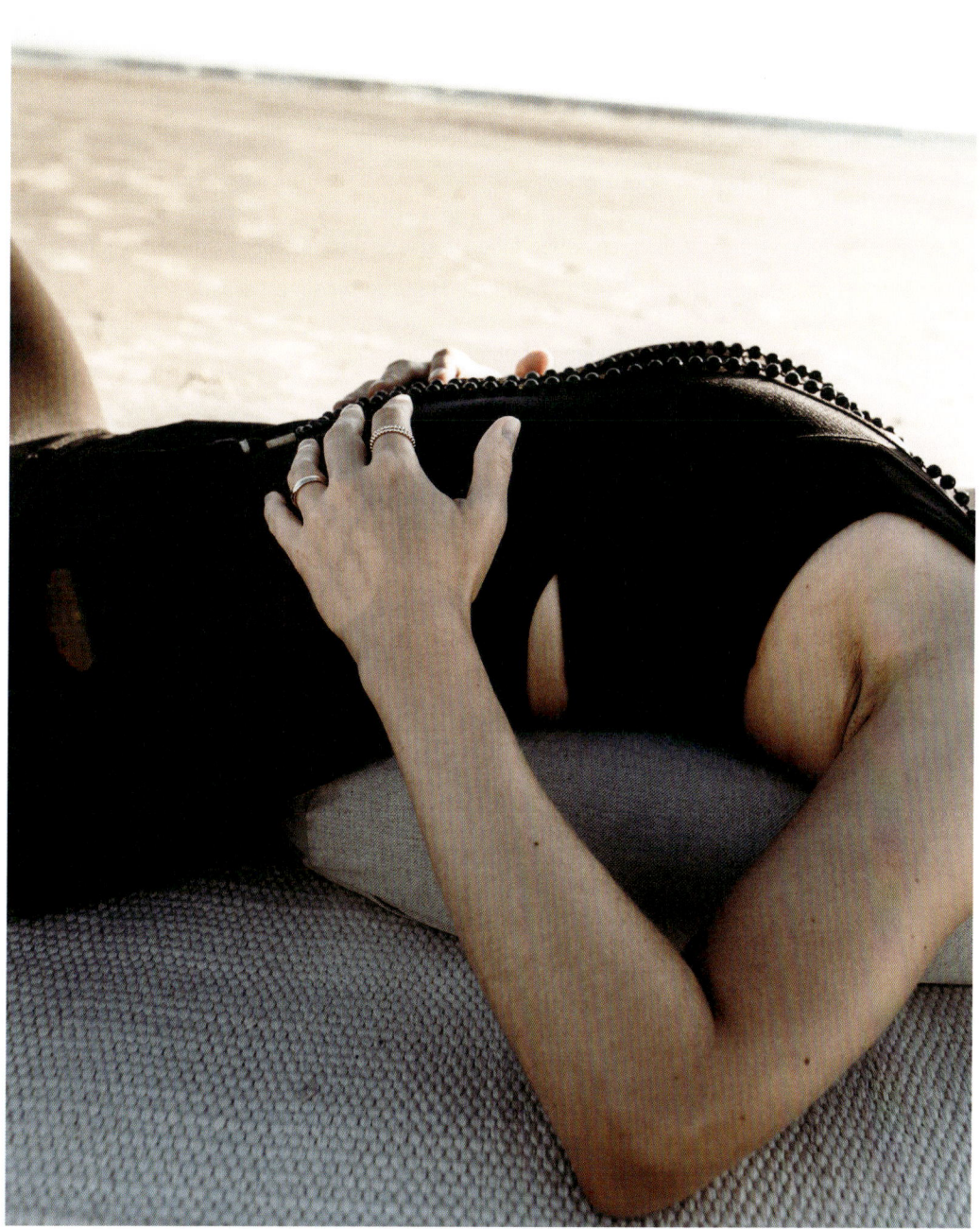

1. Liegender Schmetterling

Lege ein Yogabolster längs hinter dein Becken und lege den Oberkörper darauf ab. Das Becken liegt nicht auf dem Yogabolster und der untere Rücken sollte sich gut anfühlen. Rücke so weit vom Yogabolster weg, dass dies der Fall ist.

Setze die Füße auf, lasse die Knie nach außen fallen und lege die Fußsohlen aneinander. Platziere gerne Blöcke unter deinen Oberschenkeln, wenn die Haltung sonst zu tief ist.

Wenn du möchtest, lege ein Augenkissen auf deine Augen.

Verweile für fünf Minuten in dieser Haltung.

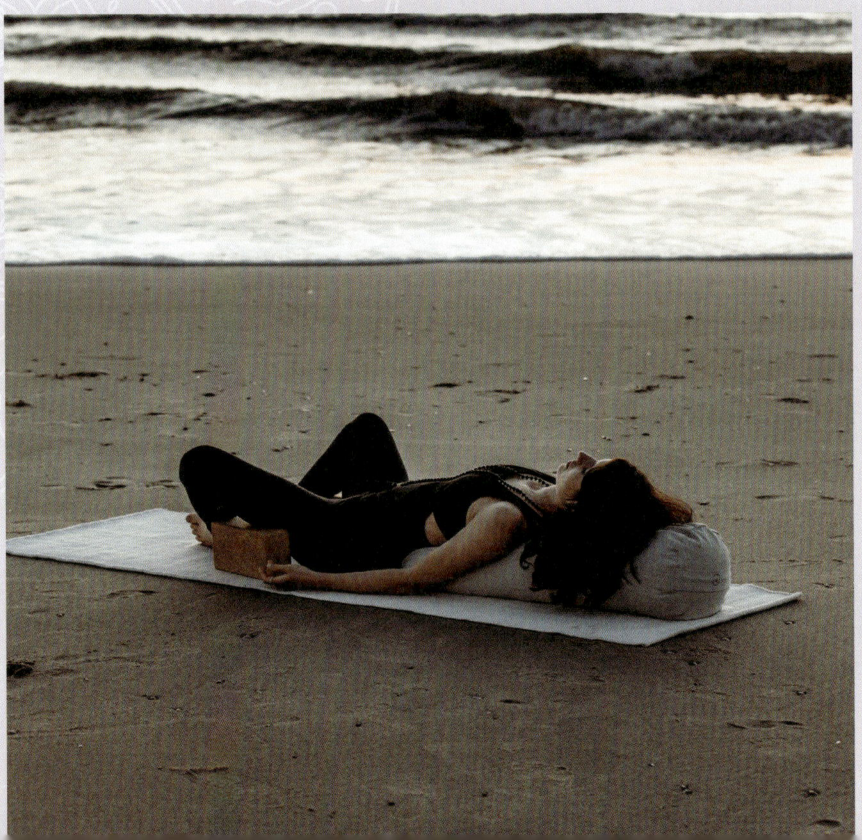

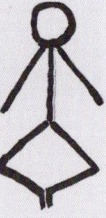

Spüre zunächst den Körper in seinem heutigen Zustand:

- Welche Bereiche des Körpers melden sich unangenehm?

- Welche Teile des Körpers sind entspannt?

- Gibt es taube Bereiche?

Scanne innerlich dein heutiges Befinden im Körper, ohne dich zu verurteilen, wenn nicht nur angenehme Empfindungen da sind. Erlaube, dass alles so ist, wie es ist.

Komme ganz langsam aus der Haltung wieder heraus. Mache kleine Ausgleichsbewegungen zwischen den Positionen – einfach so, wie du gerade möchtest.

2. Schmelzendes Herz

Komme in einen *Vierfußstand*. Wandere von hier aus deine Hände weit nach vorne. Die Arme sind gestreckt. Entspanne deinen Brustkorb und deine Stirn in Richtung Erde. Achte darauf, dass dein Becken in etwa über den Knien bleibt.

Optional kannst du dir Blöcke, wie ein Mäuerchen, unter deine Hände setzen und die Hände ineinander verschränken. Hierdurch wird die Dehnung in den Schultern intensiver.

Bleibe für zwei Minuten in dieser intensiven Haltung. Beobachte den Atem in deinem Herzraum. Lasse mit jeder Ausatmung Gedanken und Impulse los. Nimm Abstand von deinem Alltag. Diese Yogazeit ist deine Zeit für inneren Frieden und Klarheit.

Entspanne dein Herz.

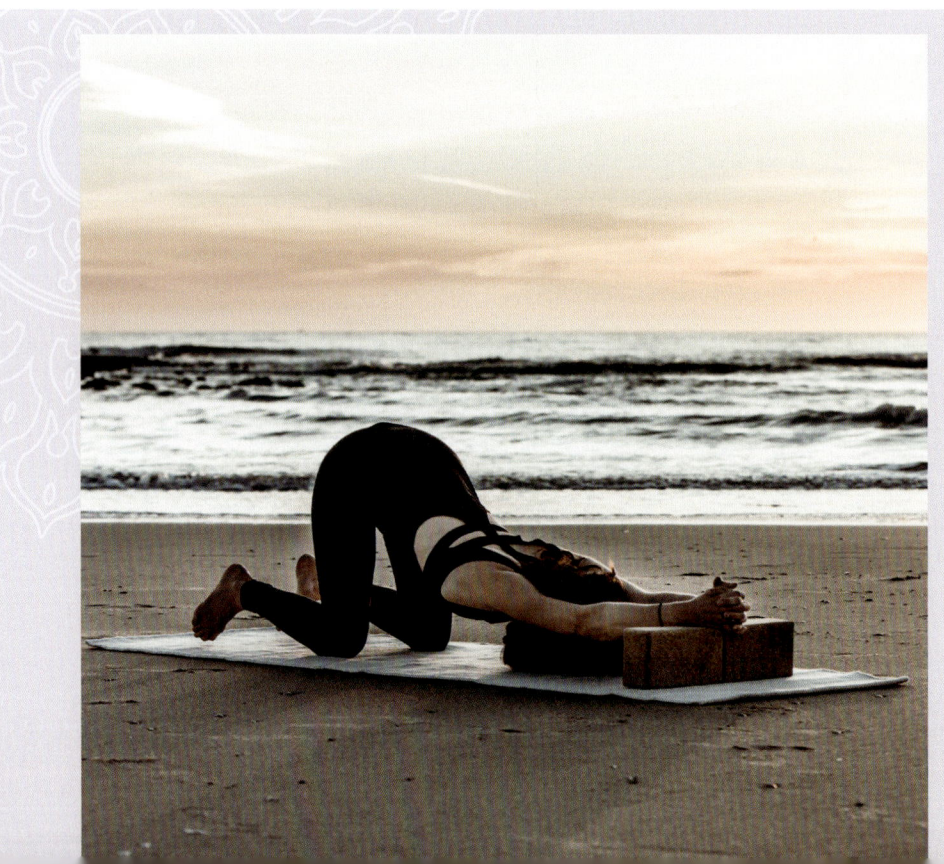

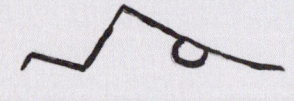

3. Schnürsenkel

Komme wieder in den *Vierfußstand*. Lege das rechte Knie in die Mitte der Matte und lege das linke Knie dahinter in die Kniekehle des rechten. Öffne die Unterschenkel hinter dir wie ein umgekehrtes „V". Setze dich vorsichtig zwischen die Unterschenkel zurück. Gerne nutze einen oder zwei Blöcke, um hier Platz nehmen zu können. Wenn die Dehnung in den Hüften zu intensiv ist, strecke das untere rechte Bein aus.

Richte den Rücken auf. Entweder verweile hier oder binde deine Arme. Hierfür hebst du den rechten Arm nach oben, beugst den Ellbogen und lässt die Hand zwischen die Schulterblätter sinken. Den linken Arm streckst du zur Seite aus, drehst den Daumen nach unten zum Boden und greifst dann hinter den Rücken. Eventuell lassen sich die Hände so zusammenführen. Alternativ kannst du auch einen Gurt oder ein Tuch greifen.

Halte jede Seite (Beine und Arme rechts/links) für ca. drei Minuten.

Konzentriere dich auf deine Atmung. Spüre die Atemfülle nach der Einatmung und die Leere nach der Ausatmung. Wenn du sehr müde bist, dann vertiefe die Einatmung etwas. Wenn du sehr unruhig bist, lasse die Ausatmung tiefer werden, um das Nervensystem zu entspannen.

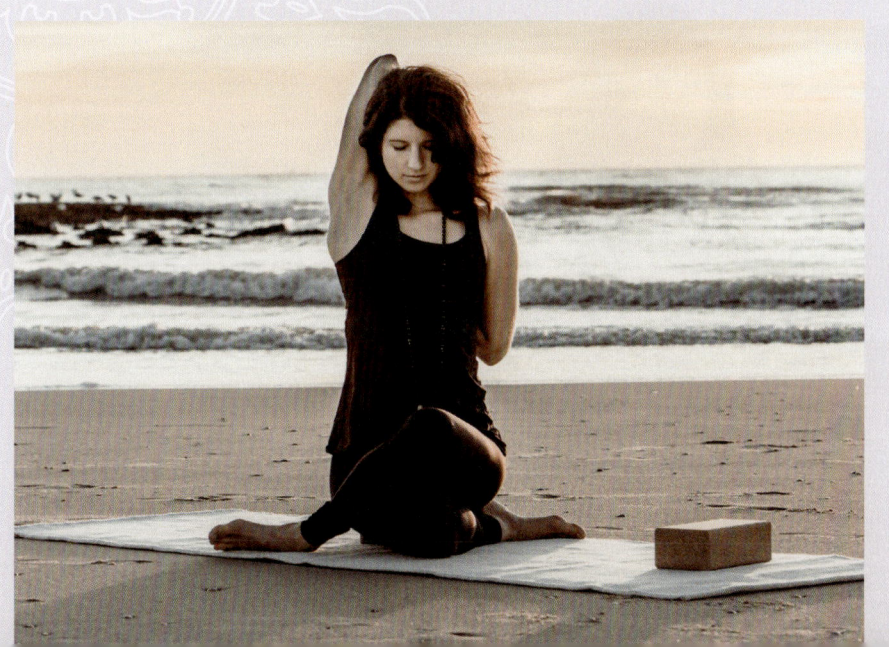

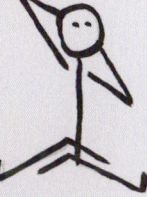

4. Sphinx

Lege dich auf deinen Bauch. Bringe die Unterarme auf den Boden. Hierbei sind die Ellbogen unter deinen Schultern. Gerne lege deine Hände zusammen. Du kannst hier auf dem Bauch mit ausgestreckten Beinen liegen bleiben. Alternativ kannst du die Beine in eine Schmetterlingsform bringen. Öffne die Beine hierfür weit, beuge die Knie und lasse die Fußsohlen zueinander sinken.

Verweile für vier Minuten in dieser Position. Tauche ein in das Nichtstun. Einmal in deiner heutigen Variante der *Sphinx* angekommen, bleibe. Suche nicht nach dem Mehr oder nach etwas anderem. Gib jedes Verändernwollen ab. Lasse alles geschehen. Schließe Frieden mit diesem Moment.

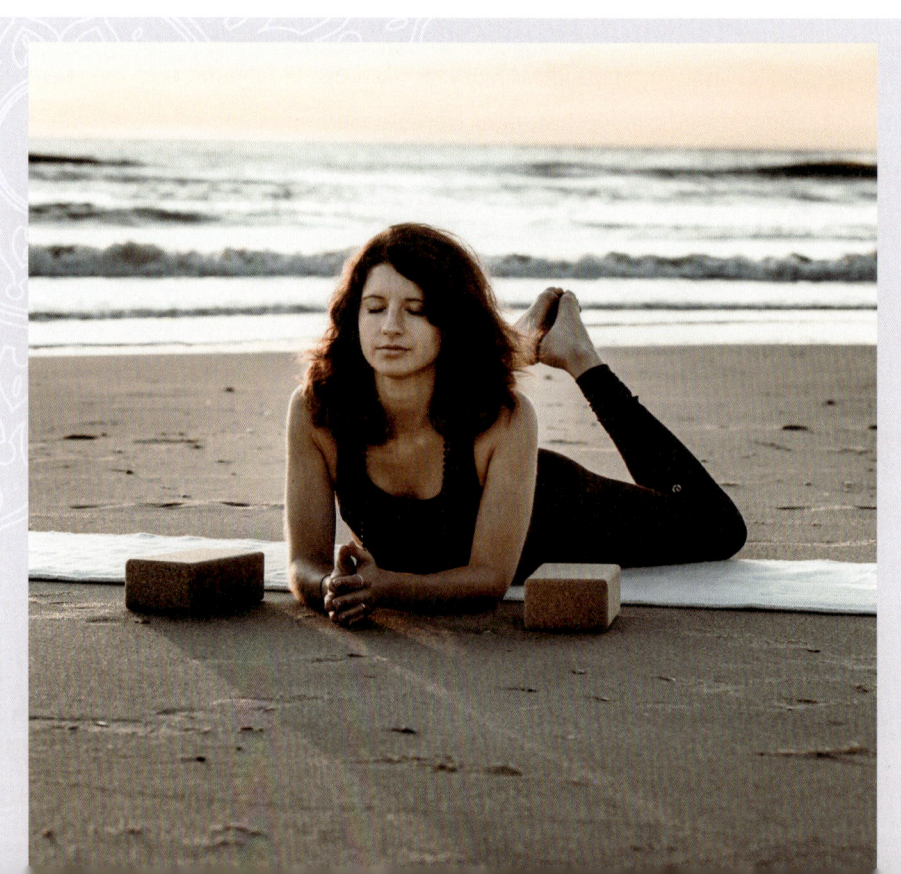

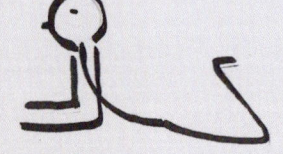

5. Schildkröte

Aus dem Sitzen heraus stelle die Füße auf und lasse die Knie auseinanderfallen. Lege die Fußsohlen erneut zusammen. Dann beuge den Rücken nach vorn in eine entspannte Haltung. Der Kopf darf hängen.

Optional setze Blöcke unter deine Oberschenkel oder unterstütze den Oberkörper.

Halte diese Position für weitere vier Minuten.

Löse dich immer mehr von allen Rollen und Mustern. In diesem Moment ist nichts davon wichtig. Frage dich:

- Wie fühlt es sich für dich an, in innerem Frieden (aus-)zuruhen?

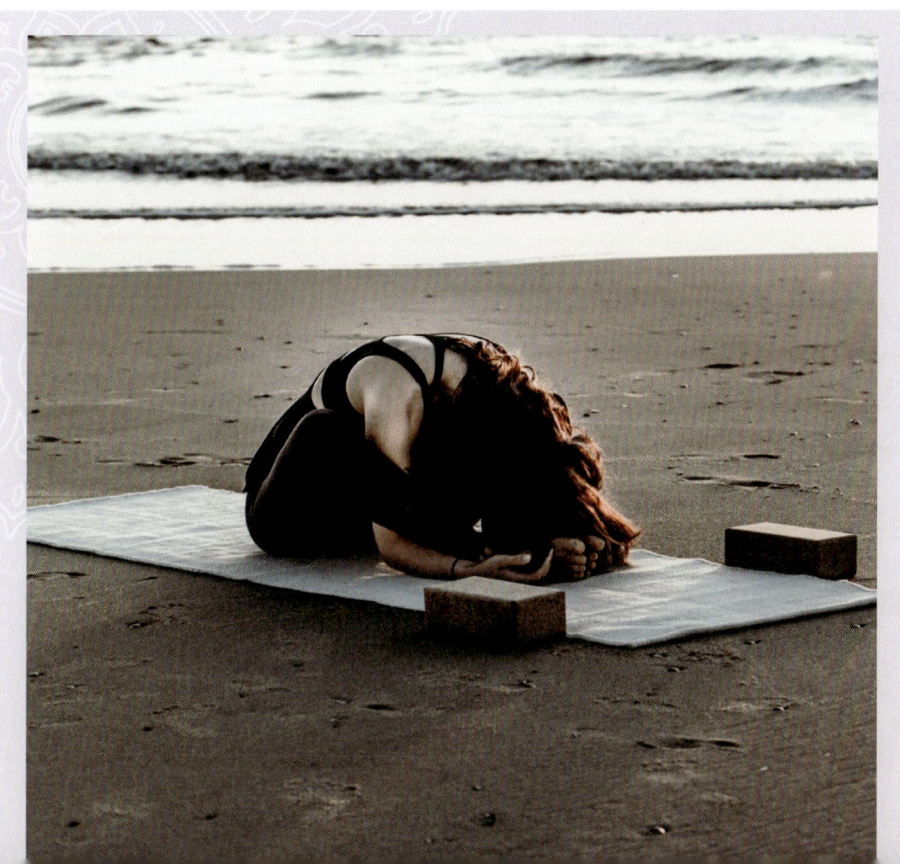

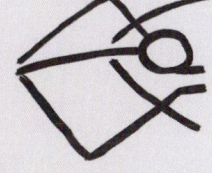

6. Schlafender Schwan

Diese Position ähnelt der *Taube*. Sie ist aber wesentlich passiver und daher auch mit dem Einsatz vieler Hilfsmittel auszuführen.

Lege deinen rechten Unterschenkel diagonal vor dir ab, sodass der rechte Fuß auf der linken Mattenseite liegt. Wandere das linke Bein lang nach hinten. Senke das Becken. Diese Dehnung sollte in deinem Hüftbereich spürbar sein und keinesfalls im Knie. Verlagere dein Gewicht so, dass dies der Fall ist. Nutze auch hier Hilfsmittel unter dem Becken, den Knien oder dem Oberkörper, wenn es sich gut anfühlt.

Lege den Oberkörper auf der Erde ab.

Bleibe auf jeder Seite des *schlafenden Schwans* für drei Minuten.

- Was bleibt, wenn keine Gedanken mehr da sind?

- Kannst du in deine tief liegende Essenz, in dein Gefühl von innerem Frieden, eintauchen?

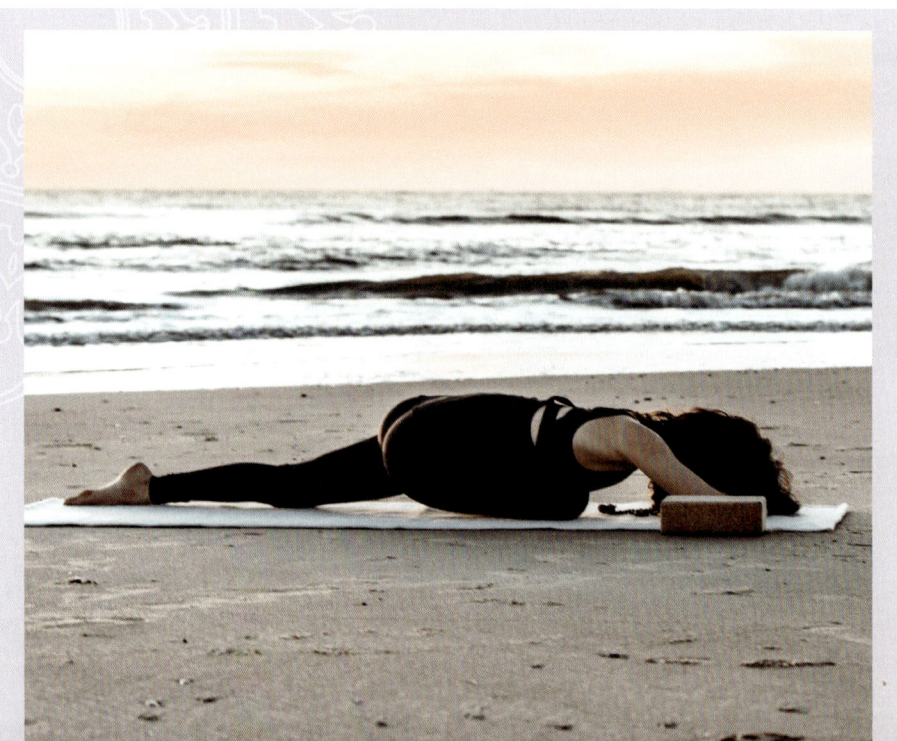

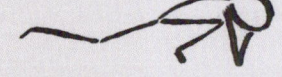

7. Liegende Drehung

Komme in Rückenlage. Ziehe das linke Knie zur Brust heran und lasse es auf die rechte Seite kippen. Strecke den linken Arm neben dem Körper auf Schulterhöhe aus. Die rechte Hand kannst du zur Beschwerung auf das linke Knie legen. Optional drehe den Kopf nach links.

Zur Unterstützung kannst du unter dein linkes Knie oder unter deine rechte Schulter Kissen oder Blöcke legen.

Bleibe auf jeder Seite der Position für zwei Minuten. Vielleicht fällt dir dies nun leicht und die zwei Minuten vergehen wie im Flug. Vielleicht spürst du eine tiefe Sehnsucht nach Frieden und Ruhe auch auf körperliche Ebene. Bald ist es so weit: Dies ist die letzte Yin-Position der Sequenz vor *Shavasana*, der Ruhephase.

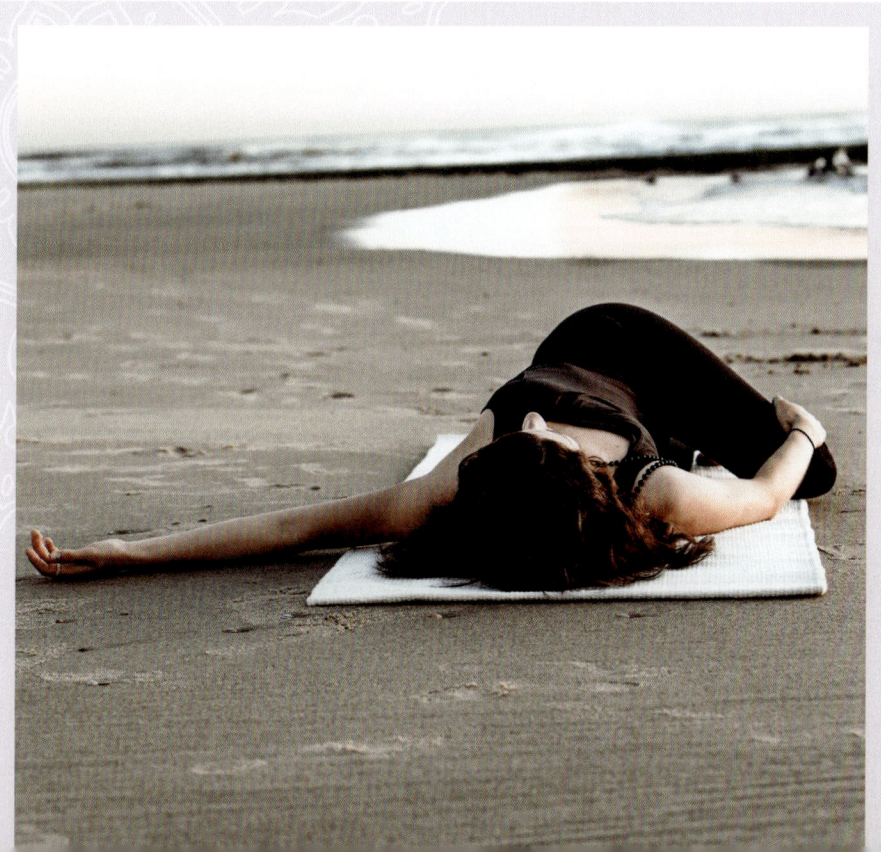

8. Shavasana

Lege dich auf den Rücken. Wenn du möchtest, decke dich zu oder wähle ein Augenkissen. Lasse den gesamten Körper entspannt liegen. Die Arme liegen etwas abseits vom Körper, sodass du Raum hast und dich frei fühlen kannst. Auch die Beine fallen locker auseinander. Die Muskeln sind gelöst. Halte nach Möglichkeit nichts mehr fest.

Ruhe in *Shavasana* für 7-10 Minuten. Erlaube, dass dein ganzes Sein sich in ein Gefühl von Klarheit, Präsenz und Frieden hineinentspannt.

Ruhe in Frieden.

Namasté.

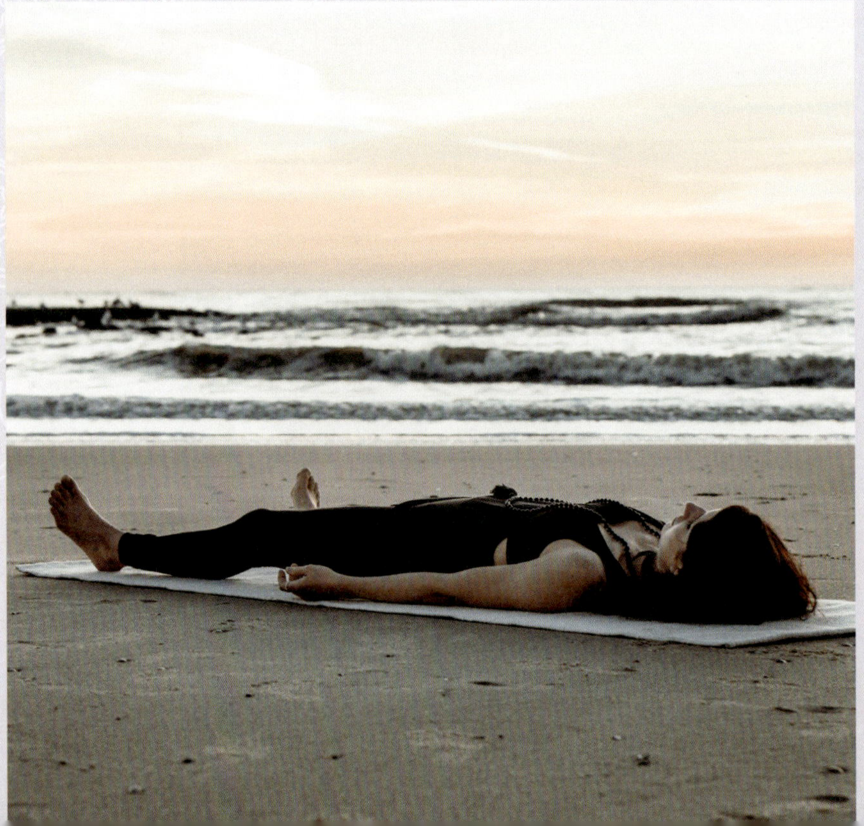

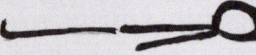

PRAXIS: IN KLARHEIT RUHEN

1. Liegender Schmetterling
   5 min

2. Schmelzendes Herz
   2 min

3. Schnürsenkel
   3 min je Seite

4. Sphinx
   4 min

5. Schildkröte
   4 min

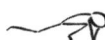

6. Schlafender Schwan
   3 min je Seite

7. Liegende Drehung
   2 min je Seite

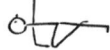

8. Shavasana
   7-10 min

Fokus und Klarheit – ein Workshop durch alle Kapitel für zu Hause

Wenn du vertraut bist, mit den einzelnen Übungen und Themen, kannst du die Sequenzen nacheinander praktizieren. Hierfür brauchst du mindestens 2 Stunden Zeit.

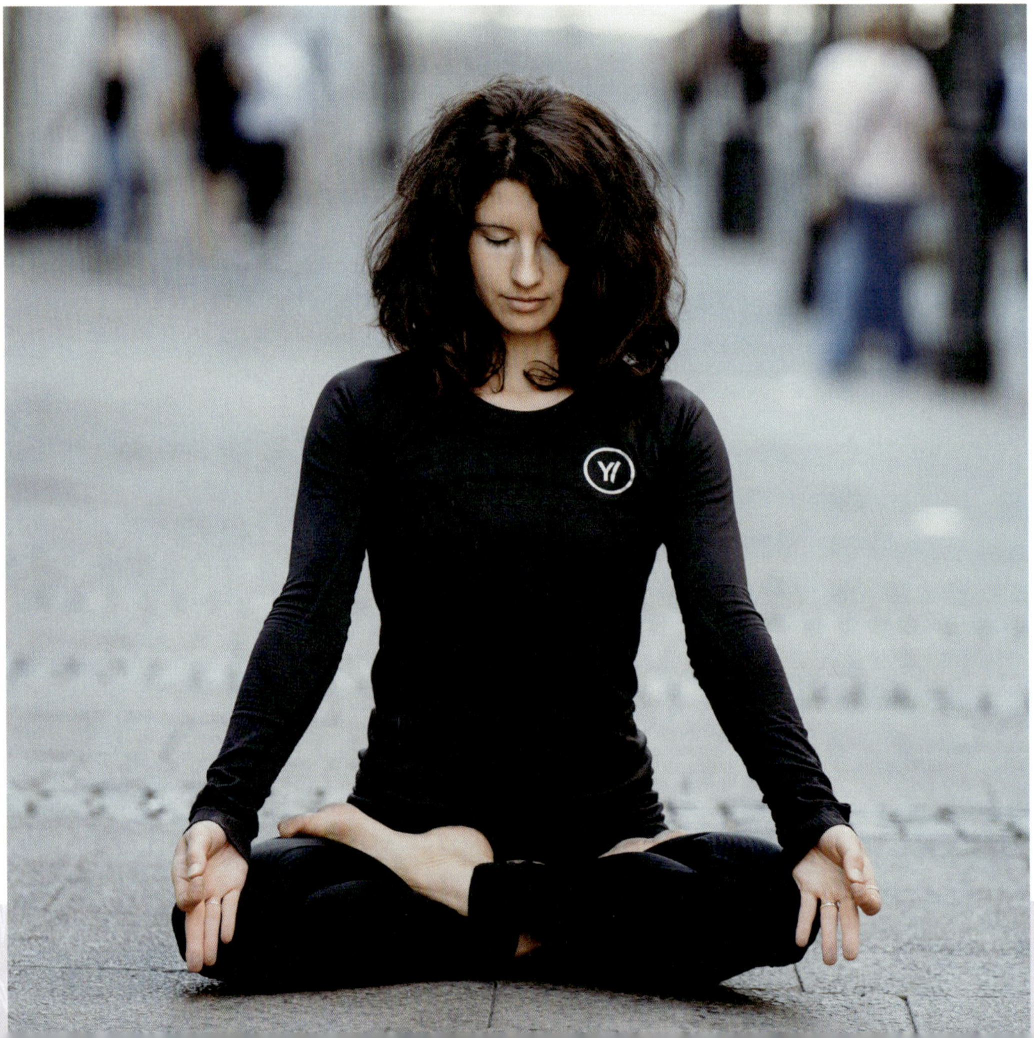

PRAXIS: STRUKTUREN DES KÖRPERS

1. Struktur des Rückens

a) Gestreckte Kindeshaltung
   10 Atemzüge (AZ)

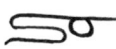

b) Zehenstand
   5 AZ

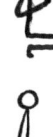

c) Berghaltung

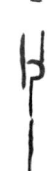

d) Gestreckte Berghaltung
   3 AZ

e) Vorbeuge mit Schulterdehnung
   5 AZ

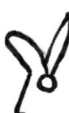

2. Struktur der Beine

a) Zehenstand
   5 AZ

b) Stuhlposition
   5 AZ

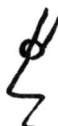

3. Seitliche Strukturen

a) Vierfußstand

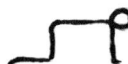

b) Variante des Seitstütz
   5 AZ

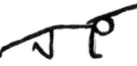

c) Seitstütz
   5 AZ

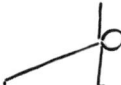

4. Struktur der Körpermitte

a) Fersensitz

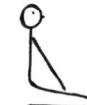

b) Vorbereitung für das Pendel

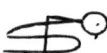

c) Pendel
   3-5 AZ

d) Variante halbes Pendel
   3-5 x pro Bein

5. Fließende Strukturen

a) Herabschauender Hund

b) Bretthaltung
   ca. 5 x vor- und zurückrollen

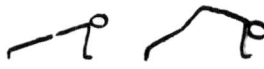

PRAXIS: KLARE BEWEGUNGEN IM ATEMFLUSS – DER SONNENGRUSS

1. Berghaltung
(Tadasana)

2. Gestreckte Berghaltung
(Urdha Hastasana)
Einatmen (E)
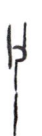

3. Ganze Vorbeuge
(Uttanasana)
Ausatmen (A)

4. Halbe Vorbeuge
(Ardha Uttanasana)
E

5. Yoga-Liegestütz-Varianten
Variante Knie-Brust-Kinn
(Ashtanganamaskar)
Variante ganzer Liegestütz
(Chaturanga Dandasana)
A

6. Rückbeugen Varianten
Kobra (Bhujangasana)
Heraufschauender Hund
(Urdha Mukha Svanasana)
E
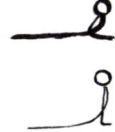

7. Herabschauender Hund
(Adho Mukha Svanasana)
A

8. Halbe Vorbeuge
(Ardha Uttanasana)
E

9. Ganze Vorbeuge
(Uttanasana)
A

10. Gestreckte Berghaltung
(Urdha Hastasana)
E
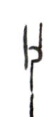

11. Berghaltung
(Tadasana)
A

PRAXIS: FOKUS UND FLOW

1. Gestreckte Kindeshaltung
   5 AZ
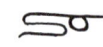

1. Sequenz: Fokus im Ungewöhnlichen

1. Zehenstand
   Ausatmen (A)

2. Gestreckte Berghaltung
   Einatmen (E)
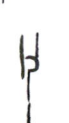

3. Bretthaltung
   A
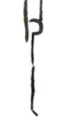

4. Seitstütz rechts und links
   E - A - E

5. Chaturanga Dandasana
   A

6. Heraufschauender Hund
   E

7. Herabschauender Hund
   A

8. Dreibeiniger Hund
   E

9. Dreibeiniger Hund mit
   geöffneter Hüfte
   A - E

10. Den Fuß nach vorne setzen
    A

11. Aufgehender Mond
    (Anjaneyasana)   E

12. Variante halber Spagat
    A

13. Halber Spagat
    3-5 AZ
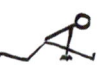

14. Einbeiniger Zehenstand
    3 AZ
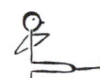

15. Zehenstand
    3 AZ

16. Stuhlposition
    3 AZ
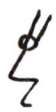

17. Zehenstand

Ab hier die Sequenz mit dem
anderen Bein wiederholen: 2. Seite

Nach der 2. Seite: hier 5 AZ Pause

2. Sequenz: Fokus in der Kraft

1. Herabschauender Hund

2. Dreibeiniger Hund
   E

3. Dreibeiniger Hund mit
   geöffneter Hüfte
   A - E
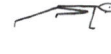

4. Den Fuß nach vorne setzen
   A
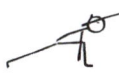

5. Seitwinkel
   5 AZ
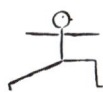

6. Krieger II
   5 AZ

7. Herabschauender Hund

Ab hier die Sequenz auf der
2. Seite wiederholen

3. Sequenz: Fokus Balance

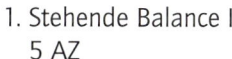

1. Stehende Balance I
   5 AZ

2. Stehende Balance II
   5 AZ
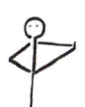

3. Stehende Balance III
   5 AZ
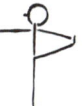

4. Kindeshaltung
   5-10 AZ

PRAXIS: DEN KÖRPER KLÄREN

Erste Sequenz: Fokus Bauch

1. Zehenstand
   2-3 AZ

2. Herabschauender Hund
   5 AZ

3. Dreibeiniger Hund
   und Knie zur Brust
   E - A
   5 x wiederholen

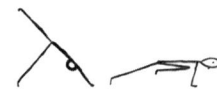
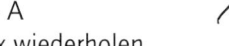

4. Taube

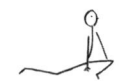

5. Twist-Taube
   E - A
   5 x

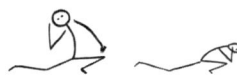

6. Bootsposition
   5 AZ

7. Halbes Boot
   5 x Boot - halbes Boot

8. Krähe

Wiederholen mit 2. Bein
ab Position 2

Zweite Sequenz: Fokus Twist

1. Stuhlposition
   3 AZ

2. Gedrehte Stuhlposition
   3 AZ + 2. Seite

3. Stehender Spagat
   mit Crunches
   E - A
   5 x

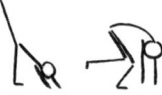

4. Ausfallschritt
   E

5. Variante Pyramide
   A
   5 x dynamisch wechseln

6. Gedrehtes Dreieck
   5 AZ

7. Schritt nach vorn und
   2. Seite aller Haltungen

Dritte Sequenz: Fokus Entlastung

1. Stuhlposition
   3 AZ
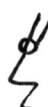

2. Gedrehte Stuhlposition
   3 AZ + 2. Seite

3. Stehender Spagat
   mit Crunches
   EA
   5 x
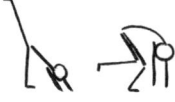

4. Aufgehender Mond
   E

5. Oberschenkelstretch
   5 AZ

6. Halber Spagat mit Twist
   5 AZ

7. Schritt nach vorn und
   2. Seite aller Haltungen

8. Kindeshaltung
   Einige AZ, dann 2. Seite

9. Gedrehte Krähe
   Beide Seiten

10. Liegende Drehung
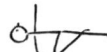

PRAXIS: KLARER, FREIER UND KRAFTVOLLE

Erste Sequenz: Den Körper fühlen und öffnen

1. Seitneigen
   Je einige Atemzüge dynamisch
   zwischen den Seiten hin und
   her bewegen
   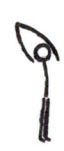

2. Ganze Vorbeuge
   mit Schulterdehnung

3. Halbe Vorbeuge
   E

4. Ausfallschritt
   A

5. Oberschenkelstretch
   5 AZ

6. Bretthaltung
   A - E

7. Chaturanga Dandasana
   A
   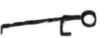

8. Fluide Kobra
   E

9. Herabschauender Hund
   5 AZ

Zweite Sequenz: Den Körper befreien

1. Seitneigen
   Je einige Atemzüge dynamisch
   zwischen den Seiten hin und
   her bewegen
   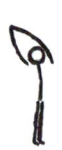

2. Ganze Vorbeuge
   mit Schulterdrehung

3. Halbe Vorbeuge
   E

4. Ausfallschritt
   A

5. Hoher Ausfallschritt
   E
   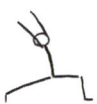

6. Ausfallschritt mit Händen zum Herz
   A – Zeit nehmen
   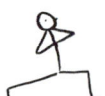

7. Eidechse
   3-5 AZ
   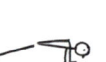

8. Skandasana
   3-5 AZ

9. Herabschauender Hund

Sequenz auf der 2. Seite wiederholen

HERZRAUM

Dritte Sequenz: Den Körper stärken

1. Herabschauender Hund
   ins Brett
   3 AZ

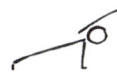

2. Seitstütz
   3 AZ+ 2. Seite

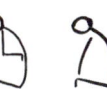

3. Dreibeiniger, herabschauender
   Hund mit geöffneter Hüfte
   3 AZ

4. Wild Thing
   3 AZ+ 2. Seite

5. Kindeshaltung
   5-10 AZ

Vierte Sequenz: Das Bewusstsein ausdehnen

1. Kamel
   5 AZ

2. Schulterbrücke oder
   ganzes Rad
   5 AZ

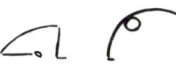

Fünfte Sequenz: Anbindung schaffen

1. Rückenlage mit
   Knie zur Brust

2. Liegende Drehung

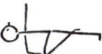

3. Stocksitz und
   ganze Vorbeuge
   je 5-10 AZ

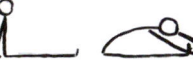

4. Heldensitz

PRAXIS: UMKEHRHALTUNGEN UND KOPFSTAND

1. Kindeshaltung mit Händen in Namasté

2. Katze und Kuh
   E und A

3. Herzöffner
   5 AZ

4. Unterarmstütz und Delfin
   je 5 AZ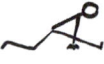

5. Herabschauender Hund
   3-5 AZ

6. Halber Spagat
   5 AZ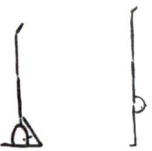

7. Kopfstand
   Alternativen:
   Delfin, Handstand oder Viparita Karani

8. Kindeshaltung
   5-10 AZ

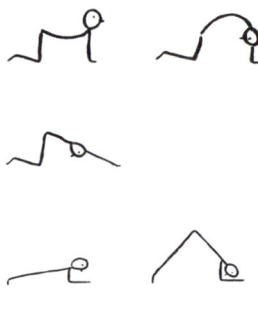

PRAXIS: IN KLARHEIT RUHEN

1. Der liegende Schmetterling
   5 min

2. Schmelzendes Herz
   2 min

3. Schnürsenkel
   3 min je Seite

4. Sphinx
   4 min

5. Schildkröte
   4 min

6. Schlafender Schwan
   3 min je Seite

7. Liegende Drehung
   2 min je Seite

8. Shavasana
   7-10 min

ANHANG

Literatur

Singh, J.: (2008). *Der Yoga der höchsten Identität übermittelt von Vasugupta*. Einführung, Übersetzung ins Englische sowie Anmerkungen von Jaideva Singh. Schalksmühle: fabrica libri.

Sriram, R.: (2006). *Das Yoga Sutra von Patañjali*. Einführung, Übersetzung und Erläuterung von R. Sriram. Bielefeld: Theseus.

Weiterführende Literatur

Clark, B.: (2012). *The Complete Guide to Yin Yoga*. Ashland: White Cloud Press.

Csikszentmihalyi, M.: (2008). *Flow. Das Geheimnis des Glücks*. Stuttgart: Klett-Cotta.

Iyengar, B.K.S.: (2012). *Licht auf Pranayama*. München: Droemer Knaur.

Jois, P.: (2010). *Yoga Mala. The original teachings of the Ashtanga Yoga Master Sri K. Patthabi Jois*. New York: Farrar, Straus und Giroux.

Rilke, R. M.: (2018). *Das Stundenbuch. Buch vom mönchischen Leben*. Berlin: Insel Verlag.

Stryker, R.: (2012). *The four desires. Creating a life of purpose, happiness, prosperity and freedom*. Carlsbad: Hay House.

Swenson, D.: (2007). *Ashtanga Yoga. The practice manual*. Houston: Ashtanga Yoga Productions.

Bildnachweis

Covermotiv: Caroline Guth, www.picarophotography.com
Cover- und Innenlayout: Annika Naas
Fotos Innenteil: Caroline Guth, www.picarophotography.com
Strichmänchen: Tina von Jakubowski
Lektorat: Dr. Irmgard Jaeger
Satz: Guido Maetzing, www.mmedia-agentur.de

ACHTSAME BEWEGUNG

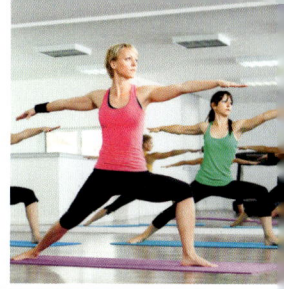

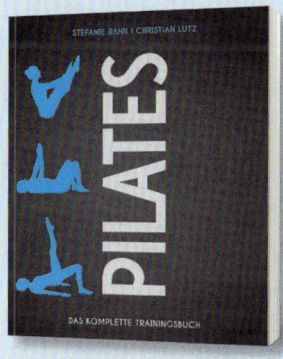

PILATES
Das komplette Trainingsbuch

384 Seiten, 21,0 x 25,4 cm
Paperback, 1023 Fotos, 7 Abb., in Farbe
ISBN: 978-3-8403-7557-6
€ [D] 28,00/€ [A] 28,80

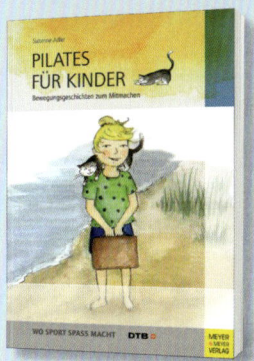

PILATES FÜR KINDER
Bewegungsgeschichten zum Mitmachen

136 Seiten, 16,5 x 24,0 cm
Klappenbroschur, 143 Abb., in Farbe
ISBN: 978-3-89899-810-9
€ [D] 14,95/€ [A] 15,40

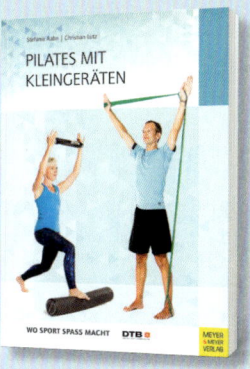

PILATES MIT KLEINGERÄTEN

208 Seiten, 16,5 x 24,0 cm
Paperback, ca. 100 Abb., in Farbe
ISBN: 978-3-8403-7650-4
€ [D] 20,00/€ [A] 20,60

* Preisänderungen vorbehalten und Preisangaben ohne Gewähr! ©Adobe Stock

MEYER & MEYER
Fachverlag GmbH
Von-Coels-Str. 390
52080 Aachen

Telefon   02 41 - 9 58 10 - 13
Fax   02 41 - 9 58 10 - 10
E-Mail   vertrieb@m-m-sports.com
Website   www.dersportverlag.de

MEYER
& MEYER
VERLAG

Unsere Bücher erhalten Sie online oder bei Ihrem Buchhändler.

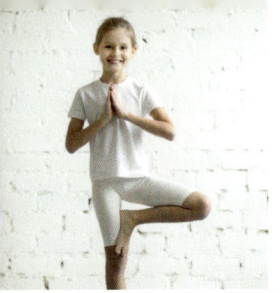

ACHTSAME BEWEGUNG

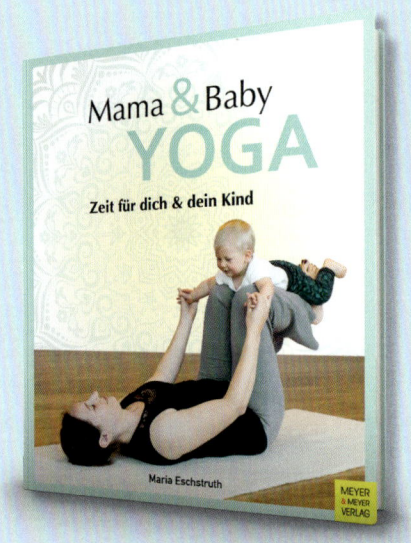

MAMA- & BABY-YOGA
Zeit für dich & dein Kind

208 Seiten, 20 x 24 cm
Flexobruschur, 167 Fotos, 1 Abb., in Farbe
ISBN: 978-3-8403-7614-6
€ [D] 19,95/€ [A] 20,60

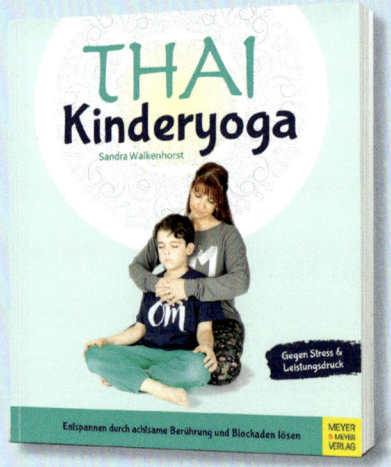

THAI-KINDERYOGA
Entspannen durch achtsame Berührung
und Blockaden lösen

ca. 200 Seiten, 19,5 x 23,5 cm
Paperback, ca. 100 Abb., in Farbe
ISBN: 978-3-8403-7662-7
€ [D] 20,00/€ [A] 20,60

MEYER & MEYER
Fachverlag GmbH
Von-Coels-Str. 390
52080 Aachen

Telefon   02 41 - 9 58 10 - 13
Fax   02 41 - 9 58 10 - 10
E-Mail   vertrieb@m-m-sports.com
Website   www.dersportverlag.de

Unsere Bücher erhalten Sie online oder bei Ihrem Buchhändler.

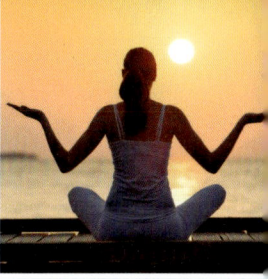

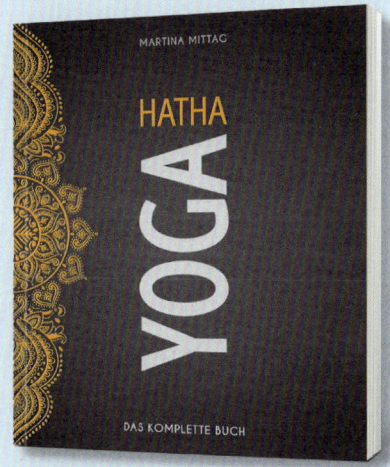

HATHA YOGA
Das komplette Buch

424 Seiten, 21,0 x 25,4 cm
Paperback, zahlreiche Fotos und Abb., in Farbe
ISBN: 978-3-8403-7530-9
€ [D] 29,95/€ [A] 30,80

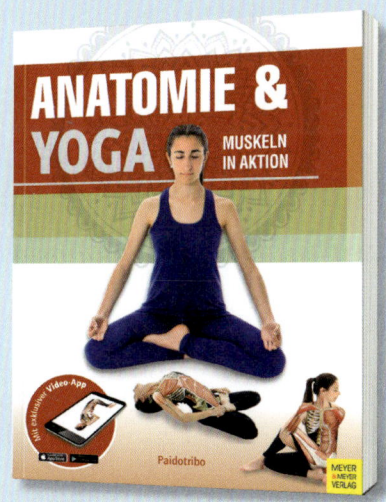

ANATOMIE & YOGA
Muskeln in Aktion

144 Seiten, 21,2 x 27,4 cm
Paperback, zahlreiche Fotos und Abb., in Farbe
ISBN: 978-3-8403-7606-1
€ [D] 25,00/€ [A] 25,70

* Preisänderungen vorbehalten und Preisangaben ohne Gewähr! ©Adobe Stock

MEYER & MEYER VERLAG